大
DALU
麓

汇集思想　纳于大麓

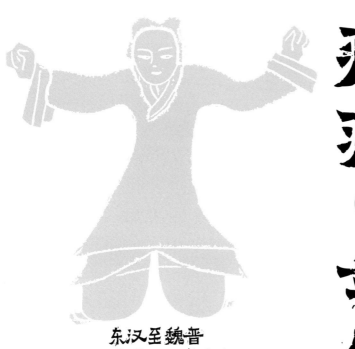

疫病 年代

东汉至魏晋
时期的瘟疫、战争与社会

袁灿兴 著

岳麓书社·长沙

图书在版编目（CIP）数据

疫病年代：东汉至魏晋时期的瘟疫、战争与社会／袁灿兴著. —长沙：岳麓书社，2023.8（2023.12 重印）

ISBN 978-7-5538-1801-6

Ⅰ. ①疫⋯ Ⅱ. ①袁⋯ Ⅲ. ①瘟疫－医学史－研究－中国－东汉时代－魏晋南北朝时代 Ⅳ. ① R254.3-092

中国国家版本馆 CIP 数据核字（2023）第 013063 号

YIBING NIANDAI:DONG HAN ZHI WEI-JIN SHIQI DE WENYI ZHANZHENG YU SHEHUI

疫病年代：东汉至魏晋时期的瘟疫、战争与社会

作　　者｜袁灿兴

出 版 人｜崔　灿

出版统筹｜马美著

责任编辑｜刘书乔

责任校对｜欧阳慧

书籍设计｜赤　祥

营销编辑｜谢一帆　唐　睿　向媛媛

岳麓书社出版发行

地址｜长沙市岳麓区爱民路 47 号

承印｜长沙超峰印刷有限公司

开本｜880mm×1230mm 1/32　印张｜12.875　字数｜300 千字

版次｜2023 年 8 月第 1 版　印次｜2023 年 12 月第 2 次印刷

书号｜ISBN 978-7-5538-1801-6

定价｜88.00 元

如有印装质量问题，请与本社印务部联系

电话｜0731-88884129

前　言

　　"死亡在这里，死亡在那里。死亡忙碌在所有各种地方，在上，在下，在里，在外，到处是死亡。"东汉末年至魏晋时期，疫病频发，死亡笼罩大地，政治、战争、社会、文学、医学、宗教乃至群体心理，都受到了巨大影响，由此导致了三国分立、魏晋癫狂、中医发展、香料辟疫、道教传播、佛教传入等，直接影响着中国历史的各个方面。

　　在人类文明发展前行之中，难免会遇到各类破坏性的力量，诸如战争、天灾、疫病等。每当战争爆发，战车驰骋，铁戈暴击，伏尸遍地，便导致城市摧残，生产破坏。大雨或旱灾，地震或洪水，各类天灾摧毁大地上的希望，裹挟走生命，留下一片废墟，之后人类文明在此基础上，再次发展而出。与战争、天灾相比，由各类病菌引起的疫病，更加让人类手足无措。诸如伤寒、肠澼、疟疾、霍乱、麻风等疫病，都具有极强的致死率与广泛的传播性。每当此类疫病暴发，人类为之悚然，生命随时会断送，人们便会陷入恐惧无望之中。在缺乏对疫病的科学认识与防治手段时，人类或是祈祷上天庇护，或是通过大傩之礼驱疫，或是经由巫术获得解脱。在漫长的时光中，先民们不断总结经验，认识到了瘟疫发生的各类原因，如天气变化、饮食不洁、营养不良等，并总结了常见的瘟疫如伤寒、疟疾之类的治疗方法。

东汉末年至魏晋时期，是中国历史上的一个特殊时期，此期间政局混乱，战争频繁，各类瘟疫频频降临。后世科学家认为，此一时段乃是小冰河期，酷寒的天气既带来了粮食作物产量的下降，乍暖骤寒的变化又给予人类身体以刺激，导致了各类疫病的暴发。东汉末期，疫病肆虐，当时的人行走于道路之上，白骨露于野，千里无鸡鸣，人人悚惧。疫病数起，士人凋落，建安七子中，有五子死于建安二十二年 (217) 的大疫。上层社会尚且如此，缺衣少食的民间社会其惨状可想而知。疫病不但影响着个体，亦影响着国运。东汉至魏晋时期，大疫酷烈，虽贵为帝室也不能避免。疫病之下，皇帝普遍早逝，而帝室虚弱，权力遂流失于外戚与宦官手中。由外戚、宦官专权，最终又引发与文官集团的内斗，以致朝局动荡，进一步破坏了社会的稳定，加深了危机，这又更加导致了疫病的蔓延，形成了恶性死循环。内斗、战争、饥荒、疫病、死亡，不断反复，不断上演。此死循环，由东汉末至魏晋再至南北朝，犹未能解，影响长达数百年。

困境之中，巫觋治病盛行，江湖术士行走于世，以符水之类治病，被民间崇拜，他们吸纳万民，此时若某人有问鼎天下的野心，则呼吸之间，可撼动河山。当然也有如张仲景、华佗这样的医者，他们承袭先秦至两汉的医学成就，对各类时疫进行探讨，提出相对合理的医疗方法。他们将理论与实践相结合，使传统医学摆脱了玄奥抽象的空谈，产生出了系列具有实效的诊治经验，奠定了日后中国医学发展的基础。为了应对疫病，人们在与自然界的接触中，观察到一些具有辛香味道的植物能够驱除蚊虫，并具有药效，由此开启了人类对香料的使用。诸如花椒、茱萸、生姜等，因其具有的药效，在生活中被广泛运用，以消灾除病。各类辟疫民俗也由此发展起来，如佩茱萸，饮菊花酒，风行南北，传承直至今日。

中国古时认为，战争取胜的三个条件乃是天时地利人和。天时地利，直接决定着战争的胜负。寒冷或是酷热的天气，蚊虫出没的丛林，不同地区间的水土不服，都会诱发各类疫病。在东汉末期的群雄征战中，曹操折戟于赤壁，其中主要因素，乃是北方士兵至南方后，受寒冷天气与水土影响，军中暴发大疫，不得不退兵，由此三国鼎立局面出现。三国之中，孙权一直觊觎合肥，拿下此地，即可获得进军江淮的稳固基地，又可以移民拓荒，增强国力。只是合肥复杂的水文地理导致各类疫病多发，屡屡挫败孙权的野心。诸葛亮想拥有雄固的后方，为此向南方开拓。只是南方疟疾多发，诸葛亮的南征，不得不速战速决后撤兵，以致未能对南方加以整合。在三国争雄之中，缺乏大后方有力支撑的蜀国最终落败。

面对疫病，儒生们开始沉思，他们希望能掌握灾异的解释权与话语权，进而能制约帝王，实现儒生与帝王共治天下的美梦，随之天人感应、阴阳灾异、五德终始、谶纬之类学说大兴。此类造说之中，如天人感应说认为，人君逆天而为，上下不和，阴阳失调，则妖孽生，灾疫行，故而帝王需要罪己，改正错误。随着疫情频发，帝王自然不愿意每次都背锅，于是拉着大臣一起承担责任，故每至灾疫起，则要罢免三公，这又为宦官、外戚干政提供了契机。朝堂中的内斗，生命的无常，疾疫的横行，让朝不保夕的魏晋士人，将精神投入到玄学之中，去思考本末有无，去亲近山水，去感悟生命，乃至形成了各类放浪形骸的行径，如服散、裸奔、酗酒、持麈尾、隐遁等。然而，所谓的名士风度，多数是在鸟笼中的表演，是为了博取名望，是为了追求身心俱泰、荣华富贵。所谓的名士风度，实有阴阳两张皮，阳里一张皮写着冠冕堂皇，写着名教道德；阴里一张皮写着趋炎附势，蝇营狗苟。玄学也好，风流也罢，终究是贵族们的游戏，深处疫病时代中的普通人则只能在宗教中寻求寄托。

世界范围内的原始宗教，都是原始崇拜与氏族组织相结合的产物。当氏族社会解体，以地域区划为基础的贵族等级社会建立后，许多原始宗教也随之消失，被新的、更发达的宗教所取代。中国自私有制社会形成后，延续原有的氏族血缘关系，形成以男性血缘为纽带的宗法等级社会，宗法制与政治体制经过了整合，原始宗教却未得到发展。至东汉末年，大疫之下，借助符水治病、叩头思过、符箓等手段，太平道、五斗米道得到发展，奠定了日后道教发展的基础。在乱世之中，如葛洪悬壶于市，对各类疫病提出了超越时代的诊治方法，也为道教提供了比较完整的宗教神学理论体系。葛洪所提出的以神仙养生为内、儒术应世为外的主张，将儒道结合，丰富了道教的思想内容，影响着后世道教的发展。

本土道教发展之时，也遇到外来宗教的竞争与挑战，这就是佛教的传入。麦克尼尔在《瘟疫与人》一书中认为，佛教能在汉帝国境内吸引众多信徒，关键就在于当时正流行传染病，佛教能针对当时人们遭受的痛苦提出解释，予以慰藉。灾难性瘟疫所导致的结果是，在大部分社会组织（如政权）丧失信誉之时，佛教却能通过行医、祈祷、写经、斋戒等一系列形式，为疫病年代中的人们提供从肉体到心灵的解脱。佛教的到来，也改变了中国人的生死观，佛教提供了系统的地狱轮回转世之说，此又影响后世中国千余年。当道教与佛教相遇时，二教初时一度有过竞争，乃至有老子化胡等造说。此后二教彼此借鉴，和平共处，共同服务于中国世俗社会，送财、送子或送禄。

　　人类文明的不断发展，只有经由对外交流才能实现。华夏文明一直在与外界的交流中不断前行。随着交流的扩大，人员来往的密集，必然会将异域的微生物携带到新的环境中，在那里，微生物可能会找到一系列易感宿主，从而导致疫病的暴发。延熹四年（161）、延熹五年（162），东方的汉帝国持续发生大疫。公元166年，即东汉桓帝延熹九年，罗马帝国暴发安东尼大瘟疫，此年东汉也暴发瘟疫，"今天垂异，地吐妖，人疠疫"。后世史学家推测，经由中西商路的交往，疫病由东方传入罗马帝国。也就在此年，罗马帝国的使者经过海路抵达中土。由于汉帝国转而怀疑罗马使团的真实性，对与罗马来往失去了兴趣。此后罗马陷入了瘟疫带来的巨大混乱之中，无暇再与东方的汉帝国进行联系，双方都陷入疫病的困扰之中。在不同文明的交流中，虽有战争冲突乃至疫病传播，却不能阻碍贸易与交往，并由此丰富了人们的生活。经过中西之间的交往，西域的狮子进入中土。狮子凶猛的形象被视为辟邪神兽，成为中土常见的辟邪形象。通过丝绸之路，苏合香、胡椒、丁香、安息香等具有避疫功效的香料在中土受到追捧，而槟榔也在东汉年间传入中土，被视为具有避瘴功效，在南方各地流传开来，直至今日。

东汉末年至魏晋之间，在大疫冲击之下，影响后世中国千余年的系列因素形成。经由此数百年大疫，中国传统医学得到了系统发展。苦难中的人们，迫切需要精神上的解脱，由此带动了道教、佛教的发展。在大疫之中，中外交往持续，狮子、槟榔等传入中国，被视为能辟邪驱疫。又由于生命无常、佛道传播，产生了描述鬼神报应、生死轮回、仙俗二界故事的志怪小说，被后世所津津乐道。而各类民俗，诸如傩礼、贴门神、饮茱萸酒等也不断发展，既丰富了人们的生活，也包含了人们远离疫病的祈祷。

目　录

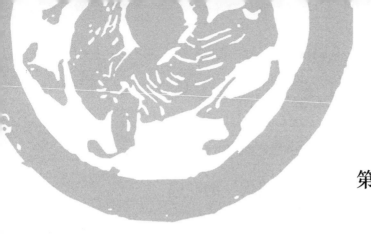

第一章

文明、瘟疫与政治

在古代中国，瘟疫一直困扰着先民们，随着文明的发展，交往的频繁，城市的扩张，各类与文明相生的瘟疫不断涌现。先民们初始对于瘟疫是畏惧的，他们通过献祭、磔狗祭以止风、大傩礼等方式，希望驱逐瘟疫。在时间的发展中，先民们总结经验，认识到了瘟疫发生的原因，如天气变化、饮食不洁等，并总结了常见的瘟疫如伤寒、疟疾等的治疗方法。东汉末年至魏晋之间，政局混乱，战争频繁，瘟疫不时降临，不仅影响朝局，更加深了混乱的局面。

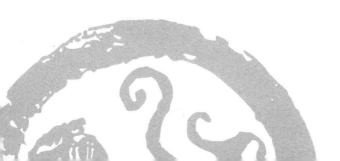

"文明病"的源起

人类的文明史，就是一部不断应对各类疫病的历史。人类驯养山羊、绵羊、猪以及牛等家畜，改善了自身的营养状况，但这些动物身上难免带有病原体和寄生虫，并会成为许多传染病的传播载体。人们和他们驯养的动物在生活上往往非常接近，人与狗、羊、猪或牛的接触，使传染媒介能够攻击新的靶标并与其他微生物混合。当人们被家畜舔、咬、接触，或者通过呼吸家畜咳嗽时的空气，以及家畜被屠杀，其身上的一些部位被使用或吃掉时，细菌就可以从动物传播到人类。[1]

随着文明的发展，人们聚集到一地，形成城市生活，进而以此地为中心，与其他各地交往，这种交往当然也会促进文明的进步。文明的重要特征之一便是出现大型人口稠密的城市。但城市的出现也会产生系列问题，如大量人口聚集，卫生条件落后，必然容易滋生疫病，且极易随着城市之间的交往传播开来。当然，城市人口的聚居，往往伴随着人类对自然的开拓与征服，而各类藏于深山、森林、沼泽中的未知病毒也随之而生，并逐渐与人类共处。文明与瘟疫如影随形，西方史学家甚至将文明社会出现的

---

[1] ［美］洛伊斯・N. 玛格纳：《传染病的文化史》，上海：上海人民出版社，2019年，第4页。

各类传染性疾病称为"文明病"。

在中国古代，先民们每日都在与大自然、与猛兽、与人类自身相抗，这是肉眼可见的危险。可无数肉眼无法看到的危险，如不净的水，一块腐肉，一处污秽，乃至狩猎中的一次受伤，与家畜的一次接触，就可能会让他们染上各类疫病，如果染上的是传染病，便会导致整个族群的覆灭。

面对疫病，中国的先民们畏惧，他们祭祀，希望能得到上帝庇佑；他们祈祷，希望能躲避这些疫病，可疫病无影无形，随时来袭，随时夺命。恐惧中的先民们会通过甲骨占卜来获得指引，在今日存世的甲骨卜辞中就有一些关于瘟疫的记录，如"甲子卜，贞：疒役不？"此条是占卜疫病（疒役）会不会蔓延。在甲骨卜辞中，常见"疒人"二字，所谓"疒人"，即有传染病之人。从甲骨卜辞中可以看出，先民们对传染病已经有了明晰的概念，并知道用水冲洗居所，用"燎门"也就是烟熏等方式清除居所、衣服、被褥中的害虫，保持清洁卫生。《周礼·秋官》中有"翦氏掌除蠹物，以攻禜攻之，以莽草熏之"，即烟熏除虫。

在今日留存可见的文献中，常见春秋战国时期对各类疫情的描述，这一时期，史书记载的自然灾害有旱、水、虫、震、火、风、雪、雹、霜、疫等，其中暴发疫病九次。[1] 如《春秋·庄公二十年》记载："夏，齐大灾。"《公羊传》解释说："大灾者何？大瘠

---

1 刘继刚著：《中国灾害通史·先秦卷》，郑州：郑州大学出版社，2008年，第15页。

也。大瘠者何？疠也。"[1]疠，也就是大疫。此年齐国的大疫影响极广，甚至蔓延到了邻国鲁国境内。《春秋》中也记录有疟疾、疥疮等流行病，如鲁昭公十九年（前523）夏，许悼公感染疟疾而死，鲁昭公二十年（前522），"齐侯疥，遂痁"。可见当日疫病波及的不单是一般民众，就连国君也不能幸免。《管子·度地篇》中曾列出国家的五害，分别是"水、旱、风雾雹霜、厉、虫"，厉就是瘟疫。《礼记·月令》记录疫情颇多："其民大疫"，"民殃于疫"，"国多火灾，寒热不节，民多疟疾"。这还是有文字记录下来的疫情，不曾被记录的疫情应该更多。

此一时期的疫情常在人口密集、生活条件有限的地方暴发，这样的地区多为从事劳役的人群聚集处。原来，随着文明的发展及社会的分化，城市规模越来越大，权贵阶层便会征集大量劳役人员并将之投入到宫殿、城墙、陵墓等大型工程中，由此导致疫病暴发，故而"疫"字本身也来自"役"字。值得注意的是，先秦时期疫情主要蔓延于黄河流域，因为此时人口与大型工程主要集中在此，江南地区还处于"文身断发"的落后状态。

先秦时期，人们生活条件简陋，居住条件有限，生活中缺乏卫生知识，没有健康的饮食、饮水意识，一旦遇到时节变换、天灾暴发、战乱袭扰时，必然伴随各类疫情发生。此时的先民已意识到，时节变换，冷热无常，天气异常，都会带来疫病。《周礼·天官》说："四时皆有疠疾，春时有痟首疾，夏时有痒疥疾，

---

1 ［汉］何休：《春秋公羊经传解诂·庄公第三》，《四部丛刊》景宋建安余氏刊本。

秋时有疟寒疾，冬时有嗽上气疾。"[1] 面对着剧变的气象和无法应对的疫病，先民们是脆弱的，他们根本无力抵抗。如《墨子·兼爱下》中记载："今岁有疠疫，万民多有勤苦冻馁，转死沟壑中者，既已众矣。"[2] 意思是民众因为天气寒冷，缺衣少食，被冻死者颇多，尸体则被扔在沟壑之中。未曾得到妥善处理的大量尸体腐烂之后，极易滋生细菌，污染空气，破坏水源，这又会引发新的疫情。

在这一时期，面对疫情，先民常磔狗止风、祭祀四方。在先民看来，风代表神秘的可惧力量，会带来灾疫，故而要用犬来献祭，如甲骨卜辞中有"叀（zhuān）菫（黑）犬，王受有佑"，即献祭黑犬，王受到佑护。《周礼·大宗伯》则记录："以疈（pì）辜祭四方百物。"[3] 疈辜，即分裂牲畜肢体用作祭品，"若今时磔狗祭以止风"。

在甲骨卜辞中也常见"风犬"二字连用，也就是用狗祭来止邪风（邪气）。古人常用"气"来形容和描述引发病情的各类因素，诸如邪气、异气、庆气、疠气、疫气等。与气类似，"风"也被用来描述各类疫病的诱因，如邪风、疠风、恶风、劳风等，《黄帝内经·素问·玉机真藏论》就认为"风者，百病之长也"。

磔狗止风，也就是希望预防疫病的发生。此风俗一直被保留下来，如秦德公"作伏祠，磔狗邑四门，以御蛊灾"。古人认为："蛊者，热毒恶气为伤害人，故磔狗以御之。"狗生性暴烈且机警，被视为阳畜，能防御四门，具有抵制恶邪的功效，故而先民们每

1《周礼》卷二，《四部丛刊》明翻宋岳氏本。

2［春秋战国］墨翟：《墨子》卷四，明《正统道藏》本。

3《周礼》卷五，《四部丛刊》明翻宋岳氏本。

在疫情暴发之后，必在四方杀狗以抵御疫情。至四时变更、疫病多发的时节，人们也要磔狗以止风，风即瘟疫。至于黑狗，在后世一直发挥着驱邪的作用，从王朝到民间，每至各种紧要关头便要杀狗取血驱邪，甚至乾隆三十九年（1774），王伦白莲教徒围攻临清，守城一方也以沾了月经的亵物、黑狗血、黑鸡血、狗屎等来守城。清代各地多有夏至吃狗肉以压制阴气、解虐疾的习俗。

在疫病蔓延的时光中，先民们发现，单纯的畏惧或献祭是无效的，疫病不断威胁、剥夺着他们的生命。于是他们从畏惧中摆脱出来，举行战斗的仪式祈吉禳凶。如《周礼·春官·占梦》便记载，冬末时由占梦官占卜来年吉凶，并举行仪式，驱除疾疫疠鬼。《周礼·夏官·方相氏》也记载，由方相氏蒙熊皮，黄金四目，玄衣朱裳，执戈扬矛，"以索室驱疫，大丧"[1]。人们认为，瘟疫是鬼作祟所致，进而发展出刺鬼之俗，如睡虎地秦简中记载"以桃为弓，牡棘为矢，羽之鸡羽，见而射之，则已矣"。在日常生活中，先民们不断总结经验，他们意识到健康饮食与卫生的重要性，如在生活中采用热食，既可以更好地汲取营养，也可以避免各种疾病的滋生。《周易》中就记载："井泥不食。"《韩非子》也说："民食果蓏蚌蛤，腥臊恶臭，而伤害腹胃，民多疾病。"[2]

针对流行疾病，人们也逐渐有了防范意识，如传染疾病暴发之后，不可以靠近患者，不可以共居一室，水源要分开等，这正如《周易》中所云，当疫情发生之后，"不出户庭，无咎"。孔子

---

1 《周礼》第三十一，《四部丛刊》明翻宋岳氏本。
2 ［战国］韩非：《韩非子》卷十九，《四部丛刊初编》本。

的学生冉耕得了病，孔子去探望，只能从窗户中拉手安慰，可见当日已有了隔离的概念，并有了专门的隔离场所"疠所"。[1]

先民们也开始总结经验以应对疫情，古书中便记载："神农尝百草，始有医药。"神农只是传说，其中反映的是一代代先民们经验的累积，他们在不断试错中探索，以消除疫病。

在秦代，官方更推行严苛法律，对传染疾病加以处置。睡虎地秦简《法律答问》就记载："疠者有罪，定杀。'定杀'可（何）如？生定杀水中之谓殴（也）。或曰生埋，生埋之异事殴（也）。""疠"，就是麻风病，这段话意为，传染病人犯罪，当杀。如何杀？当投水中活活定（淹）杀，有人认为应该活埋，但活埋不符合法律规定。

此处所云的"定杀"，乃是在屋内挖空地注水成池后，再将人投入淹死。至于为何投入屋内水池中，现代学者林富士认为，这是一种祭祀仪式，古人通过这种仪式达到威吓疫鬼使之惊恐的作用。[2]

此书又说："甲有完城旦罪，未断，今甲疠，问甲可（何）以论？当迁疠所处之；或曰当迁迁（疠）所定杀。"意为，甲犯有应处完城旦之罪，现甲染上传染病，应如何论处甲？答：应迁往隔离处居住；也可迁至隔离区，再处死。"城旦、鬼薪疠，可（何）论？当迁疠迁所。"意思是，城旦、鬼薪的病人得了疠病，该如何

---

1 《论语》：伯牛有疾，子问之，自牖执其手，曰："亡之，命矣夫！斯人也而有斯疾也！斯人也而有斯疾也。"

2 林富士：《试释睡虎地秦简中的"疠"与"定杀"》，《史原》1986年第15期，第9页。

处理？答案是当迁到隔离场所。

　　睡虎地秦墓竹简《封诊式·毒言》记录了一个人叫丙，被公士甲等二十人抓捕，送到县廷起诉，罪状是"丙有宁毒言，甲等难饮食焉"[1]。意思是丙患有某种传染病，当地人不肯与丙接触，不肯一起吃饭，也不与丙共用同一个杯器。丙的外祖母在三十岁时，曾因毒言（染病）被流放。丙一度对甲等人示好，邀请吃饭被回绝。甲及里人弟兄等，认为丙携带病毒，乃是隐患，于是将丙送官处置。官方的处理意见是，"丙而不把毒，毋（无）它坐"，即丙虽有病毒，但无他罪。

　　可见，秦代对各类传染病的防控措施极为严格，或是拉去"疠所"隔离，或是在屋内挖池，将感染者投入水池中淹死，以免传染开来。[2]尽管传染病患者安分守己，小心谨慎，地方上的民众还是难以安心，主动要将之送官处理。

　　虽有严格规定及自觉防备的民众，可秦代传染病仍然高发。秦始皇混一天下之后，发动无数民力修建了一系列大规模工程，如秦始皇陵墓的修建，"天下徒送诣七十余万人"。人员密集从事劳役之所，正是瘟疫高发之地。

　　瘟疫在很大程度上与饥荒、营养不良联系在一起，而饥荒、营养不良又与各种横征暴敛联系在一起。在人类历史上，绝大多数的饥荒不是自然因素导致的结果，而是人祸。它们源自一种

1 彭浩、刘乐贤等撰著：《秦简牍合集：释文注释修订本（壹、贰）》，武汉：武汉大学出版社，2016 年，第 295 页。

2 此法也被后人继承，北齐天保七年（556）至天保十年（559），北印度僧人那连提黎耶舍，于河南汲郡香泉寺建"疠人坊"，收养病疾患者。

"文明"的特征，即这种"文明"是为了极少数人的利益而发展起来的，付出代价的却是绝大多数人。秦始皇所开创的帝国，可以视为是为了极少数人利益而创建的一种"文明"。果然，嬴政四年（前243），"天下疫"。虽然历史记录只有寥寥三字，但仍然可从此中看出，瘟疫已蔓延全国。

秦始皇统治末期，各地瘟疫暴发，民间疫病横生，死者数以万计。被征调前往他乡服劳役者，心中多充满恐惧，他们既恐惧未知的命运，也恐惧难以应对的瘟疫，以故天下纷扰，在"王侯将相宁有种乎"的怒吼中，大泽乡起义揭竿而起。

入汉之后，随着中央王朝的建立，人口流动日益频繁，疆域大为开拓，文明不断发展，随之各类疫病又不断出现。而当时的人们只能对轻微疫病形成免疫抗体，对于致死率高的疫病却无能为力，大疫降临之后，最佳的选择就是逃跑。故每当中原发生灾疫，人们就不断向外迁徙，寻找新的栖息地。如西汉景帝后元元年（前143）五月五日，天有异象。到了五月九日，果有大地震，"地大动，铃铃然，民大疫死，棺贵，至秋止"。大地震伴随着疫情，导致民间震动，汉景帝一度下诏，民众想要迁徙者，听之任之。

对瘟疫的畏惧也使官方重视四时节气变更。如元始五年（5），西汉朝廷颁布《四时月令诏条》，强调日常生活与生产活动应当遵循四时节气更替，不可违背自然规律。就节气变化对身体的影响，《敦煌汉简》中留下了一些有趣的记录。如其中一条汉简记载："息子来卿叩头，多问丈人毋恙。来卿叩头叩头。春时，风气不和，来卿叩头，唯丈人慎衣，数进酒食，宽忍小人愚者。"[1] 大意为，春时风气不和，希望丈人要注意穿着保暖，同时注意饮食，以保重身体。

天时变换如不加注意，便会带来各类疫病。《周礼》中认为，春季容易发生瘠首疾，夏时有痒疥疾，秋时有疟寒疾，冬时有嗽上气疾，这也是对四时高发疾病的描述。不同时节，不同疾病多发，如春季是南北方呼吸道类疾病高发时节，夏季则是南方霍乱、疟疾、血吸虫病多发时节，冬季则是北方伤寒等疾病多发时节。王莽称帝时期，寒冷、旱灾冲击之下，各类瘟疫暴发，最终导致天下大乱。如地皇四年（23），疾疫与饥荒席卷，生者奔亡流散，死者露尸不掩，以万万计。乱局最终引发了绿林起义，而王莽派军围剿时，双方军中又都暴发疾疫，"乃各分散引去"。

就地域而言，西汉时期疫情主要发生在关东一带，如元帝初元元年（前48）至初元五年（前44），关东地区连续遭到各类自然灾害侵袭，饥荒遍地，疫情泛滥。此外，汉武帝对匈奴的系列战争也引发了各类疫病的传播。自张骞开通西域后，中原和西域各国之间的来往日益密切，在交往之中，他国的一些疫病被传播到当日的重地关中。

入汉之后，中华文明取得了辉煌的成就，但文明的发展总是伴随着各类问题，疫病就是其中之一。在当时的世界上，汉帝国是强大的；可在面对疫情时，汉帝国又是脆弱的，恐慌的人们只能在各类巫祝之术中寻求安慰与寄托。值得欣慰的是，面对着疫

---

1 甘肃省文物考古研究所：《敦煌汉简》，北京：中华书局，1991年，第249页。

病，除了非理性情绪之外，人们也有了理性的认知，他们通过不断试错，探讨如何从医学上来应对疾病，如汉代《黄帝内经》的出现，便标志着中医病理学的初步形成。在当代出土的各类汉简中，更有伤寒病、热病、腹病、疽病等传染病的医治方法。在与疫病的不断抗争之中，先民们总结着经验，为后世传统医学的发展奠定了基础。从历史经验来看，当文明遭到疫病的摧折后，仍然会再次得以兴起。

疫病的种类：从伤寒到疟疾

瘟疫，是近代流行的概念，指蔓延的传染疾病。在古代中国，一般将流行疾病称为"疫""疫病""疫疬"等。如许慎《说文解字》认为："疫，民皆疾也。"《释名》释为："疫，役也，言有鬼行疫也。"《黄帝内经·素问·刺法论》云："余闻五疫之至，皆相染易，无问大小，病状相似。"有时也以"瘟"指代"疫"，如《集韵·魂韵》云："瘟，疫也。"

中国古代常见的几种传染疾病，如疟疾、痢疾、伤寒病、疥疮、鼠疫、霍乱等，大多源于蚊蝇叮咬，水源不洁，环境脏乱，人们不能经常洗澡、更换衣服等。古人缺乏卫生意识，居住环境恶劣，各种已经腐烂的食物有时也吃下去，由此便会诱发疫病。农民在劳作后，感到饥渴时，常用肮脏的手从河里舀水喝，也会导致各种传染病流行。粪便中含有病原菌或病原虫卵，如果不加以妥善处置，则臭气四溢，苍蝇滋生，成为传染病传播的媒介；若被地面或地下水冲入饮水源中，病菌便会四散传播，往往酿成霍乱、伤寒、痢疾等疫情。而一旦个人得了传染病，则一个家庭、一个宗族、一个地区都可能被传染，在医疗条件落后、卫生知识匮乏的时代，各类传染病肆虐难治，危害巨大。

根据历史文献的记录与当日的医学总结，东汉至魏晋时期，主要流行的疾病有伤寒、肠澼、疟疾、霍乱、麻风等。

伤寒

东汉末期，天气苦寒。曹操在铜雀台种橘，只开花不结果。曹丕到淮河广陵（今江苏淮阴）视察，淮河突然结冰。当时的人就已经认识到"阴阳失位，寒暑错时，是故生疫"。受寒冷天气影响，引发患者头痛、发热、恶寒等症状，被称为"伤寒"。

"伤寒"有广义和狭义之分，广义包括中风、伤寒、湿温、热病、温病等，是外感热病的总称，《黄帝内经》云："今夫热病者，皆伤寒之类也。"传染病有急性、慢性之别，而急性传染病，大多有热疾。伤寒既为发热之病，当属诸急性传染病范围，如肠室扶斯（俗称倒家亡）、肠伤寒、猩红热、霍乱、赤痢、天花、鼠疫、白喉、流行性感冒，皆急性传染病。[1]

狭义则是指外感风寒引发的疾病。《伤寒论》中所载"太阳

---

[1] 卢觉愚：《〈伤寒论〉之历史与价值》，《中国医药月刊（北京）》1942年第3卷第2期，第3—4页。

病"，就是狭义伤寒："太阳病，或已发热，或未发热，必恶寒，体痛，呕逆，脉阴阳俱紧者，名曰伤寒。"

当代医学研究则认为，两汉至魏晋时猖獗肆虐的伤寒，乃是流感、克里米亚－刚果出血热、流行性出血热、斑疹伤寒等的总称。[1]

在今日保存下来的汉简中，对汉代戍边将士的生活有很多记录。居延在汉代属张掖郡，属于边疆，此地战乱频仍，内地来的戍边将士不习惯当地气候，"地热多沙，冬大寒"，"卒戍边远，去父母后，所居寒苦"，故各类疾病多发。边塞条件艰苦，又因为官僚系统的腐化，士兵们常缺衣少食，以致"方秋天寒，卒多毋私衣"，"杂不中，食乏诚穷"[2]。

在各类汉简中，常可见士卒十余人、几十人感染疾病突然暴死的记录，如《居延汉简》载"□瑟卒赵外人等四人□暴病死丞相史"，"八十七人病□"。虽未记录详细症状，但突然多人暴死，可推知乃是疫病暴发所致。在边关，士卒生活条件艰苦，而居延一带气候条件恶劣，夏热冬寒，故多感染伤寒。《居延汉简》记录称："西安国里孙昌即日病伤寒头痛不能饮食它如"，"第卅一隧卒王章以四月一日病苦伤寒，第一隧卒孟庆以四月五日病苦伤寒"等。

---

1 现代医学中的伤寒病，是一种由伤寒沙门氏菌引起的可危及生命的感染。通常情况下，该病通过受到污染的食物或水传播。症状包括久热不退、疲劳、头痛、恶心、腹痛、便秘或腹泻。有些病人可能出现皮疹，部分病例可能会出现严重并发症，甚至死亡。

2 马怡、张荣强主编：《居延新简释校》，天津：天津古籍出版社，2013年，第806页。

汉简之中还记录下了伤寒发病后的症状，如头痛、咽喉痛、四肢不举、不能饮食等，类似于流感。今日汉简中保留下来了一些伤寒的诊治医方，如《居延汉简释文合校》中记录有伤寒药方："伤寒四物：乌喙十分，细辛六分，术十分，桂四分。以温汤饮一刀刲，日三，夜再行，解不出汗。"[1]《武威汉代医简注解》中也有伤寒方："治伤寒遂风方：付子三分，蜀椒三分，泽舄五分，乌喙三分，细辛五分，朮五分。"[2]

伤寒一直是困扰古人的主要流行疫病之一，古人整理总结了各种诊治方法，其中一些具有相当疗效。但在后世，针对伤寒，也有一些荒唐的方子。如北齐时，和士开感染伤寒极重，进药无效，有人建议他服用黄龙汤。和士开勉强服下，"遂得汗病愈"。让和士开难以吞服的黄龙汤，乃是多年老粪汁，"甚黑而苦，名为黄龙汤。疗温病，垂死者皆瘥"。黄龙汤的药方，在《肘后备急方》中有记载："大蚓一升，破去，以人溺煮令熟，去滓服之"，"又绞粪汁，饮数合，至一二升，谓之黄龙汤，陈久者佳"。

肠澼

《黄帝内经·素问》中记录有"肠澼下脓血"，肠澼，乃是痢疾，又称"下利"。《难经本义》注云："今所谓痢疾也，《内经》

---

1 谢桂华，李均明，朱国炤编：《居延汉简释文合校》，北京：文物出版社，1987 年，第 156 页。

2 张延昌主编：《武威汉代医简注解》，北京：中医古籍出版社，2006 年，第 7 页。

曰肠澼。"[1]《张家山汉简·脉书》也记载："为肠辟（澼）。"其注："肠澼，痢疾。"因为饮食不洁等导致"肠澼"的记录，在《居延汉简》中常可见到，如"病肠辟"之类。

在古代，由于饮水不净、食物败坏等因素，导致痢疾高发。在当日，痢疾处置不当常会危及生命。三国时，曾有李覃学左慈辟谷之术，"餐茯苓，饮寒水，中泄利，殆至殒命"[2]，也就是喝凉水导致腹泻，差点将命丢掉。一代枭雄刘备，因为感染痢疾，转为其他病而不治身亡。南北朝时，感染痢疾身亡的记录颇多，乃至产生了各类荒诞传说。如南齐庾易感染痢疾，医生也无法诊治。医生无奈提出，需要掌握粪便是甜还是苦，才能诊治。其子庾黔娄取粪尝之，味道甜滑，由此也感动上天，为乃父延续寿命。

疟疾

疟疾是由疟原虫引起的传染性寄生虫病，疾病发作时，病者浑身发冷发抖，皮肤起鸡皮疙瘩，伴随发冷、发热、出汗、脾肿大与贫血。疟疾发作时，人会发寒战，故而也被称为"寒疾"，患者浑身颤抖，民间俗称"打摆子"。古希腊的希波克拉底记录了慢性疟疾患者的痛苦："脾脏大而硬，肚子坚挺、消瘦且发热。他们的肩膀、锁骨和脸也憔悴不堪；原因是他们的肉体都被分解以喂养脾脏。"

疟疾在潮湿地区多发，古希腊称之为"沼泽的热病"，罗马人

---

1 [元] 滑寿：《难经本义》，北京：人民卫生出版社，1995 年，第 75 页。
2 [清] 吴士玉：《骈字类编·鸟兽门》，清《文渊阁四库全书》本。

也意识到沼泽地区会滋生此病。疟疾发作时，时冷时热。《穆天子传》曾记载，周穆王东征，于沼泽中遭遇"寒疾"，其宠妃盛姬也得病口渴，向穆王索要水浆，而疟疾患者在寒战停止后，会发热口渴。盛姬所染，乃是恶性疟疾，不几日便死去。一说认为，周武王生长在西北的干燥地区，灭殷之后，来到潮湿的东南地区，感染疟疾而死。

初期先民们对于疟疾了解不多，主要将成因归结于鬼神。到了西周末年，人们对疟疾了解增多，认识到此病与气候、地理有关。《礼记·月令》有"孟秋之月，寒热不节，民多疟疾"的记录。春秋时，楚国地方潮湿多雨。鲁定公四年（前506）三月，晋合诸侯，兴兵伐楚。晋国大将荀寅不想作战，便说："水潦方降，疾疟方起。"[1] 停息了此次战事。《吕氏春秋》也说："行夏令，则多火灾，寒热不节，民多疟疾。"

入汉之后，南方地区多发的疟疾对北方人来说仍然是致命的。在当时，罪臣被贬到南方，无异于送死，贾谊曾被谪为长沙王太傅，因为长沙潮湿，自以为寿命不得长久，意不自得。疟疾在汉代乃是高发疾病，对其症状、诊治等，汉时已形成了系统的理论，如"疟之始发也，先起于毫毛，伸欠乃作，寒栗鼓颔，腰脊俱痛，寒去则内外皆热，头痛如破，渴欲冷饮"。

极为高发的疟疾让古人畏惧不已，故而造出各路神来加以庇护，以躲避疟疾之害。如桓康，骁勇善战，随齐武帝萧赜起事，摧坚陷阵，膂力绝人，所经村邑，恣行暴害。江南人被疟疾所困，

---

1 ［唐］孔颖达：《春秋左传正义》，《武英殿十三经注疏》本。

又畏惧桓康，故而"画其形以辟疟，无不立愈"。

霍乱

霍乱，又称虎疫，是通过患者的排泄物污染水源及其他饮食而传播，在温暖季节高发，症状表现为轻度腹泻或重度吐泻。霍乱发病快，传播快，致死率高，人染上此病后，会腹泻呕吐，脱水者四肢、腹部肌肉痉挛，干呕打嗝。霍乱被认为是"摧毁世界的最可怕的瘟疫之一"，在中国古代一直是高发传染病。如《汉书·严助传》记载："夏月暑时，欧泄霍乱之病相随属也。"《后汉书·律历志》注中引《易纬》说："当至不至，水物杂稻等不为，多病疾疟、振寒、霍乱。"《黄帝内经》中有多处提到霍乱，如"呕吐霍乱"等。霍乱通过水、食物传播，蔓延面广，患者死亡率高，直到近代，霍乱仍然是南方夏季的高发传染病。

麻风病

麻风病，古代又称为"疠"。因为得了麻风病后，人的相貌会发生疾病，故而也称"癞"。楚国人豫让，为了替主人智伯报仇，"漆身为厉"，也就是用漆涂抹身体，改变容貌，扮作麻风病人，进行刺杀。睡虎地秦简中记录，伍丙怀疑自己得过疠（麻风病），"疑疠，来诣"[1]，他自称，三岁时头上有疮疡，眉毛掉落，当时不知

---

1 睡虎地秦墓竹简整理小组编：《睡虎地秦墓竹简·封诊式》，北京：文物出版社，1990年，第156页。

是什么病。医生检查后认为，伍丙没有眉毛，视力丧失，鼻梁断折，鼻腔已坏，戳鼻孔时不打喷嚏，脚跛溃烂，手无细毛，声音嘶哑，为麻风病。

麻风病感染之后，必须对患者加以隔离，以免传染。早在战国，就有麻风病隔离场所"疠迁所"，秦代麻风病患者则当迁"疠所"。西汉时，曹参的曾孙曹时娶了平阳公主，不想得了麻风病，不得不从长安回到自己的封地，自我隔离起来。

《黄帝内经·素问》中多次提到大风、疠风，指的就是麻风病，如："疠者，有荣气热胕，其气不清，故使其鼻柱坏而色败，皮肤疡溃，风寒客于脉而不去，名曰疠风，或名曰寒热。"麻风病患者表现主要为斑疹、丘疹、溃疡等皮肤症状，及四肢丧失知觉和肌肉无力等。

麻风病的可怕不仅在于致死，还因感染之后，人的形貌会发生畸变，脸形歪斜，眼闭不上，嘴里流口水，手指如鸡爪，走路跛脚等，更让人们觉得此病恐怖万分。在中世纪及之前的欧洲，感染麻风病者，被视为是"不洁净"的，身体和道德都是危险的来源。一旦发现麻风病人，则要限制外出，加以隔离。中世纪的教堂不准麻风病人入内，院墙上特设一个窗口——"麻风病人窗口"，病人从此小窗中观看宗教仪式。

对于麻风病，中国古人也一直比较畏惧，晋时上党有赵瞿，感染麻风病后，被家属扔入山洞等死。唐代文学家卢照邻，感染麻风病后自杀。明清两代，麻风病也被视为可怕的疾病，人一旦感染之后，"戚里恶闻，骨肉远避"。直到近代中国，麻风病人仍然被歧视、迫害。1935年，广东军阀陈济棠在广州白云山下，枪毙麻风病人三百余人。1936 年，广东高要县县长马炳乾活埋二十余名麻风病人。民国年间，各地屡现以火烧、活埋、水淹、饿死、绳勒等方式，残害麻风病人的案例。麻风病人被歧视，有的离家出走，到处流浪；有的躲进深山老林，独居荒野。

肺结核

肺结核，也称"肺痨"。《黄帝内经·素问·至真要大论》云："少阳司天，火淫所胜，则温气流行，金政不平，民病……咳唾血。"《黄帝内经·灵枢·邪气藏府病形》说："（肺脉）微急为肺寒热，怠惰，咳唾血。"这些都是中国古代有关肺结核病的记载。肺结核的病程从数周至数年不等，病发作后，人脸色时而苍白，时而潮红，一会亢奋，一会疲惫，乃至被认为能带来情绪高涨、胃口大增、性欲旺盛。

苏桑·桑塔格认为肺结核病所激发出来的文学隐喻，使十九世纪西方文学中充满了对结核病患者的那种几乎不显示任何症状、不使人觉得恐怖的、极乐世界般的死的描写，尤其是那些死于结核病的年轻人，例如《汤姆叔叔的小屋》中的小爱娃、《董贝父子》中董贝的儿子保罗以及《尼古拉斯·尼克尔贝》中的斯迈克，而狄更斯则把结核病描绘为一种使死亡变得"优雅"的"令人肃然起敬的疾病"。

中国古代文学中，也多有对结核病隐喻意义的描述。结核病发作之后，症状多为低热、盗汗、乏力、消瘦、咳嗽、咯血、胸痛。在中国古代文学中，咯血而死乃是悲情人物的常见结局，如

《史记·韩长孺列传》记载，汉初名将韩长孺，"意忽忽不乐，数月，病呕血死"。

其实，肺结核是一种古老的疾病，在人类开始畜养家畜的时候可能就已出现，大约可追溯到1万年前的新石器时代。它是一种群体性疾病，需要感染者达到一定数量才能在人群中流行开来，因此只有在动物形成群体、人类聚集到城市的时候，形成大量密接触，才能传播开来。古埃及人将此病称为"phthisis"（腐烂之意），希波克拉底在其著作《格言》（*Aphorisms*）中，形容此病为一种消耗性疾病，特点有咳血痰、脱发和腹泻。到中世纪，肺结核往往被称为"国王的邪恶"。[1]感染肺结核后，人"身材细长，喉咙突出，肩胛像翅膀一样翘起，脸色苍白，胸部扁平"[2]。欧洲人认为，国王的触摸可以消除淋巴结核，在中国清代，咸丰帝得了此病，面色苍白、体态消瘦，不停咳嗽、痰中带血，虽在避暑山庄饮用鹿血，却不能治愈。

血吸虫病

当今研究者在对马王堆汉墓女尸进行解剖时发现，其曾被血吸虫感染，可见当日的贵族也不能避免疫病，遑论一般平民了。血吸虫病在南方是高发流行疾病，《肘后备急方》卷七《治卒中

---

1 ［美］约翰·艾伯斯：《瘟疫：历史上的传染病大流行》，徐依儿译，北京：中国工人出版社，2020年，第119页。

2 ［英］弗雷德里克·F.卡特赖特、迈克尔·比迪斯：《疾病改变历史》，陈仲丹、周晓政译，济南：山东画报出版社，2004年，第152页。

射工水弩毒方》提到：江南水网密布地区，夏天水中有射工毒虫（即血吸虫），人行于水上，或以水洗浴，或因大雨之时，毒虫随水流动，四处传播。被射工毒虫感染，"先寒热、恶冷吹颈、筋急痉强，头痛目疼，状如伤寒，亦如中尸"。

在农业环境中，血吸虫病多发，牲畜、作物都会带来原虫、细菌、病毒的感染。如江南一带的桑叶黄病症，也称"粪病"，医学上称为十二指肠虫病。此虫不但由食物混入，而且其幼虫能自皮肤孔侵入淋巴血管，传至喉间，与食物咽下，由胃入肠。幼虫自大便出，蛰居水或土中，接触人体。预防之法首在注意饮食，不令皮肤接触为主。

之所以得名"桑叶黄"，是十二指肠虫（钩虫）钻入采桑人皮肤内，从而引发贫血症。十二指肠虫，其成虫细如丝线，长仅数分，生长在病者小肠中，为数甚多，附着肠黏膜，吸食人血，故患者会有严重贫血。病人之粪便，每次所含虫卵有四五兆之多，此即本病传染之源。钩虫之卵在泥土中发育迅速，孵出幼虫后，四五天即能传染于人。其传播途径由不洁之食物直接入口者，为数尚少，大多数系泥中幼虫，由人之腿足等处皮肤侵入人体。[1]

而在古代社会中，各地农民均无防护意识，赤脚种田或采桑叶乃是常态，因而不时感染。此病发生时，主要症状为贫血，患者面色黄白，懈怠乏力，然胃口却佳，故又称"吃食懒黄病"。儿童患此病后，身体既虚弱，又不能专心于学业，脾气亦坏。男女患此

1　王完白：《农村之敌：钩虫病》，《蚕丝杂志》1948年第2卷第1—12期，第190页。

病，能吃而不能工作，多被人嘲骂，肉体精神会遭受双重痛苦。

疥疮

疥疮，乃虱蚤类叮咬所致，衣衫褴褛，居住环境肮脏，都会滋生此病。《管子》中记载，如果经常洗澡，勤换衣服，清除身体污垢，可以避免疥疮。疥疮不但在底层民众中多发，即使是统治阶层也难免，如晋平公就身染疥疮。梁元帝萧绎为太子时，身患疥疮，痛苦不堪，夏天只能在绛纱帐中饮山阴甜酒，以自宽痛。

疥疮在军队和民众中多发，这是因为士兵出征之时，处于流动状态之中，居住条件差，人多拥挤，不能勤换洗衣服、洗澡，在军营中极容易造成传播；而古时民众也不注意日常卫生，居住条件糟糕，疥疮当然也会多发。但疥疮常被民众、军队所忽视，以为这只是简单的皮肤病。事实上，疥疮虽然很少导致死亡，但发病率很高，传播快，且容易影响部队的战斗力与民众的劳动能力，造成的影响较大。

天花

"天花总是存在，将墓地填满尸体，用无尽的恐惧，折磨着那些还未得过病的人。"天花乃是人类历史上最致命的传染病，没有之一，因感染天花而死的欧洲人，数以亿计。在西方，法国国王路易十五、英国女王玛丽二世、俄国沙皇彼得二世，在东方，顺治帝、同治帝，都因感染天花而死。天花一般通过咳嗽、喷嚏、口沫而传播，也会通过天花疱疹的脓液，或者结痂的衣服、毯子等传播。人感染之后，会头痛、咳嗽、肌肉酸痛，身体上会出现脓疱。天花的重症患者会死亡，侥幸熬过的患者，脸上会留下永久的痘疤。

其实，中土本无此病，"以建武中于南阳击虏所得，仍呼为虏疮"[1]。据此记载，天花事实上是马援征交趾时，由南方传入，称为"虏疮"。而天花的潜伏期很长，被感染的人在发作之前，常会将病毒带到新的地点。

《肘后备急方》卷二《治伤寒时气温病方》中记载，此病发作时，有疮迸发，很快遍布头面及身，"状如火疮，皆戴白浆，随决随生"。天花杀伤性强，感染者死亡率较高，即使是痊愈后，身上仍然疮瘢紫黑，要好久方才会消退。晋安帝义熙元年（405）十月的大疫，感染者的症状是"发赤班乃愈"，故此病又被称为"赤班病"。

黄疸病

黄疸病，即病毒性肝炎，是一种古老的疾病，每至战争年代，饥馑遍地，人口大规模流动，黄疸病多有流行。中国传统医学中很早就有关于此病的记录。《黄帝内经·灵枢·经脉》云："食不下，烦心，心下急痛，溏、瘕泄、水闭，黄疸，不能卧。"《黄帝内经·素问·玉机真藏论》云："弗治，病入舍于肺，……肺即传而行之肝……弗治，肝传之脾，病名曰脾风。发瘅腹中热，烦心出黄。"

除上述所列之外，古代中国社会中还有其他流行病，如狂犬

---

1 ［晋］葛洪：《肘后备急方》卷二，明《正统道藏》本。

病在先秦时期就已出现，称为"猘"或"瘦"。《左传·襄公十七年》言："国人逐瘦狗。"瘦狗，即狂犬、疯狗的意思，"国狗之瘦，无不噬也"[1]。再如常见的脚气病，有一种观点认为，乃是长期食用去掉米糠的精米，导致维生素B1汲取不足，引发下肢麻木、水肿，最甚者会引发心脏病死亡。东晋时期，脚气病多发，可能也与南渡之后长期食用精米有关。对脚气病，另一种观点认为是"多发性神经炎"，不是因为米食导致的营养不良，而是药物中毒。道士、名士服用的五石散等药物中含有汞、铅、砷等，其症状与脚气病类似。

东汉末年至魏晋时期，在漫长的时光中，各类疫情频发，但官方的记录都相对简略，常见的记录是"大疫起"。后人只能通过其他各种资料，如当日士人的咏叹诗文和边塞简牍来推测当日疫情的状况。可以肯定的是，东汉末年至魏晋时期疫情的暴发与蔓延，并不是单一的某一种瘟疫的流行，而是各类瘟疫在某处时空、某个地域内，此起彼伏，不断暴发，如伤寒、疟疾等，这些疫病冲击着当时的社会，影响着王朝和历史的走向。

幽暗时代：汉末魏晋时期的瘟疫及成因

据《汉书》《后汉书》统计，东汉时期，正史记录的大疫有

---

1 ［晋］杜预：《左传杜林合注》卷四十八，清《文渊阁四库全书》本。

二十七次，越往后疫情越多发。东汉各类瘟疫多发，天气异常乃是重要原因。竺可桢曾指出："到东汉时代即公元之初，我国天气有趋于寒冷的趋势。"[1]也有学者认为，自西汉末叶到东汉末叶的二百五十年中，中国气候寒冷干燥。[2]

《汉书》《后汉书》中有四十余条异常寒冷天气的记录。顺帝永建四年（129），杨厚推断："今夏必盛寒，当有疾疫蝗虫之害。"是岁，果六州大蝗，疫气流行。至桓灵时期，经常出现夏霜，桓帝时代寒暖无常，灵帝时期沿海井中结冰。由献帝到魏晋时期，寒冷的气候更为严峻。献帝初平四年（193）六月，寒风如刀。魏文帝黄初六年（225），长江以北，河流冰封。魏晋时期，天水一带夏正五月解冻，八月春麦熟。

现代学者陈良佐研究后认为，武帝时代是从暖期转入小冰期的过渡期，气候波动的幅度很大。昭宣时代的气候似乎比较稳定。到了元帝时代正式进入了小冰河期，元帝即位后的十余年间出现"夏霜"。王莽时代，低温和旱灾达到高峰。东汉初期的气候是王莽时期的延续，即使有所改善，也极为有限。明帝永平元年（58），立秋前一天降霜，比汉成帝最早的初霜日又提前了一个月。和帝以后，气候波动的频率增加。东汉冬麦成熟期比西汉晚，春天日平均气温大于等于零摄氏度，比西汉和现今晚了十多天。桓灵时代气候的恶劣，不下于王莽时代。寒冷的气候在东汉末和魏晋时期可能达到最高峰，天水一带夏正五月解冻，比今日晚了两

---

1 竺可桢：《中国近五千年来气候变迁的初步研究》，《考古学报》1972年第1期，第21页。

2 刘昭民：《中国历史上气候之变迁》，台北：商务印书馆，1982年，第83页。

个月以上。[1]

极端的寒冷天气，加上文明的发展和城市的扩张，无疑会诱发各类疫病。"过于寒冷的气候，可使人体上呼吸道粘膜血管收缩，减少免疫物质分泌，防御疾病能力降低，为病菌侵入提供了条件。冬季室温又较高，室内空气流通不畅，更有利于病菌的生存和传染，因而易发生传染病。"[2]

大工程的推动，也带来了疾疫的传播。汉成帝本在咸阳原上以延陵为初陵，但是营建了十年仍旧未成，转而在新丰县营建新陵昌陵。开工之后，问题不断，昌陵地势低下，虽积土成山，"度便房犹在平地上"，"作治数年，天下遍被其劳，国家罢敝，府臧空虚"[3]。刘向严厉批评汉成帝，修建昌陵，耗费无数，死者恨于下，生者愁于上，怨气感动阴阳，因之以饥馑疾疫，亡故流离以十万数。成帝最终停止工程，以免天下动摇。

西汉时期，国家提倡冶金业，在各地开采铜铁矿，就地冶炼。开矿炼铜铁，大面积的森林被破坏，导致生态日益恶化。在汉代，经历了上古千余年的发展，文明已达到了相当高度，越来越多的人聚集在城市之中。城市吸纳了大量人口，对柴薪也提出了更多的需求。随着王朝的长期稳定，人口日益扩张，这一方面导致大量森林被砍伐，用作日常柴火；另一方面则是毁林垦田，早在战

---

1 陈良佐：《再谈战国到两汉的气候变迁》，《"中央研究院"历史语言研究所集刊》第 67 本第 2 分册，1996 年，第 379 页。

2 梅莉、晏昌贵：《关于明代传染病的初步考察》，《湖北大学学报（哲学社会科学版）》，1996 年第 5 期，第 86 页。

3 [汉]班固：《汉书》卷七十，清乾隆武英殿刻本。

国时期，已有"宋无长木"之说，至两汉则更甚，无数茂密的森林消失，成为耕作的良田。

当生态被破坏之后，自然界的平衡也被打破，各种疫病侵入人间，引发各类疾疫。这样的例子在人类历史中屡见不鲜，后世非洲将森林夷为平地，导致喜食人血的冈比亚疟蚊扩大了滋生的地盘，它在人类为了农业而开辟的非洲雨林的空地上恣意繁殖，并随着农业的发展，取代了喜食动物血而非人血的蚊子。结果，人、冈比亚蚊子、疟疾这一循环链获得了前所未有的加强，切实地影响到每个深入雨林空地的人。[1]

东汉光武帝建武十三年（37），扬、徐等地有大疾疫暴发，疫情蔓延，就连江左会稽也被波及。疫情持续到了下一年。建武十四年（38），这一年会稽再次暴发大疫，死者万数。大疫之中，会稽山阴人锺离意挺身而出，亲自指挥抗疫工作，亲临疫情现场组织医药，施放给民众，"所部多蒙全济"。

东汉时，随着汉廷对岭南地区的不断开拓，引发与交趾的战争，导致瘟疫在军中蔓延。据史料记载，建武十六年（40），交趾女子征侧及其妹征贰反，自立为女王。建武十八年（42），光武帝遣伏波将军马援领兵出征，征氏姐妹被俘斩首。虽得胜回师，但"军吏经瘴疫死者十四五"[2]。此后又有武陵五溪蛮叛，马援破武陵蛮于临沅，虽然取胜，由于天气炎热，导致军中发生疫情，马援也病逝于军中，全军死者大半。至军队返回之后，又在行军途中将

---

1 ［美］威廉·麦克尼尔：《瘟疫与人》，北京：中信出版社，2018 年，第 40 页。
2 ［南北朝］范晔：《后汉书·马援列传》，百衲本景宋绍熙刻本。

疫情扩散至各地。

除了对岭南的开拓外，中原王朝对长江流域的开拓也一直在进行，只是南方湿润的水文地理环境滋生了比北方更多的寄生物，这也导致疫病多发。在某种程度上，多发的疫病阻碍了两汉朝廷对南方的开拓。可以想见，拓荒的北方农民从黄河流域出发，向南进入长江流域肥沃的地区时，首先便面临着各类疫病的挑战。此时的江南在司马迁的笔下，乃是地广人稀之地，"江南卑湿，丈夫早夭"，尚不是日后的人间天堂景象。由于江南疫病多发，前往南方做官存在极大的风险，常会送命，被视为畏途。当然，随着南北交往的频繁，南方暴发疫情的记录也日益增多。

虽然后世的历史学家认为，中国人在黄河流域冲积平原的严酷环境中取得了极大成功，无论是物质技术上、政治上，还是在传染病的适应上。[1]但在传染病的应对上，汉代还是无力的。安帝延光四年（125）冬，京都大疫，"民多病死，死有灭户"。顺帝年间，两次发生大疫，其中永建四年（129）的疫情尤为严重。此年京师大疫，民间风传，乃是恶鬼野仲与游光作祟。其后岁岁有病，人们乃在"长命缕"[2]上增题二鬼之名，希望脱祸。

瘟疫在两汉持续不断地暴发，到了东汉末期，瘟疫暴发的频率更高，危害更大，影响更深远。东汉王充在《论衡·命义篇》中描述了瘟疫蔓延造成的破坏："瘟气疫疠，千户灭门。"从东汉末期到魏晋之间，持续二百五十余年，各种疫病不断暴发。中原、

---

1 ［美］威廉·麦克尼尔：《瘟疫与人》，北京：中信出版社，2018年，第75页。
2 汉代遇到仲夏之月，民间以为阴气重，各家以朱索连苇，或悬挂五色桃印以驱恶去邪，由此后世又以丝缠臂，称"长命缕"。

蜀地、东吴、岭南，各类瘟疫此起彼伏，人们无法预测，无法控制，无法应对。灵帝、顺帝年间，政局混乱，天灾之下，疫情屡现，加速了东汉的覆灭。从东汉桓帝、灵帝起，至西晋统一全国，正史有载，可统计的大规模瘟疫有二十余次，未统计的各类瘟疫则不计其数。

东汉末年，政局混乱，灾疫频起，死者无数。在疫情时代，大量尸体如果无法及时安葬，又会引发新的疫情。古人也意识到掩埋尸体可以防止疫病传播："疾疫之所及，以万万计，其死者则露尸不掩，生者则奔亡流散。"[1] 桓帝建和三年（149），京师大疫，死者相枕，郡县阡陌，处处有之。因为死者太多，贫困者无以下葬，为免尸体散播细菌，也体现仁义之意，官方出资帮助下葬："其有家属而贫无以葬者，给直，人三千，丧主布三匹；若无亲属，可于官墙地葬之，表识姓名，为设祠祭。"

灵帝、献帝年间，大疫频起[2]，由此开启了持续两个多世纪的幽暗时代。疫情由当日中华文明的核心地带中原地区开始，向着各地蔓延，对社会造成了沉重的影响。人们生活在对未知的恐惧之中，末日情结弥漫，只能在宗教之中去寻找寄托，于是中国本土的道教、西来的佛教开始传播，神鬼观念蔓延，志怪故事出世。

对于大疫，除了文字记录外，当日的汉画像石对此也有反映。在出土的南阳汉代画像石中，有为数众多的驱魔逐疫图，表现了当时人们逐疫辟邪的心理。在疫情之下，大量儿童死亡，当代在

---

1 ［南北朝］范晔：《后汉书·隗嚣公孙述列传》，百衲本景宋绍熙刻本。

2 灵帝建宁四年（171）三月，大疫。灵帝熹平二年（173）春正月，大疫。献帝建安二十二年（217），是岁大疫。

南阳市东关附近出土的大批汉代儿童瓦棺葬，乃是当时儿童抵抗能力较差，婴幼儿死亡率高的表现。

面对疫情，当日的人们将之归咎于鬼神作祟，纷纷悬挂符箓，以求避疫。曹植可谓是特立独行，不信鬼神，不信邪说，认为"神仙之书，道家之言"不过是虚妄之言，实是可笑。他理性地认为，疫情的发生及蔓延乃是阴阳失位、寒暑错时所导致。

其实古人早就认识到气候转换，寒暑无常，容易诱发疫病。《礼记·月令》曰："孟春……行秋令，则其民大疫。""季春……行夏令，则民多疾疫。"《伤寒论》认为："春气温和，夏气暑热，秋气清凉，冬气冷冽，此则四时正气之序也。冬时严寒，万类深藏，君子固密，则不伤于寒，触冒之者，乃名伤寒耳。"张家山汉简《引书》中提出，人之所以得病，乃是饮食不和，起居不能与寒暑相应。《马王堆汉墓医书》则认为，日常生活应顺应天时节气，寒暑交替时，如不注意则易得病。

当日落后的穿着条件及简陋的居住环境，使夏冬气候变化之时疫病多发。一般平民，日常穿着皂帽、布襦裤、布裙之类。到了寒冷天气，一般平民所着，多为麻布类衣服，御寒性能有限。富贵之家尚有手套，贫民则"自惜袖短，内手知寒"。在西北戍边的将士，到了冬季，寒冷异常，将士"苇冬寒愿调衣进酒"，也有士卒"单衣受寒"，更有"方春时气不调愿子陈近衣尽"的关怀。至夏季，蚊蝇不断骚扰，一般民众没有床帐。日后官至大司农的黄昌常被蚊虫叮咬，因为家贫，不得不举债买了顶床帐。

冬季酷寒，夏季暴热，必会引发各类疫病，而古人冬季又有绝火寒食的习俗，尤其在北方地区。长期寒食，在冬季更使人的身体免疫力下降，无法应对寒冷天气的威胁，容易滋生伤寒等疾病。东汉周举担任并州刺史时，太原一带民众保持冬季寒食一月的风俗，"由是士民每冬中辄一月寒食，莫敢烟爨，老小不堪，岁多死者"。[1] 而北方天气寒冷，老弱病残如果长期寒食，容易导致疾病蔓延。东汉时，周举已意识到寒食的不足，一度禁止民间寒食，鼓励开火热食。

东汉末年时，冬季气候更显寒冷。如汉灵帝光和六年（183）冬，天气寒冷，北海、东莱、琅邪等地井中冰厚尺余。由于酷寒及政治混乱，导致了民间变乱，"是时群贼起，天下始乱"。在长期的、超过人类所能承受的寒冷之中，百姓求生艰难，伤寒之类疫病齐发，陷入恐慌中的人们选择了以暴力的方式求生。当时的人也认为，天气异常乃是大乱之兆，"寒者，小人暴虐，专权居位，无道有位，谪罚无法，又杀无罪，其寒必暴杀"。依据天人感应说，天气异常，大疫频现，乃是执政者失德所致。如汉献帝初平四年（193）六月，风寒如冬日，当时人认为："当温而寒，刑罚惨也。"

就瘟疫的成因，古人一直有思考，多认为与气（风）相关。《黄帝内经·素问遗篇》提出"三虚"说，邪鬼、五尸鬼之类邪疫侵犯人体，主要是天虚、人虚、邪虚所导致。天虚，是自然变化，气候失常；人虚，是人体抵抗力不足；邪虚，由天虚、人虚，导致瘟疫侵犯。

两汉时的《伤寒论》认为："中而即病者，名曰伤寒；不即病

---

1 两汉时期太原郡地属并州，地属并州的还有西河、上党、雁门郡等地。

者，寒毒藏于肌肤，至春变为温病，至夏变为暑病。"[1]葛洪《肘后备急方》提出："其年岁中，有疠气兼挟鬼毒相注，名为温病。"[2]古时"温"通"瘟"。四时节气不调，会产生"戾气"，导致温（疫）病，又称"时气病"。如果阴阳刚柔失调，气运位置错乱，"三年变大疫"。气候变化之说与谶纬无关，后世却将此作为谶纬，妖言惑众，挑动众生。

　　天气异常、灾害频发，再加上官方的各种横征暴敛，带来的问题是粮食匮乏，粮食匮乏直接影响到人的免疫力，带来更大的伤害。在两汉及魏晋时期，人们普遍存在营养不良的问题，在广阔的农村中，汉代农民的物质生活显然相当艰苦。在太平岁月，每户农家在他们的小农场上勤劳耕作，各种出产加上副业如蓄养家畜、经营园圃、纺织布帛，再加上各类小手工业，只能勉强保证基本生存，更遑论吃好了。但农民又面临着各类危机，如水旱灾疫，政治环境恶劣，豪强兼并土地等，无法保证基本的食物所需。特别是在偏僻的农村，人们平时就以各种粗劣食物充饥。遇到灾荒之年，人与人相食的景象在史书上不乏记录。

　　王充认为，中人之体七八尺，身大四五围，要能吃饱，多者需要三四斗粮。《盐铁论·散不足》载："十五斗粟，当丁男半月之食。"十斗为一石，丁男一月三十斗，则为谷三石。汉时一石大概是三十斤，则一月为九十斤左右。谷三石，折糙米一石八升，约为五十四斤。当然，这是在风调雨顺、徭役减轻的理想状态之

1 [汉]张仲景著，[晋]王叔和编，[金]成无己注：《注解伤寒论》，《四部丛刊初编》本。
2 [晋]葛洪：《肘后备急方》卷之二，明《正统道藏》本。

下，一般民众的日常生活根本达不到这个标准。东汉明帝时，郎官药崧常以糟糠为食。司隶校尉任昉，"尝食干饭，十日一炊"。京兆朱宠官居太尉，食脱粟饭，也就是只脱去谷皮的粗米。高官生活尚且如此，普通民众可想而知了。曹丕一度感叹，富人食稻与粱，贫子食糟与糠。至东汉末年，屡遭荒乱，率乏粮谷，民人相食。西晋时，尚书郭奕生病，皇帝赐下食物："日赐酒、米各五升，猪、羊肉各一斤。"也不过普通食物而已。潘岳《闲居赋》中云："灌园鬻蔬，供朝夕之膳；牧羊酤酪，俟伏腊之费。"名士潘岳，日常所食，也不过是普通菜蔬。医学天才皇甫谧曾经有过"食不过盐菜，贫者不以酒肉为礼"的生活。可知在当日，一般人家日常很难有机会吃到肉食。

在古代的乡村中，吃饭问题是一个家庭中的首要问题，农民首要考虑的乃是如何获取食物，养活一家人。在当日，能吃饱饭是个何其艰难的任务。为了鼓励人们关爱老人，孝敬老人，自然需要宣传孝道，让人效法。在人人争食的时代，为了避免一切人对一切人的战争，更要提倡孝道，鼓励孝子。由此不难解释，东汉至魏晋，孝道被空前绝后的重视，一大批孝子涌现。史学家们睁大眼睛，去寻觅和挖掘可以感人的孝子，此时作为孝子代表，王祥的出现自然要被浓笔重书，他的意义是极为深远的。可叹的是，中国古代重视孝，提倡孝，恰恰是因为大多数时候不能尽到孝。

瘟疫与东汉政局的崩坏

在希腊文和拉丁文中，瘟疫意为突然而猛烈的"打击"（blow）。瘟疫的暴发无法预测，其所带来的冲击沉重而惨烈。东汉末期，朝局混乱，又伴以频发的瘟疫，一次次突然而猛烈的打击，将这百年王朝击打得风雨飘摇。

东汉政局之坏，乃是官僚体系发展的必然结果。汉高祖刘邦开国之后，曾下《求贤诏》，令从郡国推举有治国才能的"贤士大夫"，此举开汉代察举制度的先河。从汉文帝二年（前178）开始，汉廷将察举作为选官的一项正式制度，下诏"举贤良方正能直言极谏者"[1]；十五年（前165）又下诏"诸侯王、公卿、郡守举贤良能直言极谏者"。后来汉武帝进一步把察举发展为一种比较完备的选官制度，察孝廉的对象是地方六百石以下的官吏和通晓儒家经书的儒生，由郡国每年向中央推举。西汉之际，士人大多来自农村，经过多年的学习与实际行政磨炼，方能有出头之日，这也造就了西汉政坛的稳健之风。

除了察举制之外，太学也是汉代官吏的重要来源。太学在汉武帝初建时只有五十人，随后慢慢地增至千人，到了东汉末年，已有太学生约三万人，在京师形成太学区。太学选聘德才并

---

1 ［汉］班固：《汉书》卷四，清乾隆武英殿刻本。

举、声誉隆重者担任教授，称为"博士"，博士中的领袖，西汉称仆射，东汉称祭酒。博士教授的弟子叫"博士弟子"。太学的课程以经世致用为主旨，学生分经授业，经过考试合格者，方可被任用为政府官吏。在西汉，由于具有共同信仰的士大夫群体的存在，出现了科层制的官僚体系，打破阶层固化，保持社会的流动性。在农耕社会中，西汉政府能以有限的资源实现对社会的治理，从中央至郡县各个层级能有效运作，实现一体化的分层控制，保证国家的稳定。

到了东汉，一些家族世代专攻一经，门生遍布天下，渐渐成为地方上的主宰；而一些被举者以父礼事自己的举主，以举主为中心形成了团体，门阀世家也开始形成。士族在政治上有特权，他们垄断仕途，并可以合法荫客，分割国家纳税户。在学术上，他们以经学礼法传家，并实行"身份内婚制"，不和庶族通婚，逐渐发展成为官僚垄断集团。

自称孤家寡人的皇帝，面对着日益壮大的士人集团，孤独感益深。对皇帝而言，皇权必须紧握在手，当然不能与官僚集团分享，可他又必须依赖于官僚集团来帮助自己治理国家。于是乎，为了制约官僚集团，皇帝开始寻找支持。可以想见，皇室宗亲大抵是不能用的。历史上，皇室自家内部权力的争夺厮杀屡屡上演，故而历代皇帝对宗亲防范最紧。

皇帝一度也曾经重用外戚集团，希望他们协助治理国家，保障皇权大一统。外戚不是皇室正统，但又是皇帝最亲近之人，自然可以大用，在皇帝看来，他们构不成威胁。可权力却是腐蚀剂，外戚沾染之后，也会腐化。环顾四周，皇帝发现，自己所能重用的只有宦官。宦官常年陪伴在皇帝身边，乃是皇帝最为心腹之人；加之他们生理上被阉割了，没了子嗣，地位又低贱，无法威胁江山，这让皇帝很是安心。从维护皇权的角度而言，宦官哪怕贪财，也没什么，就当是皇帝这个主人补偿下自己的忠实仆人。

后世史家认为"东汉国事，大坏于桓灵"。桓灵朝政的混乱，初为外戚弄权，此后又为宦官专权，导致政局崩坏，最终无可收拾。

东汉外戚集团得势，以桓帝时梁太后和梁冀为盛。外戚梁氏，出自固原，长期与皇室通婚，位高权重，"冀一门前后七封侯，三皇后，六贵人，二大将军，夫人、女食邑称君者七人，尚公主者三人，其余卿、将、尹、校五十七人"[1]。

永建元年（126）正月，阎太后去世。同月，冯石、刘熹与李郃被免官。李郃被免官的主要原因是"坐吏民疾病，仍有灾异，赐策免"[2]。顺帝以灾异为由罢免李郃，也符合"因灾异策免三公"的政坛规矩。阳嘉四年（135）四月，顺帝提拔"执金吾梁商为大将军"。当外戚集团没有什么权力野心，且自身有能力时，由其辅政也能成为皇权的臂助，梁商辅佐汉顺帝，选拔贤良，被称为贤辅。

顺帝永和六年（141）八月，大将军梁商薨，顺帝紧急提拔梁商之子梁冀为大将军。汉顺帝死后，幼帝登基，第二年就去世，在梁冀的操作下，刘缵被拥立为帝，是为汉质帝。不想汉质帝为人聪慧，这让外戚梁冀很是忧虑，于是他令左右进鸩酒，将汉质帝毒死，并将知道此事的大臣李固（李郃之子）、杜乔诛杀。

---

1 ［南北朝］范晔：《后汉书·梁统列传》，百衲本景宋绍熙刻本。

2 ［南北朝］范晔：《后汉书·方术列传》，百衲本景宋绍熙刻本。

梁冀辅佐汉桓帝，弄权营私，践踏法纪，残杀政敌，导致朝局大坏。他有两个妹妹，都是皇后，其中梁妠乃是汉顺帝的皇后，顺帝死后被尊为皇太后；梁莹则是汉桓帝的皇后。梁冀在外朝作威作福，梁莹则控制内廷，因自己无子，故但凡宫中有妃子怀孕者，都被加以迫害。桓帝竟畏惧梁冀，不敢发作。此时梁冀专擅威柄，凶恣日积，机事大小，均一言决定，但在政治舞台上，他还是需要帮手，而他选的帮手就是宦官。

原来，在拥立桓帝时，梁冀曾得到宦官曹腾的帮助。桓帝朝，外戚与宦官联合，共同对付文官集团。宦官得势后，"举动回山海，呼吸变霜露"[1]。如宦官徐璜之侄担任下邳令时，追求故汝南太守李暠的女儿不成，闯入其家，将李家女儿抢走，"戏射杀之，埋著寺内"。宦官侯览的兄弟侯参担任益州刺史时，"民有丰富者，辄诬以大逆，皆诛灭之，没入财物，前后累亿计"。

梁冀与部分宦官交好，却得罪了另一部分宦官。桓帝延熹二年（159），皇后梁莹去世，桓帝刘志不再隐忍，于是暗中联络与梁冀结仇的宦官多人，歃血为盟，共同诛灭了梁冀与梁氏一族。除去梁冀之后，宦官典掌禁军，权力更大。

桓帝年间，朝局混乱，大疫屡发，为此桓帝大赦天下，更改年号。元嘉元年（151）春正月，"京师疾疫，使光禄大夫将医药案行。癸酉，大赦天下，改元元嘉"。二月，九江、庐江大疫。延熹四年（161）正月，大疫。羌人在陇西爆发起义后，延熹五年（162），朝廷派皇甫规领兵讨伐，因道路隔绝，军中大疫，死者十

---

1 ［南北朝］范晔：《后汉书·宦者列传》，百衲本景宋绍熙刻本。

之三四。延熹九年（166）冬大寒，"杀鸟兽，害鱼鳖，城傍竹柏之叶有伤枯者"。"天垂异，地吐妖，人厉疫"，人心慌乱，民间谣言四起，各种异象频现。

延熹年间持续大疫导致朝廷财政困难，不得不削减官员俸禄，甚至向王侯借贷。延熹四年（161）秋，朝廷减去公卿以下薪俸，向王侯借钱，出卖官位，以解决财政困难。延熹五年（162）八月，朝廷下诏减去虎贲、羽林住寺不任事者一半俸禄，不给冬衣，公卿以下给冬衣之半。

桓灵之间大疫蔓延，从皇帝到贵族乃至一般平民，无不自危。在蔡邕所作的《太傅安乐侯胡公夫人灵表》文中，胡公夫人章氏年十五，出适胡氏，"仰奉慈姑，竭欢致敬，俯诲膝下……前后奉斯礼者三十余载"。贵妇人胡夫人生有五男，其中的两个儿子，"伯仲各未加冠，遭厉气同时夭折"[1]。可知当日，男子早夭乃是司空见惯。

清代历史学家赵翼认为，光武帝非前汉皇室的大宗，而出自小宗，故而后汉"譬如数百年老干之上特发一枝，虽极畅茂，而生气已薄"。东汉频频出现宦官弄权、外戚干政，主要问题在于皇帝年幼及早死，如东汉和帝、安帝、顺帝和灵帝等人都没有活过34岁，只有光武帝、明帝、献帝活过了此限。皇帝早夭，帝位空缺，为皇太后及外戚家族干政提供了契机，宦官自然也不会放弃争夺权力。而东汉皇帝早夭，被忽略的一个因素便是，大疫肆虐。

永康元年（167）十二月，桓帝去世，终年36岁，留下一摊烂

---

1 ［汉］蔡邕著，邓安生编：《蔡邕集编年校注》，石家庄：河北教育出版社，2002年，第134页。

局。桓帝初登基时，韬光养晦，积聚力量，除掉梁冀，也算有为。但此后好色淫乱，昏聩无能，重用宦官，死后成为昏庸的代言人。灵帝登基后，此时外戚有窦武，其长女窦妙被立为皇后。窦武来自士人集团，加之自身又是外戚，故得到广泛拥护，权倾一时。窦武崛起，让皇帝警惕，不得不扶持宦官加以制衡；而窦武也积极策划，准备武力清除宦官。建宁元年（168）五月，利用日全食的机会，窦武请求窦后诛杀宦官，但窦后犹豫再三未曾下手。

到了八月，窦武决定发动政变。窦武对于自己的安排很是满意，他将奏章交到长乐宫，由窦后处理。踌躇满志的窦武自以为能一击必中，于是先行回自己府中休息。未曾想，长乐宫有典中书将奏折送给宦官朱瑀阅读。朱瑀看到自己的名字被列入铲除名单，不由大骂："中官放纵者，自可诛耳。我曹何罪，而当尽见族灭？"[1]

朱瑀不甘坐以待毙，当即联系宦官，歃血为盟，共诛窦武等人。宦官此时执掌禁军，他们控制灵帝与窦后，夺取玉玺，关闭宫门。窦武出逃后，被追兵包围，无奈自杀。所有宗亲、宾客、姻属，全部被诛。"当是时，凶竖得志，士大夫皆丧其气矣。"[2]窦武失败后，外戚集团及士人集团遭到沉重打击，宦官集团更加肆虐。

建宁四年（171），汉灵帝立宋氏为皇后。光和元年（178），宋氏遭到诬陷，被废黜皇后之位，打入冷宫，忧郁而死。宋皇后失宠，其父及兄弟牵连被诛，暴尸街头。此时疫情屡发，卢植上

---

1 ［南北朝］范晔：《后汉书·窦何列传》，百衲本景宋绍熙刻本。

2 ［南北朝］范晔：《后汉书·窦何列传》，百衲本景宋绍熙刻本。

书直言："宋后（宋皇后）家属，并以无辜，委骸横尸，不得收葬，疫疠之来，皆由于此。"

此后又有外戚何进的崛起。何进之妹入宫后得到灵帝宠爱，其性格强悍，在光和三年（180）被立为皇后。何进家族虽家财颇丰，但以屠羊为业，出身低微，不想乃妹得宠之后，何进一路晋升。

此时朝局一片混乱，"今竖宦群居，同恶如市，上命不行，权归近习，昏主之下，难以久居，不赏之功，谗人侧目"，而灵帝却无视天下的苦难，在宫中寻欢作乐。灵帝贪玩，好胡服、胡帐、胡床、胡坐、胡饭、胡箜篌、胡笛、胡舞，京都贵戚皆相效法。他曾于西园弄狗，且于宫中驾四白驴，亲自操辔，驱驰周旋，以为大乐。天下陷于混乱之时，不受约束的皇权却持续无度地汲取社会资源，益发加深民众的苦难。各种问题叠加之下，新的问题不断出现，而持续的疫情则是最大的危机。事实上，灵帝时期，乃是历史上瘟疫最高发的年代，《后汉书》中所载灵帝年间的大疫就有六次，如建宁四年（171）、熹平二年（173）、光和二年（179）、光和五年（182），均为大疫。此外应当还有未曾记录的大疫，如熹平六年（177），蔡邕云："陛下亲政以来，频年灾异。"光和元年（178），蔡邕云："风雨不时，疫疠流行。"

陷入未知恐惧中的人们，将希望寄托在上天解救上，此时张角太平道适时而出，十余年间，徒众数十万，分布在徐、幽、冀、荆、扬、兖（yǎn）、豫等八州。而张梁、张宝也"自称大医"，在各地行医治病，发展教徒，"十余年间，弟子数十万人，周遍天下"。

连年大疫，朝廷昏聩，导致民众无路可走，只能铤而走险，揭竿而起。中平元年（184），黄巾军发动起义。中平二年（185）正月，又发生大疫。裴松之注《三国志》中云，瘟疫"自中原酷乱，至于建安，数十年间生民殆尽。比至小康，皆百死之余耳"。大瘟疫又加重了东汉末年政局的持续混乱，各种政坛乱象此起彼伏，宦官、外戚弄权，黄巾起义，军阀崛起，彼此厮杀争雄，混乱日甚。

面对乱局，灵帝提拔何进为大将军，掌握军权，作为皇室依靠。同时又设置"西园八校尉"，由宦官蹇硕担任上军校尉，八校尉中，其中虎贲中郎将袁绍担任中军校尉，议郎曹操担任典军校尉等。"帝以蹇硕壮健而有武略，特亲任之，以为元帅，督司隶校尉以下，虽大将军亦领属焉。"[1]何进虽为大将军，也处于蹇硕统领之下，宦官与外戚之间必将产生冲突。

何皇后生皇子刘辩，王美人生皇子刘协，灵帝认为刘辩"轻佻无威仪，不可为人主"[2]。中平六年（189），汉灵帝病危，将刘协托孤于蹇硕。四月，灵帝去世，蹇硕暗中调兵，预备除掉何进，扶持刘协，不想消息走漏，何进出逃，此后在何进主持下，刘辩继位。袁绍兄弟又向何进进言，请除掉宦官，选用贤良，整理天下。蹇硕也不甘失败，联络宦官，准备发动。未料何进先行下手，将蹇硕捕杀。

八月，何进在长乐观拜谒何太后，请尽诛宦官，宦官张让、段珪等设伏反击，将何进诛杀。袁绍、袁术不甘失败，联合何进

---

1 ［南北朝］范晔：《后汉书·窦何列传》，百衲本景宋绍熙刻本。

2 ［南北朝］范晔：《后汉书·窦何列传》，百衲本景宋绍熙刻本。

部将，带兵反攻，杀死宦官两千余人。张让、段珪等无力还击，劫持刘协和少帝刘辩逃出宫外，途中又遇到了如狼似虎的董卓。董卓自认为与收养刘协的董太后同族，于是打算另立刘协为帝。待返回京师，控制局势后，在董卓的操作下，废除少帝刘辩，杀何太后，立九岁的刘协为帝，是为汉献帝。

桓灵时期，皇帝荒诞，统治集团内部分裂，外戚、宦官、文官集团彼此争斗，此时又值灾疫频发，社会日益混乱，民众艰难求生，终于引发了黄巾起义。此种混乱局面，正吻合了天人感应之说，让后世将桓灵二帝与桀、纣、幽、厉等昏君并列。

疫病下的三国纷争与魏晋乱局

古希腊戏剧大师索福克勒斯在《俄狄浦斯王》中描绘了瘟疫后的景象："只见一条条生命，像飞鸟，像烈火，奔向西方之神的岸边。这无数的死亡毁了我们城邦，青年男子倒在地上散布瘟疫，没有人哀悼，没有人怜悯；死者的老母和妻子在各处祭坛的台阶上呻吟；祈求天神消除这悲惨的灾难。求生的哀歌是这般响亮，还夹杂着悲惨的哭声。"东汉末年的蔡文姬在《悲愤诗》中描述了瘟疫笼罩下，从城市到乡村随处可见的累累白骨景象："既至家人尽，又复无中外。城郭为山林，庭宇生荆艾。白骨不知谁，从横莫覆盖。出门无人声，豺狼号且吠。"古代东西方的文学作品对于瘟疫的描述是如此的逼真而相似。东汉末年，瘟疫与战火交织，死亡降临洛阳及各地，曾经繁华的城市一片荒凉，幽暗国度中充满了悲叹与哀哭，恐惧笼罩，绝望弥漫。

中平六年（189），汉灵帝死，边臣董卓带兵入朝，废少帝，立献帝。以董卓为首的凉州集团另立新君，由此与以袁绍为首的关东集团产生矛盾。初平元年（190）正月，关东群雄推举勃海太守袁绍为盟主，起兵讨伐董卓。三月，"董卓杀太傅袁隗、太仆袁基，夷其族"[1]。袁隗乃袁绍叔父，其族被诛，使袁绍得到天下同情，"是时豪杰既多附绍，且感其家祸，人思为报，州郡蜂起，莫不以袁氏为名"。袁绍家族四世三公，引会英雄，兴师百万，饮马孟津，歃血漳河。此后群雄并起，曹操、吕布、孙坚、公孙瓒、刘表等，纷纷走上历史舞台，各自争雄。

在当时，作为帝国的中心，洛阳城总是不断暴发着疫病，人口不断下降，而帝国广阔的农村，无数寻觅生计的农民又会很快填补洛阳人口的空缺，维持城市的人口规模。太平时日，洛阳城的生活自然胜过农村，但一旦大疫降临，瘟疫通过空气、水源、鼠虫等媒介快速传播，聚集大量人口的洛阳则劣势尽显，如果遇到战争、天灾等突发状况，如洛阳这样的大都市，粮食输入一旦被切断，则整个城市将陷于饥馑和恶性循环之中。

麦克尼尔在《瘟疫与人》一书中，将导致人类疾病的细菌与导致人类战争的军队并列，分别称为微型寄生物与巨型寄生物，而微型寄生物瘟疫，经常伴随巨型寄生物军队的行动。麦克尼尔

---

1 ［南北朝］范晔：《后汉书·孝献帝纪》，百衲本景宋绍熙刻本。

认为，微型寄生物与宿主之间会形成一种稳定的平衡关系，这种感染会消耗掉宿主的一定体能，却无碍于宿主正常机能的发挥。当人类文明发展，城市、农村形成后，就有了国王、军队这样的巨型寄生物，民众饱受压榨，供养这些巨型寄生物，此种压榨也存在一定的平衡，不能过度。"秦汉以来在中国出现的是一个统一的中央集权的专制国家，它只有获得全国范围的租赋徭役，才能维持足以统治全国的官僚机构和军队，进行各种活动。"[1]秦汉所建立的国家，乃是一个巨型寄生物，需要保持平衡，才能维系。东汉末年至魏晋时期，作为巨型寄生物的国家机器发生畸变，引发政局动荡，为了征战，盘剥民间，打破了平衡。而作为微型寄生物的各类细菌病虫，于此乱世之中，也疯狂肆虐，吞噬生灵。

为避关东兵锋，董卓迁都长安，火焚洛阳。董卓下令，尽徙洛阳人口数百万于长安，出动步骑驱逐民众迁徙，饥饿劫掠，积尸盈路，二百里内无复孑遗。初平三年（192）四月，司徒王允与吕布联合，杀董卓于长安。事后王允没有安抚董卓部将，反而加以株连。董卓部将李傕等联合举兵，攻陷长安，杀掉王允，击败吕布。长安一片混乱，尸体如山，公卿百官及长安人民死者万余人，"是时谷一斛五十万，豆麦一斛二十万，人相食啖，白骨委积"[2]。

李傕将献帝扣押，作为筹码，一度将他关押在北坞之中。因时常缺粮，献帝向李傕索要五斗米、五具牛骨充饥，却被拒绝。

---

1 田余庆：《秦汉魏晋史探微》，北京：中华书局，2011 年，第 95 页。

2 [南北朝] 范晔：《后汉书·孝献帝纪》，百衲本景宋绍熙刻本。

之后李傕给了些臭牛骨，献帝虽然恼怒，却无可奈何。兴平二年（195），献帝择机逃脱李傕控制，逃到安邑。

建安元年（196）正月，献帝大赦天下，改元建安。七月，献帝返回洛阳。在长期战乱与瘟疫之后，洛阳宫室尽毁，满目疮痍，可此时献帝并无实权，只是名义上的皇帝。"是时蝗虫大起，岁旱无谷，后宫食枣菜。诸将不能相率，上下乱，粮食尽。"[1]蝗灾大起，各地粮食匮乏，与饥荒相伴随的乃是大疫。

回到洛阳的献帝毫无安全感，他彷徨无助，急切需要实力人物的支持。此时群雄割据，袁绍控制冀、青、并三州，曹操控制兖、豫二州，公孙瓒控制幽州，陶谦控制徐州，袁术控制扬州，刘表控制荆州，刘焉控制益州，孙策控制江东，韩遂、马腾控制凉州，公孙度控制辽东，至于刘备，则尚无地盘，正四处奔走，寻觅机会。袁绍出身名门望族，"四世居三公位"，又是最早起兵反董卓的，在各股势力中威望最高、实力最强、名气最大。但袁绍最初反对立献帝，为此与董卓闹翻，起兵讨伐。他曾一度策划，准备另立刘虞为帝，只是被刘虞拒绝。

兴平二年（195），献帝出逃，准备东下洛阳。曾有谋士劝袁绍西迎大驾，拥戴献帝，挟天子以令诸侯，但袁绍并未听取。至于袁术，他对献帝也是毫无兴趣，正忙着自己称帝，向大臣们表达自己的雄心："今刘氏微弱，海内鼎沸。吾家四世公辅，百姓所归，欲应天顺民，于诸君意如何？"[2]至建安二年（197），袁术终于

1　[晋]袁宏：《后汉纪·孝献皇帝纪》，《四部丛刊初编》本。

2　[晋]陈寿：《三国志·魏书·袁术传》，百衲本景宋绍熙刊本。

在寿春称帝，设公卿百官。

益州刘焉，乃是汉宗室，也是野心勃勃，想要登基称帝。兴平元年（194），刘焉痈疽发背而卒，此后由其子刘璋继任，此人只求保境安民，别无他念。荆州刘表也是宗室之后，控制荆州八郡，实力强劲，奈何也只求自保，割据一方。徐州陶谦倒对献帝很是忠心，但实力有限。辽东公孙度实力强劲，在辽东郊祀天地，籍田治兵，俨然一方土皇帝。幽州公孙瓒，骁勇善战，与袁绍争夺激烈，扩张地盘，哪有心思勤王。西凉韩遂、马腾，割据一方，彼此互保，远离京洛。江东孙坚，曾在洛阳得到汉传国玉玺，占据一方，也是伺机而动。

环顾天下，群雄割据，大多数势力野心勃勃，更有问鼎之志，将献帝当作烫手山芋，不愿接受。此时只有曹操敏锐地察觉到了献帝的重要性。建安元年（196）七月，献帝返回洛阳，宫室倾废，百官无处可居，蝗灾之后，城中粮食匮乏。这样的环境下，疫情高发，朝不保夕，献帝内心是不安的，他期待着能有一处安全得到保障之地，此时只有曹操前来迎驾。

曹操在《蒿里行》中描绘了袁绍起兵，洛阳残破，天下动荡的局面："白骨露于野，千里无鸡鸣。生民百遗一，念之断人肠。"他胸怀豪霸之气，期待一统天下，稳定局面，而献帝则是一张绝佳的政治牌。得知献帝返回洛阳之后，曹操当即决定，迎献帝前往许昌。曹操以洛阳残破为由，将献帝请至许昌，建造宫室殿宇、宗庙社稷。曹操被任命为大将军，封武平侯，此后挟天子以令诸侯，占据了正统。

利用天子的名义，曹操东征西讨，扩张势力。建安二年（197），曹操出兵攻打张绣。张绣谋士贾诩劝他投降曹操："夫曹公奉天子以令天下，其宜从一也。"张绣乃举众投降。[1]曹操回师后，入朝觐见献帝。献帝有所不满，抱怨道："君若能相辅，则厚；不尔，幸垂恩相舍。"[2]曹操闻言大惊，汗流浃背。献帝不是昏庸之辈，反而相当聪明睿智，对曹操利用、控制自己，心知肚明。而曹操对这少年天子也只能加以严控，所有禁卫都是曹操党旧姻亲。

建安三年（198）九月，曹操决定先消灭盘踞徐州的吕布。他命军士将下邳城围住，昼夜猛攻，又掘附近的沂、泗二水淹灌下邳。此时被围困的吕布军中，各类疫病流行，导致军心涣散。十二月，吕布投降曹操，随后被绑缚送去面见曹操。曹操此时正有招纳吕布之意，不想主簿王必大力反对，认为吕布狼子野心，断不可留。由于王必大力坚持，曹操最终下令缢杀吕布。

建安十年（205），暴发大疫。张仲景曾记录，其家族在南阳郡，族中有二百余人。自建安纪年以来，不过十年，死于疫病者三分有二，死者之中，感染伤寒者十居其七。自曹操挟持汉献帝，定都许昌（196），至西晋灭吴（280），八十多年间，有记录的疫情十六次，主要发生在曹魏、东吴，蜀国没有明确记录。在东汉三国的大混乱之中，一则时人无心记录，二则所记录的文献流失，实际发生的疫情数字远远超过历史所记录下来的。

建安十三年（208）的赤壁大战，因为曹操军中发生疫病而结束，曹军北还，三国鼎立。三国纷争之中，各国境内陆续发生大

---

1 此后张绣复叛，杀死曹操长子曹昂、侄曹安民与大将典韦。
2 ［南北朝］范晔：《后汉书·皇后纪》卷十下，百衲本景宋绍熙刻本。

疫。大疫的发生，除了伴随天灾之外，更与频发的战争，士兵的聚集，尸体的散乱相关。三国争雄之中，疫病给予魏、蜀、吴三国沉重打击，导致人口大量减少，直接影响了战争的进程。三国割据及此后的南北分立，其中的重要因素就是疾疫与战争彼此影响，进而又影响了政治，导致割据局面的出现。

　　建安二十二年（217）的瘟疫在官方正史中，只有简单的"大疫起"三字，但疫情影响深远，死伤无数。东汉永和五年（140），全国总人口为五千零六十一万。东汉永寿二年（156），全国总计"户千六百七万九千六，口五千六万六千八百五十六人"。在大瘟疫蔓延之前，东汉人口一直稳定在五千余万。经过大瘟疫的蔓延与多年战乱之后，全国人口锐减。

　　曹魏时期，大疫频发，同样导致人口剧减。据杜恕称："今大魏奄有十州之地，而承丧乱之弊，计其户口，不如往昔一州之民。"又据《续后汉书》引《帝王世纪》所载，曹魏景元四年（263），蜀国降魏时，送上户口册，魏蜀统计"民户九十四万三千四百二十三，口五百三十七万二千八百九十一人"。吴国投降时，总计男女人口二百三十万人。据此统计，三国末期总人口不过七百六十余万。此一统计数据存在问题，即未曾统计纳入世家豪族荫附户口，不曾列入郡县编户屯田生产者，不属州县管辖的兵家、吏家等，据此，学者王育民认为，三国末期的人口约为三千七百九十八万余人。[1] 此一数据又过高估计了人口，此

---

1 王育民：《三国人口探索》，载《史学论衡》，上海：上海三联书店，2004年，第43页。

时的人口当在三千万左右，从东汉高峰时五千六百余万降至三千余万，也是中国历史上罕见的人口消耗。

魏文帝曹丕登基之时，面临的局面相当险恶，"人众之损，万有一存"。面对整个国家的衰败，曹丕无奈长叹，更有时光飞逝的急迫感。据历史文献记录显示，入魏之后，瘟疫频频暴发的地区乃是京师洛阳。大疫屡屡降临洛阳，原因颇多。一则，洛阳乃是繁华之所，人口密集，一旦发生疫情，会大规模传染开来。二则，洛阳乃是天下各处总汇，流动性强，频繁流动也带来了疫情的传播扩散。三则，洛阳乃天下必争之地，战乱频仍，战后尸体狼藉，导致疫病高发。此外，长江流域人口虽然相对较少，但水网密布，夏季酷热，也是疫病高发区。而在中国古代，城市卫生一直是个大问题，肮脏混乱的环境，带来了疫病后的高死亡率。

魏文帝黄初四年（223）三月，是月大疫。魏明帝青龙二年（234）夏四月，大疫。此年大疫，从夏季持续到了冬季。到了青龙三年（235）正月，京都又暴发大疫。此两年的大疫，史书中只是简单记录，并未记录其危害。不过《三国志》则记录了一段比较奇特的事件，也可见大疫的影响。青龙三年（235）中，有寿春农民妻，自称天神下凡，命为登女，当护卫帝室，躔邪纳福。此女以符水之类为人治病，"饮人以水，及以洗疮，或多愈者"。大疫之中，帝王也惊恐，魏明帝曹叡下诏称扬，甚见优宠。至魏明帝曹叡染疾，饮此女的符水无效，于是加以诛杀。

正始十年（249），又暴发大疫，名士王弼"其秋遇疠疾亡，时年二十四"。入晋之后，瘟疫持续暴发。如晋武帝咸宁元年（275）十二月，是月大疫，洛阳死者大半。此年瘟疫蔓延，人心惊恐。咸宁二年（276）春正月，晋武帝司马炎以大疫之故，停止朝会，以避免瘟疫的传播，可见此次瘟疫的酷烈。在大疫之下，晋武帝司马炎也被感染。康复之后，群臣过来祝寿，经历了生死之变的司马炎特别感触，特意下诏："每念顷遇疫气死亡，为之怆然。岂以一身之休息，忘百姓之艰邪？"[1]为此特意谢绝上礼者，司马炎此时不想接触人，何尝不是疫情之后的心理恐慌？

晋武帝年间，持续发生瘟疫，对民间破坏极大。《晋书·庾衮传》中记录了庾衮对兄弟的友爱，也可管窥瘟疫持续日久，死伤惨烈。咸宁年间，暴发大疫，庾衮有两个兄长在疫情中死去，二兄庾毗感染疫病，此时疫情方炽，父母与诸兄弟准备前往外地躲避。庾衮独留不去，留下照顾二兄，如此十余年。至瘟疫停息之后，家人返回，庾毗病已康复，庾衮亦无恙。

两晋时期，疫情高发，有据可考的就有四十四次大疫。此期间大疫暴发的频率更高，危害更剧烈，蔓延面更广。如晋武帝泰始十年（274），北方大疫，南方也被波及。咸宁元年（275）十二月，大疫，洛阳死者大半。惠帝元康二年（292）冬十一月，大疫。元康六年（296）十一月，关中饥，大疫。元康七年（297）秋七月，雍、梁州疫。大疫又伴随着大灾，元康七年（297）秋，雍州、秦州大旱，瘟疫横行，米斛万钱。晋怀帝永嘉元年（307），关中饥荒，百姓相食，加以疾疠横行，盗贼四起。永嘉四年（310）十一月，襄阳大疫，死者三千余人。永嘉六年（312），西晋大疫，此时石勒领兵，将寇建邺，被疫病影响，军中死者大半，

---

1 [唐] 房玄龄:《晋书·帝纪第三》，清乾隆武英殿刻本。

遂使东晋得以保存半壁江山。持续的疫情带来了社会的动荡，最终出现了永嘉之乱。

古希腊医学家希波克拉底曾寻求对疾病的自然解释，治愈的目标是恢复身体的平衡与和谐。他认为，人的身体由气、土、水、火四种元素组成，每种元素都有自己的特质，即冷、热、干、湿。"当一种元素离开其他元素而孤立时，不仅仅是它原来的地方要闹病，就是它所停留的地方也要闹病；因为过多了，就造成痛苦和疾病。"可无论希波克拉底医学在照料个体病人上取得多大的成功，当一个城市遭到重大瘟疫袭击时，他的最佳建议就是，赶快逃离，尽可能地逃离，直到瘟疫结束。[1]

永嘉年间，丧乱弥甚。雍州以东，人多饥乏，更相鬻卖。幽、并、司、冀、秦、雍六州，发生大蝗灾，草木及牛马毛皆尽。饥荒、蝗灾又伴随着大疾疫与战乱，百姓多为寇贼所杀，流尸满河，白骨蔽野。内乱之外，又有外忧，刘曜领兵不断进逼，朝廷恐慌，预备迁都。瘟疫、战乱、饥荒并发，死亡随时降临。面对于此，人们的唯一选择就是逃亡。朝廷之中，百官逃亡者十有八九，民间也是纷纷奔逃。无数逃亡的民众，又扩散了疫情，加速了王朝的崩溃。

永嘉之乱，开启了中国历史上第一次人口大规模南迁。迁往长江流域的北方移民在长途跋涉之后，身体虚弱，水土不服，容易诱发疟疾、伤寒等疾病。且到了南方之后，大量人口聚集，又

---

1 [美]洛伊斯·N. 玛格纳：《传染病的文化史》，上海：上海人民出版社，2019年，第 7 页。

缺乏卫生观念，也导致疫病多发。自东晋永嘉之乱起，南方疫病流行的记载增多，并超过北方。尤其是气候湿润，土地肥沃，水网密布，交通便利，人口最为集中的江、浙二省，更是疫病流行的高发地带。[1] 两晋疫病的暴发多与天灾、饥荒、战乱相连，每每战争、天灾之后，便会暴发饥荒与疫病，如咸和五年（330），"旱且饥疫"。此一时期，大规模的战事不断，几乎每次战事都会引发疫病。

晋室南渡之后，南北征战不休，各场战事多被疾疫所困，影响战局走向。如东晋元帝大兴三年（320），前赵镇守洛阳的军队内暴发了严重疫情，军队退屯渑池，洛阳失守。永昌元年（322），南北均有疫情，石勒后赵境内发生疫情，东晋也暴发大疫，死者十之二三。太宁元年（323），驻守青州的晋征东将军曹嶷军中发生疫情。太宁三年（325），兵凶岁饥，死疫过半。咸和五年（330）夏，暴发大疫。咸康元年（335）夏，后赵石虎大军围攻东晋襄阳，因疫病而退兵。永和六年（350）、七年（351）、九年（353），连续发生大疫。太和四年（369），暴发大疫，死者甚众。太元三年（378）、四年（379）、五年（380），东晋连发大疫，其中太元五年（380）的大疫，尤为惨烈。义熙元年（405）十月，大疫。义熙四年（408）秋，刘敬宣伐蜀大军在黄虎（今四川射洪市界），军中多疾疫，死者大半。东晋元熙二年（420），刘裕废晋恭帝自立，建国宋，东晋灭亡。

---

1 张志斌：《古代疫病流行的诸种因素初探》，《中华医史杂志》1990 年第 1 期。

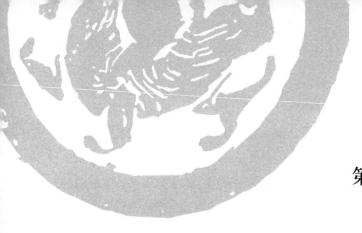

第二章

防疫：古人如何应对瘟疫

当大疫发生之后，中国古代的统治者们表现得彷徨失措。虽然对疫情有所了解，也知道需要加以管控，可对疫病的控制在当日社会有太多的阻滞。当疫情发生后，西汉统治者极少采取措施应对，东汉统治者只是简单地赐给死者棺木。皇室对大疫的处理极为消极，但皇室对每年驱逐疫病的大傩之礼却是极为投入。两汉时，大傩礼每年都在宫廷中上演，以为皇室祈福辟邪。入汉之后，巫医分流，医术得到了发展，产生了华佗、张仲景这样的名医。同时也产生了系列压胜之术，如采取仪式、器物、咒语等镇压邪煞，驱鬼除恶。通过不断地观察，人们发现了各类具有辟疫效果的香料，并在民间与皇室得到普遍使用。

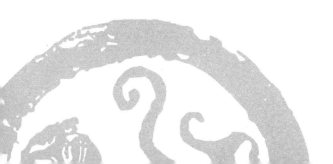

官方的彷徨与无措

"堂堂王室寄空名，天下无时不战争"，春秋战国时期，各国为了在争霸中胜出，多采取强国之策，吸纳各方人口。城市发挥了虹吸效应，使城市的规模越来越大，以为天下争霸战提供所需的人力与各类物资。可一旦发生疫病，对忙于征战的统治者来说，是极为可怖的，故而需要采取措施，加以防控。

《左传·哀公元年》记载，子西赞美吴王阖闾说："在国，天有灾疠，亲巡其孤寡，而共其乏困。"当疫病发生之后，阖闾能够视察民间，予百姓以帮助，故而能赢得民心，进行争雄。《管子·度地篇》中将灾害分为五种，认为要治理国家，必先除其五害。五害为水、旱、风雾雹霜、厉、虫。厉，也就是瘟疫，乃是执政者必须要处理的国家大事。

入汉之后，每当各类天灾发生后，皇帝要颁布罪己诏。西汉文帝前元二年（前178）十一月发生日食，汉文帝下诏自谴："天下治乱，在朕一人，唯二三执政，犹吾股肱也。"此后，但凡发生天灾，西汉皇帝必要下诏自谴。到了东汉，发生天灾之后，皇帝也屡屡下诏自谴。如汉章帝建初元年（76）三月，山阳、东平地震，皇帝下诏自谴："朕既不明，涉道日寡；又选举乖实，俗吏伤人，官职耗乱，刑罚不中，可不忧与！"建初五年（80）春二月，发生旱灾，又下诏自谴："朕之不德，上累三光，震栗切切，痛心疾首。"[1]

除了下诏自谴之外，皇帝还要举行一系列仪式，以示承担责任。发生日食、星孛之后，皇帝要"避正殿"，也就是换地方居住。如桓帝建和二年（148）冬十月，承福殿发生火灾，皇帝避正殿。大灾之后，皇帝还要穿缟冠，着素衣、白裳，用白车、白马，并辍朝五日，不处理政事，以示反省改过。各类灾害发生后，皇帝常更改年号，既表示百度维新，也期待消弭灾害，未来一切吉祥。如汉章帝建初八年（83），京师及郡国发生螟灾，下诏改来年为元和元年。顺帝阳嘉四年（135）十二月，京师地震，改元永和，大赦天下。桓帝年间，灾难频发，多次改元，年号有建和、和平、元嘉、永兴、永寿、延熹、永康，其中寄托的都是太平之意。

自然灾害，如地震、干旱、水灾等，直接而迅猛地冲击民间，对于此类天灾，官方必须做出应对，以拯救民众。此外皇帝还要推行系列弭灾举措，如赈济、赈贷、蠲免赋税、减轻徭役、掩骼埋胔、录囚、缓刑、大赦天下、放宫女出宫等，向上天表示自己正努力补过，向下民表示自己在推行仁政。

但瘟疫不同，它无声无息，悄然而来，杀人于无形，人人惊恐却又无可奈何。瘟疫与自然灾害的不同之处在于，它会此起彼伏，不断蔓延。虽然人们对疫病已有了一定的认知，可随着交往的频繁，社会的复杂，天象的无常，疫情不断出现，防不胜防，且无从应对。面对地震、干旱、水灾等灾害，官方尚能在事后通

---

1 ［南北朝］范晔：《后汉书·肃宗孝章帝纪》卷三，百衲本景宋绍熙刻本。

过各种措施加以应对，可面对瘟疫，却是束手无策。

西汉元帝初元元年（前48），是岁关东地区大水，各郡国发生饥荒，饥荒之中，疫情蔓延。六月，"柔仁好儒"的元帝象征性地表示，因民间发生疾疫，下令宫内削减御膳开支，减少乐府人员，以解国库困乏。面对疫情，元帝的应对是无力的，削减些许伙食开支，无益于宫门之外期待着得到帮助的天下苦难者。

西汉平帝元始二年（2）夏，郡国大旱，又伴随着蝗灾，百姓无力抗灾，只能四处逃亡，导致大疫暴发。年方十岁的平帝刘衎（kàn）下诏："民疾疫者，舍空邸第，为置医药。"[1] 也就是将部分宅邸腾空出来，作为隔离场所，同时发放医药，这是控制疫情的有效措施。此外，为了及时处理尸体，防止尸体传播疫病，凡一家有死者六人以上，赐钱五千；死者四人以上，给钱三千；死者二人以上，给钱二千。由相关的记载可知，此次疫情弥漫之甚，危害剧烈，皇帝不得不采取措施加以管控，并赐给安葬费。

平帝在此次大疫中推行的防控措施，主要在人口密集的重要城市，对于广大的乡村地区却难以推行。乡村地区发生疫病，人们除了逃亡之外，就是自生自灭，在史书中也不会留存什么记录。值得注意的是，平帝刘衎乃是王莽所立傀儡，此次疫情的应对，完全是王莽的手笔，也算有所为了。难怪《剑桥中国秦汉史》认为："王莽不是班固所述的那个无能、狡猾、伪善和妄自尊大的蠢人，这些都是老一套的和不公正的指责。从积极的一面衡量，王

---

1 [汉] 班固：《汉书》卷十二，清乾隆武英殿刻本。

莽是机智而能干的。"[1]

面对疫情，西汉皇帝们的反应基本上是消极的。每次疫情发生后，死者无数，民众惊恐忧惧，遍地饿莩，却不见有皇帝应对疫情、疏解民困的记录。此时哪怕皇帝表个态，稍微表示下，或派遣宦官象征性地慰问送药，都会让文官们感动不已，也会在历史中记下皇帝的仁政。但很遗憾，在《汉书》记录的各类疫情中，西汉皇帝主动出面采取措施应对疫情的，也就平帝元始二年间这一例。

总体而言，西汉年间政局相对稳定，虽有灾疫冲击，但尚不足以对社稷造成大的威胁，疫情也未严重到诱发大规模的民间起义，摇动江山。而最让皇帝忧虑的，则是疫情会直接影响到自身，故而疫情暴发后，皇朝的应对相对消极，皇帝们深处宫中，保持隔绝，以求安全。

在当代考古挖掘出土的汉简医书中，可以看出，对于疫病，西汉已总结出了一些诊治方法，对各类疫病有一定了解，对其成因的解释，既有"鬼神致病"之说，也有寒暑致疾的客观内容，其诊治方法则介于医巫之间。而对当时人而言，这些诊治方法是否有效，还要验证；要全面普及，也需要时间与金钱。要有效应对疫病，更需要帝王有直面疫病的决心，可哪个帝王肯为了普通人直面生死？

东汉年间，经过多年承平发展，疆域大为开拓，财富大量积

---

1 [英] 崔瑞德，鲁惟一编：《剑桥中国秦汉史》，北京：中国社会科学出版社，2006年，第220页。

累，人口大为增加，可社会日益复杂，其中面临的问题也更多。安帝、桓帝、灵帝之际，随着大疫的频发与疫情的剧烈，隐隐有动摇社稷之势。面对疫情，皇帝们不得不重视起来，纷纷遣使巡视。如安帝、桓帝年间，大疫暴发后，皇帝派遣官员、宦官送医药至疫区，探望民众，同时更改年号，祈求太平。安帝元初年间，会稽发生疫情后，特意赐给死者棺木，帮助民众下葬，以减少疫情的传播。

东汉时期，大疫之后，一些地方官员也能采取积极措施应对疫情。据史书记载，会稽郡不时暴发疫情。建武十四年（38），恰逢会稽大疫，死者万数。地方官锺离意亲自部署，至疫区巡视，给民众发放医药，所救活者颇多。延熹年间，度尚担任文安（属渤海郡，治所在今河北文安县东北）县令，此地暴发疾疫，一时谷贵人饥。度尚主动开仓放粮，营救病患，百姓得到及时救助。

东汉和帝永元四年（92），曹褒迁射声校尉。上任之后，曹褒发现有百余所营房内停放着大量棺材没有下葬。棺材长期停放不下葬，既不符合礼制，也容易滋生疫病。曹褒亲自过问此事，询问属下缘故。属下道："此等棺材，多是建武以来留存下来的，因为没有后人，故不得埋掩。"曹褒闻之怆然，乃买了空地，将所有棺木下葬，又设祠祭祀。曹褒也是一名能吏，他担任城门校尉、将作大匠时，有疾疫流行，曹褒巡行疫区，为感染者置办医药，推行施粥，民众多蒙济活。

在两汉时，阳关向北至玉门关一线有长城相连，每隔数十里有烽燧墩台。每个烽燧设有燧长、属吏及燧卒，小燧不少于四人，大燧多至十五人，一般十人左右。每燧的人数不多，如此也能避免疫病的大规模流传。边塞条件艰苦，戍边将士既要忙碌于各类杂务，又要应对各类战事，疾疫多发，诸如伤寒病、心腹病、头痛等疾病多见于出土的各类汉简之中。为应对疫病，边塞各烽燧中配有常备药材，如姜、桂、蜀椒、乌喙、细辛、大黄、茯苓、当归、半夏、黄芩、桔梗等。此外，不时有官医巡视，及时发现、诊治疫病，如《居延汉简》载："……六日行部视病者正月旦到十。"[1]一旦发现士卒感染传染性疫病，则要迅速隔离，同时加以上报。

戍边将士中的疫情应对具有特殊性，其一，戍边将士分布在漫长的万里边塞，每个烽燧聚集人群较少，并不是大规模人口聚集的城市，故而容易加以控制。其二，戍边将士具有高度的军事服从性，故而能有效推行防控措施，而在广阔的帝国疆域内，在数千万散布、流动的人口中，根本无法加以推行。其三，戍边将士关系到边疆稳定，朝廷加以重视，以国家财力提供各类医疗资源。

每至大规模用兵之时，士兵大量会集，疫情也是频频暴发。在大规模用兵时，如何应对疫情，也考验着领军将领的应对能力。如东汉桓帝延熹年间，皇甫规领兵攻打陇右先零羌，士兵出征，水土不服，军中暴发大疫，死者十之三四。皇甫规出身将门世家，久经战阵，经验丰富，立刻采取措施，将感染疫情者安置在临时搭建的庵庐中，与健康士兵分隔开，同时根据疫情情况，施放药品，进行救治。隔离加救治，在后世乃是最常见的疫情防控手段。

到了献帝刘协时期，全国各地大疫频起，但献帝处于曹操控

---

1 马怡、张荣强主编：《居延新简释校》，天津：天津古籍出版社，2013年，第76页。

制之中，并无实权，也无法以天子的身份遣使巡视各方，遣医送药。建安十六年（211）时，关中诸将乱，马腾、韩遂与曹操在潼关大战，民众纷纷逃遁。隐士焦先流落于大阳县（今山西平陆），得以注籍给廪。后有大疫，"人多死者，县常使（焦先）埋藏，童儿竖子皆轻易之"。可知此次疫情暴发后，地方官员请专人收集尸体，以免扩散疫病。

　　建安二十三年（218），因为去年冬天疫病严重，民间多有死伤，曹操很是忧虑。当时曹操正在用兵征战，必须稳固后方，于是他亲自主持疫情救助工作，令人赡养孤寡老幼，穷苦之家随口给贷，帮助他们渡过难关。疫情之后，百业萧条，民间凋敝，富者不能自保，贫者无以生存。天下枯竭，朝廷也无法过度吸血，不得不采取措施，减少赋税，与民休养。如元康二年（前64），疫灾发生后，朝廷令各郡国受灾严重者，此年不要再出租赋。顺帝永建元年（126）十月下诏："以疫疠水潦，令人半输今年田租；伤害什四以上，勿收责；不满者，以实除之。"[1]

　　入晋之后，大疫频起，惨烈不让东汉。如晋武帝咸宁元年（275）十二月，"是月大疫，洛阳死者大半"[2]。晋惠帝永安元年（304），南土频岁饥疫，死者十万计。永嘉三年（309）至永嘉六年（312），雍州、并州、司州、冀州、秦州、幽州等地，大疫伴随着大灾，饥荒遍地，百官逃亡。面对疫情，皇室无动于衷，并未采取有效应对措施，如晋愍帝建兴年间，饥疫并发，皇室并未

---

1 [南北朝] 范晔：《后汉书》卷六，百衲本景宋绍熙刻本。

2 [宋] 郑樵：《通志》卷十上，清《文渊阁四库全书》本。

采取任何措施，反而在后宫大肆赏赐，动辄万千。朕就是昏君，天下若奈何？

两汉至魏晋，录于史书中的大疫颇多。让后人惊讶的是，史书对于大疫的记录极为简单，多为"大疫起"三字，抑或是一些对于死伤惨况的简单描述。对疫情暴发的原因、疫情的冲击、疫病的症状等，均缺乏详细记录。在疫情暴发后，中央政府层面，多数情况下是消极应付，所记录的应对措施也是乏善可陈。倒是散见于历史文献中的一些地方层面的官员应对相对积极有效。

由此也可以推测，当大疫暴发之后，帝王们也是极为恐惧的。他们首先考虑的是如何保证自己的安全，而将自身隔离开来，成为真正的孤家寡人，无疑是最安全的应对之策。是故疫情暴发之后，皇帝首先考虑的是自身的安全，而不是如何救济民间疫病，控制疫情。如《晋书》载："永和末，多疾疫。旧制朝臣家有时疾，染易三人以上者，身虽无病，百日不得入宫。"再者，当日对疫病缺乏了解，如何应对疫情，根本就是盲人摸象。当日的动员能力、应对能力，也无法做到及时、高效地处理疫情。以皇帝为首的中央政权，所能指望的只有祭祀与祈祷等礼仪，举行此种礼仪的主要目标也是为了皇室的安全，这种礼仪，就是大傩之礼。

皇家驱疫：大傩之礼

张衡在《东京赋》中，用华丽的文笔描述了大傩礼时的盛况："尔乃卒岁大傩，殴除群厉。方相秉钺，巫觋操茢，侲子万童，丹首玄制。桃弧棘矢，所发无臬。飞砾雨散，刚瘅必毙。煌火驰而星流，逐赤疫于四裔。"

在上古时代，人们戴上恐怖的面具，跳起舞蹈，挥舞着武器，在大声吼叫之中驱逐疫鬼，这种仪式称为"傩"。傩，源于狩猎活动，人们将狩猎中的猎杀之举，发展引申为驱逐疫鬼之举。

"占梦"被视为傩礼的源流之一。对于噩梦，古人醒来之后惊悚忧虑，以为是未来将发生不吉的征兆，由此产生占卜活动。依据占卜的吉凶，进行相应安抚与禳除的仪式。[1] 周有掌梦一职，掌占六梦之吉凶。每年年终，掌梦要举行仪式，献上吉梦，驱逐噩梦。在古人看来，噩梦中发生的一切，落到现实中，便是邪鬼作祟，导致疫疬。他们认为，鬼魂之类产生了灾难，是需要加以铲除的对象。故在掌梦举行仪式驱走噩梦后，"遂令始难驱疫"，由此进入了大傩仪式。

周代傩礼由占梦、男巫和方相氏共同实施。因为厉鬼可怕，故而要以狂夫治恶，此仪式须挑选四名长相凶猛的男子，称"方

---

1 章军华：《傩礼乐歌研究》，上海：上海大学出版社，2016年，第19页。

相氏"。他们身着玄衣朱裳，头戴用黄金点缀出四目的熊皮面具，执戈扬盾，模拟刺杀疫鬼的场景，进行驱疫。之所以是四目，因为面具戴上之后，要遮住人的二目，再加上熊的二目，便为四目。傩礼之上，"方相秉钺，巫觋操苅"，方相持武器，男巫则负责用扫帚（苅）将方相氏搜出来的疫鬼送走，送得越远越好。

至于为何称方相，《周礼·夏官》郑玄注云："方相，犹言放想，可畏怖之貌。"[1] 至于为何选择熊，一则因为熊凶猛，在上古时被先民们所畏惧，此举意在希望熊能克制疫病；二则熊冬眠，被先民视为能死而复生，具有复活的神力。一说则以为，周人崇拜熊，以熊为图腾。熊从能，贤能而强壮者称能杰也，如太皞（伏羲）最初号"黄熊氏"，黄帝则称"有熊氏"。

在巴比伦文明中，曾将瘟疫视为"神的谴责"，上古时先民认为疫病是怪兽与邪鬼在作祟。《山海经》云："太山，……有兽焉，其状如牛而白首，一目而蛇尾，其名曰蜚。行水则竭，行草则死，见（现）则天下大疫。""乐马之山，有兽焉，其状如汇，赤如丹火，其名曰狫，见（现）则其国大疫。"[2]

面对高高在上的神明，人类自然要虔诚恭敬；面对散播疫情的邪鬼妖兽，则是要大力鞭挞。上古傩礼之中，人类向疫病展示自己的勇武凶猛，主动发起攻击，而不是畏惧、屈服、求饶。这表明上古时期，人们对于疫病并不是简单地畏惧。力大无穷、面目狰狞的方相氏以熊的模样出现，表现了人比疫鬼更强的勇气与

---

1 ［汉］郑玄：《周礼注疏》，清嘉庆二十年南昌府学重刊《宋本十三经注疏》本。

2 ［晋］郭璞：《山海经·中山经》，《四部丛刊》景明成化本。

决心。

周代傩礼分春、秋、冬三个时节举行。因为此时阴阳交替，寒暑风雨等气候变化较大，容易滋生疫病。天子于宫廷举行秋傩之礼，诸侯国于都城举行春傩之礼，冬傩之礼则将天子、诸侯、乡人等都囊括进来。《吕氏春秋》中也记录了天子、诸侯国、有司三个层次的傩礼。"国人傩，九门磔禳，以毕春气"，这是春傩。"天子乃傩，御佐疾，以通秋气"，这是秋傩。"命有司大傩，旁磔，出土牛，以送寒气"[1]，这是冬傩。冬腊月举行的傩仪，称为"大傩"，是最重大的傩仪。冬傩之所以用土牛，是因十二肖属对应十二个月，十二月丑为牛，"十二月北风吹，老牛把棚归"；而土克水，水为阴，牛又可牵，寓意送走。故冬傩作土牛，象征送走寒气。

在三个不同时令，由天子、诸侯、有司分别主持不同的傩礼，体现了阴阳交替及自然秩序的变化。当然，在此时举行驱除疫鬼之礼，也表达了古人除旧迎新、图个吉祥的良好愿望。

西汉时，大傩礼得到了发展。原本春、秋、冬三次分别举行的傩礼，改为只在每年正岁十二月举办冬傩礼以驱疫鬼。之所以放在冬季，是因为冬季乃一年之末，象征天地万物走向终点。每到此时，方相带领百隶与童子童女，群舞群蹈，模拟将疫鬼驱至野外的过程。方相手持斧钺，摆出各种与疫鬼战斗的姿势。巫觋[2]则手拿芦苇末梢，或是脱粒后的稷穰制成的扫帚（苅），做清扫卫生之状，代表扫除疫情。百余名红巾裹头，身着黑袍的童子童女，

---

1 [秦] 吕不韦：《吕氏春秋·十二月纪》，《四部丛刊》景明本。
2 《国语·楚语下》云："在男曰觋，在女曰巫。"

则手持桃木弓，用枣树制成的箭，对着疫鬼一顿猛射，并在四方播撒赤丸（小豆）、五谷，以示驱逐疫鬼。

汉代有撒豆的习俗，"以赤丸五谷播洒之"，后世日本的大傩礼中也有撒豆驱鬼的内容。京都的宝积寺（宝寺）在每年四月十八日，举行"熏鬼"，是日正午在大殿里闭门做佛事，然后焚烧松叶，三人扮作白、赤、青鬼向殿外逃去，有人执剑驱逐，寺僧用桃弓发箭，又撒豆子打鬼。[1] 撒豆驱鬼的习俗，在全世界各个文明中都存在，古罗马人称鬼魂为勒木耳，在半夜里举行驱鬼的祭礼，有人手握黑豆，向背后抛去。

大傩礼虽重要，但在西汉的官方正史中却不记载。钱茀认为，《汉书》不记傩礼，是写史的人对傩看法不好，这是从司马迁开始的。司马迁认为傩不讲"文饰"，是只表达情绪的粗简之礼，登不了大雅之堂。[2] 由此可见，此时随着儒家礼乐的普及，保留了上古原始属性的傩礼并不被士人所喜。

到了东汉，疫情频发，傩礼越发被重视，《后汉书·礼仪志》中详细记录了东汉的大傩之礼。西汉大傩礼的时间并不固定，只是在季冬之月举行，东汉时，定在每年腊祭的前一天（腊月初七）举行大傩驱疫之礼。此时百隶被取消，童男童女只剩下了侲子（童子）。

侲子从黄门鼓吹的小倡优中挑选，他们年十岁以上，十二岁以下，人数在一百二十人以内。小黄门皆裹红色头巾，着黑色袍

---

1 傅芸子：《关于撒豆追傩》，《艺文杂志》1944 年第 2 卷第 3 期，第 29—30 页。

2 钱茀：《傩俗史》，南宁：广西民族出版社；上海：上海文艺出版社，2000年，第 29 页。

子，手持大鼗（táo），类似货郎鼓。百余大鼗的击打，能产生出雷暴一般的效果，更能增加仪式的暴烈感，以恐吓疫鬼。方相氏如同往昔，"黄金四目，蒙熊皮，玄衣朱裳"，手持斧钺。十二名扮作兽类的舞者，穿带毛之衣，头上有角。

此时的大傩礼由黄门宦官主持引导，期盼着将宫廷中的恶鬼驱逐，护佑皇室。至夜漏上水，朝臣集会，侍中、尚书、御史、谒者、虎贲、羽林郎将执事等，皆裹红巾，列队参与仪式。当日皇帝乘舆御前殿，黄门令奏曰："侲子备，请逐疫。"于是中黄门首倡，侲子齐声和，曰："甲作食殈，胇胃食虎，雄伯食魅，腾简食不祥，揽诸食咎，伯奇食梦，强梁、祖明共食磔死寄生，委随食观，错断食巨，穷奇、腾根共食蛊。凡使十二神，追恶凶，赫女躯，拉女干，节解女肉，抽女肺肠。女不急去，后者为粮！"[1]

傩礼的中心是"索室驱疫"，就是在宫室中模拟殴击，以驱逐疫病。唱罢之后，童子摇鼓呼噪，方相手持斧钺，率领着披毛顶角的"十二兽人"，狂跳狂舞，不断摆出刺杀搏击的动作。方相与十二兽神舞罢，在群臣与小黄门的鼓噪呼喊之中，骑马围绕内宫狂奔三周，然后持火炬送疫鬼出端门。端门外早就等候的骑士将火炬传出宫至阙门。阙门门外有五营骑士接力，浩浩荡荡地将火炬传递，再将火炬投入雒水中。

傩礼中为何会出现火炬？原来，在每个文明体中都有与篝火相关的仪式。根据巫术中的模拟原则，点火可以模仿天空中的光

---

1 [南北朝] 范晔：《后汉书·礼仪志》，百衲本景宋绍熙刻本。女：通"汝"，指恶鬼。

和热，使人类获得光明，傩礼中的火炬则象征着焚毁邪恶，驱逐疫病。在各个文明的篝火仪式中，都有人手持火炬奔走，如波希米亚人将燃烧的扫帚扔向空中，以祈求庄稼长得高。新年之前，高丽的太监会摇动火炬，念诵咒文，以求来年丰收。法国普瓦图的农民，推着燃烧的轮子，在田野里奔走，以求增产。[1]直到当代，我国一些地区仍然保留了手持火炬在田野里奔走祈求丰收的民俗。

在傩礼仪式的最后，方相还要象征性地拆除桥梁，表示疫鬼无法返回。再在大门前立起桃木人偶（桃梗），门上画郁垒持苇索，监视有无漏网的疫鬼。至此驱疫结束，宫内疫鬼被驱逐，预示着来年一切太平。宫中太平了，天下自然也就太平了。凡参加大傩礼的达官显贵，均有辟邪物赐下，"苇戟、桃杖，以赐公、卿、将军、特侯、诸侯"。

在大傩礼中，常使用桃弓、桃梗，并赐给桃杖，可见桃木在驱疫仪式中发挥了重要作用。上古时期，周代的大臣在献给国君的饭菜上要放上一株桃枝和一把扫帚，以显示食物没有邪气。《周礼》中巫师用桃枝驱鬼，《左传》也曾记载藏冰块的冰室门口要悬"桃弧棘矢，以除其灾"，也就是挂上桃木弓与酸枣树枝所制的箭以免除灾疫。

秦代的人认为，人如果不思饮食，面色苍白，则是哀鬼上身，要用桃棒敲打心脏。睡虎地秦简《日书·诘咎》中记录了六十余种鬼及应对方法："刺鬼。以桃为弓，牡棘为矢，羽之鸡羽，见而

---

1 ［英］J. G. 弗雷泽：《金枝——巫术与宗教之研究》，耿丽编译，北京：商务印书馆，2017年，第343页。

射之，则已矣。"[1]

直到今日，桃木仍然被赋予了重要作用，少时乡间，桃核被视为幼童的重要辟邪物，出门走夜路时，也要在身上塞个桃枝，老年人则喜持一根桃杖。那么，为什么桃木被赋予了避邪的功效？

原来，上古传说后羿死于桃杖之下，射日英雄后羿都被桃木打死，人们便以为桃木具有神力，而鬼自然也该惧怕桃木。《山海经》就说，沧海之中，有度朔山，山上有大桃木，其枝间东北，乃是"鬼门"，是万鬼出入之地。上古之时，有神荼（Shēnshū）与郁垒（Yùlǜ）兄弟二人，性能治鬼。二人在度朔山上，立于桃树下，检阅万鬼。如果鬼妄图害人，则将鬼用苇索捆了，喂给老虎，由此鬼畏桃木。又相传黄帝作礼时，立大桃人，门上画神荼、郁垒与虎，悬苇索，以御凶魅。各种传说经过世代加工，桃木便被赋予了驱鬼的功效，成为傩礼中的重要道具。

大傩之礼，日益隆盛，在疫情频发的东汉，每年年底都是皇室的压轴之戏。但王充这样的有识之士意识到傩礼并不能"使凶去而命延"，可在疫病横行之时，人们只能选择傩礼，于是世相仿效。随着时间的推移，大傩仪式已不单单是驱疫仪式，更融入了娱乐的表演内容，成为一场马戏盛会，场面壮观，花费甚巨。东汉安帝永初三年（109），此年太后以阴阳不和、战事频仍下诏，宴会中不设戏作乐，"减逐疫㑚子之半，悉罢象橐驼之属"[2]，至丰年才恢复如故。据此可推测，此时的傩礼已类似于歌舞百戏等娱乐

---

1 彭浩、刘乐贤等撰：《秦简牍合集 2 释文注释修订本》，武汉：武汉大学出版社，2016 年，第 413 页。

2 ［南北朝］范晔：《后汉书·皇后纪》，百衲本景宋绍熙刻本。

内容，其中有假面舞、拟兽舞等。

在此后的中国历史上，从皇室到民间都保留了大傩礼的遗风。如北魏和平三年（462）："因大傩耀兵，有飞龙、腾蛇、鱼丽之变，以示威武。"[1] 兰陵王佩戴面具以示雄武，明显也受大傩之礼的影响。清代宫廷举行驱疫仪式，经雍和宫、隆福寺、嵩祝寺、旃檀寺众喇嘛，以白面捏成狞恶鬼像，供诸黄亭，届期众喇嘛奉诵经咒，送出午门，也是古方相氏大傩之遗意。

近代，南昌每年端午节前后举行大傩，合城之人逐段分设路祭。直到现在，日本宫廷之中还保留了中国古时傩礼。日本宫中傩礼，方相头戴四眼黄金面具，黑衣红裳，左手握盾，右手持戈。阴阳官朗读祭文之后，四处发出小鬼的叫声，方相用盾戈从宫里把小鬼驱逐出来，以表示并祈祷国民幸福、平安。

厌胜：巫术的力量

"松明、火把、大牛油烛，依秩序一一燃点起来，照得全坪通明如白昼。那个野猪皮鼓，在五羊手中一个皮槌重击下，蓬蓬作响声闻远近时，神巫上场了。他头缠红巾，双眉向上竖，脸颊眉心擦了一点鸡血，红缎绣花衣服上加有朱绘龙虎黄纸符。他手执铜叉和镂银牛角，一上场便有节拍的跳舞着，还用呜咽的调子念着娱神

---

1 ［南北朝］魏收：《魏书·帝纪第五》，清乾隆武英殿刻本。

歌曲。"[1] 沈从文以生动笔调，在《神巫之爱》中描绘了巫术的开场景象。

巫术，最初是从人对死亡的畏惧中而产生的系列仪式与行为，这时的巫术还是不自觉的行为。巫术的源头首先与死亡联系在一起，因为死亡是人类不可挽回的必然归宿，而人又是所有的动物中唯一知晓自己必定会死亡的。从原始人类有意识起，他们就以各种形式表达自己对死亡的敬畏以及对另一个世界的想象。[2]

在和自然的接触之中，人们也形成了对自然界中不可知力量的畏惧，从中产生自觉的巫术。这种巫术相信超现实力量的存在，且这种力量支配着自然界和人类的命运。对这种不能理解、不能克服的力量，原始人类充满了敬畏，并由此希望能主动地去沟通这种不可知力量，使其按照自己的意愿影响自然界和人，由此产生原始巫术。原始巫术的种类很多，普遍采用的形式是模仿，比如祈祷天要下雨，就口中含水，四处喷吐，作为雨露的象征；祈求打雷就击鼓；要诅咒某人，就模拟他的形象，扎个小人用针刺等。

巫术对人类社会的发展意义重大。将巫术运用到人们治病的活动之中，是积极的原始经验的积累，其中不仅包括原始医药知识的积累，还包括一些社会实践和技术的积累。故而在上古时期，巫祝掌祝史、预卜、占梦、舞雩、医术等系列事务，地位重要。

在《周礼》中，司巫掌管有关群巫的政令，属于春官宗伯。如果国家发生大旱，司巫就率领群巫起舞进行雩祭。国有大灾，

---

1 沈从文：《神巫之爱》，北京：民主与建设出版社，2018年，第234页。

2 马德邻、吾淳、汪晓鲁：《宗教，一种文化现象》，上海：上海人民出版社，1987年，第55页。

司巫率领巫官视察。此时巫与医之间交错不分，驱疫除病乃是司巫、女巫、男巫的职责之一。

到了春秋晚期，巫医尚未完全分开，至战国时期，"巫与医分界"[1]，两者日渐分离，但医家仍受巫的影响，扁鹊的诊治就带有巫术的色彩。

到了秦代，官方设立太医令、丞，主医药，属少府，此时巫医明确分流。汉代设置服务公卿的太常和服务皇室的少府两套太医系统，医、巫在国家政治中被明确分开。

巫在两汉政治中仍被保留。西汉初，朝廷设有巫职，"长安置祠祀官、女巫"，巫的数量很大，有官巫与民巫之别。汉文帝对占卜等巫术深信不疑，"代王之入，任于卜者"[2]。

汉代巫术与方术也发生分流，各行其道。巫术试图通过神秘力量影响、控制人，方术则通过各种神秘力量为人服务。这是二者的差异。历代皇帝在对待它们的态度上也有明显差异，巫术具有主动性，能通过黑白巫术影响人，这让皇帝们十分警惕；而方术则是被动的，可以通过炼丹修仙之类满足皇帝的长生不老需求，故而能得到他们的信任。

吕思勉认为："若两汉，固仍一鬼神术数之世界也。"两汉神鬼之说虽然发达，可巫师的官方地位却日益下降。汉武帝信任能炼丹制药的方术，方术之士大行其道。汉武帝之后，巫官的职事不断被方士侵占。此后王莽矫用符命，光武帝刘秀迷信谶纬，人

---

1 范行准：《中华医学史》，《医史杂志》，1947 年第 1 卷第 1 期，第 48 页。
2 [汉] 司马迁：《史记·日者列传》，清乾隆武英殿刻本。

人争谈鬼神术数。

建始二年（前31），成帝废除高祖所立七巫中的六巫，仅保留河巫。汉哀帝时，将诸神祠官交给方士主持。东汉时期，民巫出身者不得为官。巫师在两汉地位很低，汉代良家子不包括"医、巫、商贾、百工"，巫师沦为贱民，世传其业，故称"巫家"。将巫师排除出国家的祭祀仪式，并不意味着帝王们不再需要巫师，当帝王们有需要时，会随时召唤使用他们。

林富士认为，汉代的巫已失去社会政治地位，但其影响力并未消除，他们于交通鬼神之事，疾疫、战争、水旱之事，生育丧葬之事，甚至祝诅之事，皆能满足汉代社会个体或群体对于祈福避祸的需求。如帝王公卿与平民的日常生活被巫术影响，凡婚丧嫁娶均离不开巫祝，"是以街巷有巫，闾里有祝"[1]。

在古代，对于统治者来说，巫术是把双刃剑。一方面，他们可以利用巫术祈福消灾、防疫祛病，此即白巫术，也称为祝；另一方面，人们又可以利用巫术来进行致灾、致病、毒蛊、巫蛊，即黑巫术，也称为诅。汉代宫廷中，多有利用巫术谋害人命的例子，如巫医曾参与赵飞燕杀害皇子的密谋。征和二年（前91），丞相公孙贺之子公孙敬声被人告发，利用巫蛊诅咒武帝。此事牵连极广，卫皇后、太子刘据为此自杀，史称"巫蛊之祸"。故而汉代皇帝对巫术一方面加以利用；另一方面则严加防范，不时打压。

在汉代，巫虽被打压，地位下降，但并未退出历史舞台。当疫病频发时，巫术不仅在民间有很大的影响，就连上层社会也深

---

1 ［汉］桓宽：《盐铁论》卷第六，《四部丛刊》景明嘉靖本。

信不疑，王充说："人君布衣，皆畏惧信向，不敢抵犯。"[1] 汉人认为是鬼神使人罹病，病人在寻求医疗救助时，常巫医并用。现代学者林富士便认为："大疫之时，若干巫术性的医疗法和预防措施，如避疫、祷解、祝除、逐疫（傩）、辟除等，纷纷出笼，乃是意料中事。"[2]

永建中，京师大疫，当时的人以为是厉鬼作祟，此后岁岁有病，人人恐惧，故而着五彩之丝以避疫。建安二十二年（217），大疫流行，"而愚民悬符厌之"。在大疫之中，民众通过求符等巫术来辟疫，于是巫术大行其道。有时就连上流社会也对医药不信任。如晋咸宁中，颜畿得疾，就医治疗，不治而死。传言，死后颜畿不服，借引丧者之口，将死因归咎于医："我寿命未应死，但服药太多，伤我五脏耳。"晋永昌中发生大疫，郭文染病严重，却不肯服药，自称"命在天不在药也"。可以想象，若是巫来了，郭文肯定是欣然接纳。

汉末，秣陵尉蒋子文战死之后，过了一些年"鬼魂显灵"，借助巫祝之口，自称土地神，令地方为其设庙祭祀，不然将有大疫。民众对此并未重视，其后地方上果有大疫。此后蒋子文又借巫祝之口，警告孙权，如果不为他立祠，将使虫为灾。不久果然有小虫，入耳人即死。两次警告之后，吴主孙权还是不信。蒋子文又借助巫祝之口警告："若不祀我，将又以大火为灾。"此后果然发生大火，烧毁宫殿。孙权这才相信，乃封蒋子文为中都侯，又设

1 ［汉］王充：《论衡·辨祟》卷第二十四，《四部丛刊》景通津草堂本。
2 林富士：《试论汉代的巫术医疗法及其观念基础》，《史原》1987 年第 16 期。

立庙堂祭祀。

事实上，这是巫祝借助蒋子文之名，利用江南地方"疫旱并行"的现实，以疫疾及其他灾祸相威胁，影响民众及孙权的决策，最终在江南地区扩大了影响力。孙权一生迷信巫术，并重用术士为他的各类军国大事进行预测，提供参考。至晚年，孙权更痴迷于巫术，信奉"神人"王表以巫术治病。孙权一度授予王表"辅国将军罗阳王"的爵位，且有各种荒诞之举，大概因为太过荒诞，乃至史无明文。

魏晋时，在疫情之中，有术士通过巫术帮助世人，进而享受祭祀的故事。如徐登，闽中（今福建）人，善为巫术。又有赵炳，东阳人，也精通巫术。时遭兵乱，疾疫大起，二人遇于乌伤（今浙江义乌）溪水之上，彼此约定，共同以巫术疗病。二人相谓曰："今既同志，且可各试所能。"[1] 二人各自展示了法术之后，相视而笑，共行其道。赵炳大展身手，救济世人，抵达章安后，"百姓神服，从者如归"。章安县令恶其惑众，将他抓捕杀掉。赵炳如真有神术，也不会被杀死，可百姓不在乎，纷纷将他神化，为他立祠祭祀，称"赵侯祠"，宣称祠中蚊蚋不能进，以至于百姓常来祭奠，希望赵炳能庇佑地方，躲避瘟疫。

巫术在疗病过程中常使用工具、仪式、咒语等，在中国的巫术中，工具多为桃木、桑木之类；仪式，则如步伐、舞蹈等；咒语，各类以"急急如律令"结尾的咒语不胜枚举。各类巫术都要遵循两大规律：相似律和接触律。前者是同类相生，或果必从因；

---

1 ［南北朝］范晔：《后汉书·方术列传》，百衲本景宋绍熙刻本。

后者是物体一经互相接触，在中断实体接触后还会继续远距离地互相作用。[1]

相似律，即指可通过模仿，如借助木偶、假面或模仿性舞蹈等施行巫术。比如求雨时，用符咒、假面或化妆品装饰身体；或诅咒时，通过木偶人，施行黑妖术。再如通过模仿扬灰击箕，扫除尘埃，驱逐占据房屋的"丘鬼"。再如用桑心为杖，可对付蛊惑人心的"擎鬼"等。

至于接触律，马王堆汉墓帛书《五十二病方》记录了一些接触转嫁法，如疣疾，让患者抱了稻草，令人呼唤："若胡为是？"患者答："吾尤（疣）。"[2]此时将病转移至稻草，把稻草扔了，也就是将病患扔掉。接触转嫁法在各个文明中都被使用，如古代印度人有一种治疗黄疸病的仪式，将病中的黄色从病人身上转移到黄色的生物和黄色的东西（如太阳光）上去，并且把健康的红色转移到病人身上。巫师念着咒语："让你的心痛病和黄疸病都飞到太阳那里去吧，我们将用公牛的颜色把你包起来！我们把你包在红颜色中，使你延年长寿。你将从黄色之中解脱出来，身心无恙。"[3]

在与疫疾的长期斗争中，中国古人形成了"厌胜之术"。厌胜，是通过仪式、器物、咒语等，镇压、排除邪煞，驱鬼除恶，使人平安。经由东汉至魏晋的长期混乱与大疫，厌胜之术被发展

---

1 ［英］雷蒙德·弗思：《人文类型》，费孝通译，北京：商务印书馆，1991年，第20页。

2 湖南省博物馆编：《马王堆汉墓帛书2》，长沙：岳麓书社，2013年，第531页。

3 ［英］J.G.弗雷泽著，丽莉·弗雷泽编：《金叶：来自金枝的故事》，成都：四川人民出版社，2019年，第57页。

完善，如以桃木、芦苇、荆棘、桑木、白茅、艾蒿、茱萸等植物来镇鬼辟邪。这些植物，经过历史传说加工，被赋予了神秘力量。其中如桃木，传说认为东夷族首领后羿被桃木杖杀死，人们便认为鬼魅畏惧桃木。芦苇则是上古人们常用的材料，它制作的绳索极为坚固，如果绑缚人会让人产生疼痛感，由此先民认为芦苇能绑缚邪鬼。汉代宫廷、各级官府每年两次悬挂芦苇索，设立桃梗，画虎于门。桑树是先民养蚕缫丝、制作衣服的基础，由此先民认为桑树具有神力。《山海经》中记载，宣山上有"帝女之桑"，东方汤谷中有扶桑。桑树被视为神树，具有神奇威力，《礼记·内则》也记载，周代国君嫡长子出生后，要在大门左侧悬挂弓弧，第三日举行接子仪式，以桑弧蓬矢，连发六箭。艾蒿、茱萸具有辛香，能驱逐蚊虫，上古时就被先民认识到是"医草"，同样被赋予了神力，用于厌胜仪式中。

公鸡也是禳除活动中的常用祭祀物品，鸡自上古时就被视为具有灵性，由鸡引申出神话中的凤凰。《周礼》中有鸡人，负责报时，也为祭祀、禳祝、衅礼等提供鸡牲。上古有衅礼，"杀牲祭，以血涂之曰衅"。后世常以血液祛除妖邪，破解妖术，主要使用狗血、鸡血，有时也用猪血。

周时的宗庙、居室建成后，要用鸡血涂抹大门。鲁国祭祀礼中，祝官手持大公鸡祷祝："以斯翰音赤羽，去鲁侯之咎。"希望为国君祛除灾祸。战国时，民间挂鸡于户，悬苇索其上，驱逐百鬼。鸡乃东方之牲，属阳，鸡头也被视为具有阳气。汉时人们就认为"东门鸡头，可以治蛊"[1]，后世常用鸡头辟瘟祛疫。六朝时，陶弘景云："学道山中，宜养白鸡、白犬，可以辟邪。"[2]南朝时，磔鸡涂血的传统演变为贴画鸡。

鸡禳之外，还有狗禳。狗牲很早就作为祭祀，秦德公曾磔狗于四门，以御蛊灾。汉时磔狗，禳除大风，驱逐恶疫。随着狗被不断神化，更引出了鬼魅忌狗之说。干宝在《搜神记》中曾讲了个故事，有一人名张华，字茂先，晋惠帝时为司空。燕昭王墓前，有一斑狐，修炼千年后，能变幻为人形，某日化作一书生前来拜访。张华发现这名书生有点异常，恰好丰城令雷焕前来拜访，遂将此事告知。雷焕道："如果怀疑，可以用猎犬试之。"乃命猎犬以试，书生竟无惮色。原来狗只能识别五百岁的精怪，却不能识出千年老妖，于是另出奇招，降伏斑狐。南朝时，民间以为正月间有鬼鸟飞过，每到夜晚，家家捶床打户，用力扭揪狗耳，灭灯烛以辟邪。狗禳一直受到民间的重视，在后世，用狗血、狗毛之类禳除妖邪的案例层出不穷。

厌胜术中，有一种最简单的驱邪法，那就是吐口水。古人认为唾液是灵液金浆，乃精气所化。一口唾沫飞过去，可以祛鬼。汉代时，巫医念咒疗疾时，要三唾，患者自己也要唾上几口。马王堆医书中也记录了以唾治漆疮的方法："祝曰：'帝有五兵，尔亡。不亡，泻刀为装。'即唾之，男子七，女子二七。"[3]魏晋时，人

1 ［汉］应劭：《风俗通义·祀典第八》，明万历《两京遗编》本。

2 ［明］李时珍：《本草纲目》卷四十八，清《文渊阁四库全书》本。

3 马王堆汉墓帛书整理小组编：《马王堆汉墓帛书·五十二病方》，北京：文物出版社，1979年，第116页。

们认为鬼"惟不喜人唾"。有一个志怪故事就说，南阳宋定伯走夜路，遇到一鬼，也不掩饰自己身份。此鬼称别的都不怕，就怕被人唾面，宋定伯乃以唾治此鬼。

《千金翼方》中记录了唾咒，可对付一切肿："咒曰：吾口如天雷，唾山崩，唾木折，唾金缺，唾水竭，唾火灭，唾鬼杀，唾肿灭。池大鱼化为鳖，雷起西南不闻音。大肿如山，小肿如气，浮游如米。吾唾一肿，百肿皆死，急急如律令。"又有太白仙人禁肿法："东方青帝，禁驾青毒，南方赤帝，禁驾赤毒，西方白帝，禁驾白毒，北方黑帝，禁驾黑毒，中央黄帝，禁驾黄毒，吾有苦口，唾十瘥（chài）九，急急如律令。"[1] 到了后世，人们相传，"鬼不畏符只畏唾，人不畏辱只畏妻"。

除了上述厌胜之法外，还有如呼鬼法、秽物驱邪法、沙土驱鬼法、五丝辟鬼法、镇妖石、鼓噪法等厌胜术。所谓呼鬼法，是指遇到各类精怪所化人形，根据外形特征、时段等，判断其本体，高呼一声"虎"之类，它们便不能害人。为了呼鬼，古人为各类鬼都取了名，如粪坑的精怪称"卑"，长得如同美女，喜欢照镜子，只要高呼一声"卑"，便羞愧逃去。至于秽物驱邪法，是因古人认为鬼神厌秽，于是各类动物的粪便、人的粪尿等，也被视为具有驱邪的功效。

虽然汉时官方对巫术一贯打压，只在有需要时才使用。但在后世中国民间，巫术一直被视为正义的力量，被用以驱逐邪恶。比如中国古代巫术，常使用画符、舞蹈、咒语等形式，驱逐邪魔，

---

1 [唐] 孙思邈：《千金翼方》卷二十九，元大德梅溪书院本。

帮助人摆脱邪气。这种巫术在近代的中国乡间仍然可见，患疟疾的或是吃画了符咒的鸡蛋，或是用纸包一枚钱丢在地上，拾得者就会把疟疾传过去。城市里有纸条则张贴纸条，"出卖重伤风，一见就成功"。近代宁波鄞县（今鄞州区）地方上，小孩们肚子疼时，大人们以为是邪气作祟，乃用左手揉小孩肚子，口中则念："揉揉搓搓，百样化过。毋得囡囡肚皮做窝。"[1]直到今日，一些人遇到疾病时，仍会在巫术中寻求帮助。各地常可见，将熬制过的中药渣扔于路上，也是转嫁法的历史遗存。

　　而在西方，巫术则被视为邪恶的黑暗力量。欧洲人相信，女巫与魔鬼之间签订了契约，女巫得到魔鬼的帮助，对人施以致命的诅咒。中世纪欧洲随处可见教廷对巫婆处以刑罚的公告。中西方巫术命运的不同，是因为自从成熟的宗教在西方出现后，巫术便与其理念相冲突。巫术旨在沟通不可知力量，并将其控制。而西方的宗教则认为，对不可知力量只能通过祈祷和诚心来感动它赐福，并不能将这不可知的力量直接拿到自己手中运用。于是，当宗教在欧洲成为主流之后，便采取暴力手段猎杀巫师。

---

1 励勋朝：《鄞县乡民的巫术》，《民众教育月刊》1937年第5卷第9—10期，第64页。

中医之光：张仲景与华佗的救世

瘟疫蔓延，大地、空气、河流，处处充满着死亡的味道，弥漫着焦躁的气息。在绝望的人群之中，总有个别人挺身而出，他们奋力挣扎，想把人类从疫病的枷锁中解放出来，让人类主宰自己的命运，他们总结经验，以身试药，推动了医学与人类文明的前行。东汉末期，产生了如张仲景、华佗等名医，在后世，他们医者仁心的传奇故事一直被传诵着。

事实上，西汉时期的医术传世并不多，但在当代考古发掘中，考古人员在张家山汉墓竹简、长沙马王堆汉墓简帛、成都老官山汉墓医简、安徽阜阳双古堆汉墓竹简中，都有医书发现，足证当日医学正处于发展之中。至于被视为传统医学开山之作的《黄帝内经》，学界一般认为是在西汉中晚期成书。此书对先秦时期的医学经验做了总结，补充了西汉时期的医学发展成果。它结合黄老之说，形成了中医的阴阳五行、脉象、经络等系列学说。在书中，不仅记录了系列病因及防治措施，还记载了传染疾疫，如肠澼、热病、黄疸之类。就疾病之因，书中提出，"阴阳四时者，万物之终始也，死生之本也。逆之则灾害生，从之则苛疾不起"[1]。

---

1 ［唐］王冰：《重广补注黄帝内经素问·四气调神大论》，《四部丛刊》景明翻北宋本。

至东汉末年，疾疫暴发更加频繁，巫觋治病盛行，江湖术士行走江湖，以符水之类治病，被民间崇拜。汉代王符的《潜夫论》对此大加批判，认为："或弃医药，更往事神，故至于死亡不自知。为巫所欺误，乃反恨事巫之晚。此荧惑细民之甚者也。"[1] 张仲景在《伤寒论》中也认为，得病之后，不能指望巫觋："患及祸至，而方震栗，降志屈节，钦望巫祝，告穷归天，束手受败。"[2] 不过王充、张仲景并不能唤醒当时的人，"举世昏迷，莫能觉悟"。

张仲景是南阳郡涅阳县（今河南邓州）人，根据他的回忆，其家族有二百余人，这在当日乃是大家族了。张仲景年轻时，敏而好学，闻名乡里，品行也佳，被举为孝廉，可以出仕为官。举孝廉是很难得的资格，汉代二十万人口的郡国，每年只能举荐一人。二十万人口以下的郡国，每两年举荐一人。人口不满十万的郡国，每三年举孝廉一人。据后人记载，张仲景曾担任过长沙郡太守，但此事缺乏详细记录，很难确认真伪。

张仲景本可在仕途上有所成就，但桓灵之世灾疫横行，张氏宗族也被冲击。建安年间，疫情持续，不到十年时间，张氏有三分之二的族人死去。为了拯救族人，拯救世人，张仲景开始自学医术。阅读《史记》时，对名医扁鹊，张仲景很是赞佩："余每览越人入虢之诊，望齐侯之色，未尝不慨然叹其才秀也。"[3]

当日南阳有一人，名何颙，善于点评时人，他曾点评张仲景："君用思精而韵不高，后将为良医。"此条记录，明显为后人所编

---

1 ［汉］王符：《潜夫论》卷第三，《四部丛刊》景述古堂景宋写本。

2 ［汉］张仲景：《伤寒杂病论·原序》，北京：中医古籍出版社，2012年，第3页。

3 ［汉］张仲景：《伤寒杂病论·原序》，北京：中医古籍出版社，2012年，第3页。

造，不过也可以看出张仲景弃仕入医的经历给当时人的冲击。在当日，"巫医乐师百工"都是不入流的职业，士人多数不愿意为之。张仲景曾感慨："怪当今居世之士，曾不留神医药，精究方术，上以疗君亲之疾，下以救贫贱之厄，中以保身长全，以养其生。"[1]至于民间的医生则将医术作为传家之本，因循守旧，不思突破。张仲景四处寻访名师，曾拜张伯祖为师，得到指点，其医术不断提升，逐渐超越老师。他在医学史上的贡献在于，总结往日经验，结合当时实际，勤求古训，博采众方，撰写出了《伤寒杂病论》十六卷。他也知道在医术的道路上尚有很多可供探索之处，故云："虽未能尽愈诸病，庶可以见病知源，若能寻余所集，思过半矣。"[2]

《伤寒杂病论》一共十六卷，在后世的战火中多有损毁。到了西晋，太医王叔和将其残卷整理成十卷《伤寒论》。王叔和收集了《伤寒杂病论》中的伤寒部分，但缺漏了杂病部分。北宋仁宗时，翰林学士王洙在馆阁残书中发现《伤寒杂病论》节略本《金匮玉函要略方》，共三卷，上卷论伤寒，中卷论杂病，下卷载及妇科病的治疗。北宋神宗年间，校正医书局林亿等校修《伤寒论》，根据王洙所发现的《金匮玉函要略方》，将中、下两卷又校修为《金匮要略》，署名为汉张机所作。

《金匮要略》中介绍了疟疾、黄疸病、霍乱等传染疾病的成因及应对方法，如："病疟以月一日发，当以十五日愈。……急治之，

---

1 [汉] 张仲景：《伤寒杂病论·原序》，北京：中医古籍出版社，2012 年，第 3 页。
2 [汉] 张仲景：《伤寒杂病论·原序》，北京：中医古籍出版社，2012 年，第 3 页。

宜鳖甲煎丸。”[1] 对于日常生活中的各类食物，张仲景主张要注意清洁卫生，“果子落地经宿，虫蚁食之者，人大忌食之”[2]，“六畜自死，皆疫死，则有毒，不可食之”[3]。

张仲景在《伤寒论》中以六经论伤寒，以脏腑论杂病，发展出了完整的诊治体系。该书收录的方剂保存下来的有三百余种，广泛应用于各类疾病的治疗中。在药物学上，张仲景也提出了各种中药的加工制作方法，迄今仍被沿用。在针灸、温病、护理、养生、防疫等领域，张仲景总结前人经验，结合自己的临床实践，提出了一系列创造性的理论。

早先古人在探讨医学问题时，如《黄帝内经》《太素经》等，主要以阴阳五行及五运六气等来说明抽象的医学问题，其中空想的成分偏多。张仲景儒生出身，受古文经学不语怪力乱神影响，主张无征不信的医风。所以张仲景在著述之中，特意不用道家的名称，不涉神仙之说，其方皆以某药命名。至张仲景《伤寒杂病论》一出，传统医学摆脱了玄奥抽象的空谈，将理论与实践相结合，产生出了系列具有实效的医疗方法。

明崇祯五年（1632），有人曾在南阳东郭门外挖到一块石碣，其上铭文为“汉长沙太守医圣张仲景墓”，乃东晋咸和五年（330）所立，出土之时距离张仲景去世已有一千余年，显然是后人所立。张仲景对于各类疫病的研究，提供的药方，在当时与后世救人无数。因他在医学上的巨大成就，被后人尊崇为“医圣”。在当时，

1　[汉] 张仲景：《金匮要略》，《四部丛刊初编》本。

2　[汉] 张仲景：《金匮要略》，《四部丛刊初编》本。

3　[汉] 张仲景：《金匮要略》，《四部丛刊初编》本。

医者乃是不被社会重视的职业，张仲景能被称为"圣"，显然得到了世人的普遍尊重。

晋代名医皇甫谧曾说："华佗存精于独识，仲景垂妙于定方。"可见，在当日华佗与张仲景是并称的，但《后汉书》《三国志》中华佗皆有传，正史中却无张仲景的记载，仅在皇甫谧《甲乙经·序》中保留了一些零星记录。其中原因，约是张仲景远离权力，效力于万千平民，不为史家重视；华佗则被权力看中，被逼服务于曹操，故而存记于史，又被后世加工，颇多离奇故事。

华佗，字元化，沛国谯人，也就是今安徽亳州人。华佗曾在徐州等地游学，兼通数经。他也曾一度被举为孝廉，但他如何转入学医，其过程则不为人知。与张仲景主动从医不同，《三国志》中记载，华佗曾自称："然本作士人，以医见业，意常自悔。"《后汉书》则说华佗"为人性恶，难得意，且耻以医见业"[1]。由此可见，华佗对以医为业并无什么认同感。也正因此，在行医时，他表现得极为孤傲，乖戾难处，时常一言不合，转身就走。乃至面对权势人物曹操，华佗也不肯低头，最后因此身死。

在当时，华佗精于外科手术，他在手术前会给病人灌下麻沸散，也即当时的麻醉剂，病人陷入昏迷状态，毫无知觉。此时华佗切开患者腹部进行手术，再加以缝合，涂抹药膏，月余就能痊愈。美国人拉瓦尔认为："阿拉伯医家知用一种吸入的麻醉剂，恐从中国人学来，称为中国希波克拉底的华佗，很精此种技术。"事实上，在马王堆帛书之中就有"令金伤毋痛"方，应该是有记录

---

1 [南北朝] 范晔：《后汉书·方术列传》，百衲本景宋绍熙刻本。

的最早的麻醉方，因此在华佗所处时代有麻醉剂并不为奇。

据《三国志》记载，曹操曾患有头痛疾病，备受其苦，每次发作，心情烦乱，头晕眼花，于是请华佗来诊治。华佗以针刺膈（膈俞穴），头痛之病随即就治好了，这也是精通针灸术了。但曹操的头痛病无法根治，必须华佗随时诊治。此时华佗不想长期留在曹操身边，就找了个借口溜回家。曹操再三征召，华佗以妻子生病为由，不肯应命。

曹操遣人前去查看，下令如果其妻真的生病，便赐给他小豆四十斛，给以假日；若华佗撒谎，则将其收入狱中。曹操倒也不是乱来，汉代有一条法律规定，"诈称病不朝，于古法当诛"[1]。华佗谎称妻子生病，最终被抓捕入狱，而诈称疾病的处罚很是严重，重则处死，轻则为奴。

华佗入狱后，荀彧帮他说情："华佗医术过人，可以留他一命，佗术实工。"曹操一则对律法比较看重，二则恼恨华佗不给面子，恨恨道："不用担忧，天下当无此鼠辈耶？"曹操以为，华佗医术虽精湛，并不是不可取代。于是华佗在狱中被活生生拷打致死。事后证明，华佗确实是不可取代的一代神医。后曹操爱子曹冲于建安十三年（208）染疾病故，曹操叹道："吾悔杀华佗，令此儿强死也。"[2]

张仲景以《伤寒论》一书影响后世，华佗却无著作存世，只以擅长手术闻名。但在唐人王焘所撰《外台秘要》中，华佗被列

---

1 [汉] 班固：《汉书》卷三十五，清乾隆武英殿刻本。

2 [晋] 陈寿：《三国志·魏书》，百衲本景宋绍熙刊本。

入"伤寒八家"，可见华佗的医术不单单局限于外科。他的著作多已散佚，有托名华佗的《华氏中藏经》存世，该书涉及了阴厥、劳伤、中风偏枯、脚弱、水肿、痹证、痞证、瘕、积聚等病症，旁论外科常见的疔疮、痈疽等病症。有一说认为华佗有治霍乱之方，并以此术传其子，故外人不得而知。

通过各类零星的记录，也可见到华佗在医学上的造诣。就当日流行的伤寒，华佗提出了自己的见解："伤寒，一日在皮，二日在肤，三日在肌，四日在胸，五日在腹，六日入胃。"[1]华佗创造出五禽戏来提高人的体质，增加抵抗力，对防治各类疾疫也起到一定作用。

对于传染类疾病的防治，华佗也有心得。他发现用茵陈蒿草治疗流行性"黄疸病"的疗法，后来民间流传"三月青蒿能治病，五月六月当柴烧"。人体身上的寄生虫常会带来各种疾病，华佗对此也有认识。他曾在路上遇见一个患有咽喉阻塞症的病人。华佗判断这是寄生虫引发的病症，建议病人到路边向卖饼人取三升"萍齑"饮下，病自当去。"齑"是一种味道很酸的泡菜，病人吃了"萍齑"后，不久果然吐出一条蛔虫，病症也消失了。广陵太守陈登染病，华佗让他服了二升汤药，吐出了大约三升虫，疾病随即也就痊愈。

由于华佗医术的神奇，当时人误认为其医术有神仙方术的内容，乃至其人也被视为术士。荀彧为他说情时，认为他的医术"实工"，已认识到华佗与术士的区别。后世围绕华佗，创造出颇

---

1 [隋] 巢元方：《诸病源候总论》卷九，清《文渊阁四库全书》本。

多神异故事，乃至各地设祠祭祀，视其为神。不过就华佗其人的真相，后世有颇多猜测，1930 年，陈寅恪发表《三国志曹冲华佗传与佛教故事》一文，检天竺语"agada"乃药之意，旧译为"阿伽陀"或"阿羯陀"，则"华佗"二字古音与"gada"适相应，其省去"阿"，发音类似华佗。[1] 此后学者从此思路出发，乃至于有研究者认为，华佗的外科手术来自印度。到了 1980 年，日本学者松木明知认为，华佗乃是来到中土的波斯人，"华佗"乃是波斯文，意为主或神，华佗不是名，而是尊称阁下、先生之意等。此后亦有学者研究认为华佗乃是印度人云云。

毫无疑义，华佗乃是中国人，其医术是否受印度、波斯影响，并无直接证据。但华佗所处的时代大疫频发，人们对于医术有着迫切的需求，这个时代也产生了诸如华佗、张仲景这样的名医，他们奠定了后世中国医学发展的基石。在东汉末年的乱局中，丝绸之路仍然畅通，各国保持往来交流，其中必然也有医术的交流。在交流之中，异域医术自然会对中土医术产生影响，只是这一切还缺乏直接证据，需要通过各类旁证来加以推测。

一部人类文明前行的历史，也是不断对抗疫病的历史。总结经验，寻找诊治疫病的方法，缓解人类的痛苦，过上健康的生活，这是自古以来医者的使命。虽然在中国历史上，被记录、传颂的主要是帝王的征服、名臣将相的功德乃至名士的雅事，若张仲景、华佗这样的医者，他们对疾病的征服，往往系着人类的整体发展，

---

1 陈寅恪：《三国志曹冲华佗传与佛教故事》，《清华大学学报（自然科学版）》1930 年第 1 期。

其影响超越了时空，其功绩亦超过了帝王将相。

花椒、生姜与茱萸：香料也能避疫？

在上古时代，先民们对疫疾的认知有限，一旦被感染，大多处于彷徨无措之中，只能求上天庇佑。人们在与自然界的接触中，观察到一些具有辛香味道的植物能够祛除蚊虫，并具有药效，由此开启了人类对香料的使用。在《诗经》《楚辞》《山海经》等先秦时期的著述中，就有对芳香植物的记载，如《山海经》记载，薰草"佩之可以已疠"，黄蘁"浴之已疥"等。两汉时期的本草著作《神农本草经》中也有大量芳香植物药用的记录。

古人诗云："姜桂老逾辣，椒兰枯乃香。"[1] 在胡椒、辣椒传入中国之前，花椒、姜、茱萸等是中国民间最常使用的辛辣味香料，俗称"三香"，而香料在古代中国常被称为"香药"，广泛运用在日常生活中，且被用于祛虫逐疫。

在上古时期，花椒因其辛芳之气，已被广泛使用于祭祀、辟邪仪式活动之中。它被人们视为具有通神之效，可以获得神佑。《诗经·周颂·载芟》曰："有椒其馨，胡考之宁。"《楚辞·离骚》也说："巫咸将夕降兮，怀椒糈而要之。百神翳其备降兮，九嶷缤其并迎。"《楚辞·九章·惜诵》也提到："捣木兰以矫蕙兮，凿申

---

1 ［明］马中锡：《东田漫稿》卷四，明嘉靖十七年文三畏刻本。

椒以为粮。"江淮一带商周古墓葬中，花椒常随朱砂随葬，《神农百草经》认为，朱砂药性为："主身体五脏百疾，养精神，安魂魄，益气明目，杀精魅邪恶鬼，久服通神明。"

花椒以蜀地所产品质最佳，在蜀地一些山多杂石的地方，民间普遍以种植花椒为业。到收获时节，蜀地花椒漫山遍野，行销南北，在《武威汉代医简》中便记录了治伤寒遂风方，其中就用到蜀椒三分。从各类出土汉简可见，汉代戍边将士的常备药物中，便有一味是蜀椒，如《肩水金关汉简》载有"治寒气丸。蜀椒四分、干姜二分"。

为了驱逐疾疫，古人也会佩带香囊。《礼记·内则》曾记载："男女未冠笄者……皆佩容臭。"容臭，也就是香囊，以缨佩之。在香囊之中，古人会放置各类具有辛香味道的香草，以起到避疫的功效。古代贵族崇尚佩兰，《离骚》便说："扈江离与辟芷兮，纫秋兰以为佩。"女性香囊中则喜置入花椒，《淮南子》就记载："申菽（椒）、杜茝，美人之所怀服也。"在马王堆汉墓出土的五子妆奁中有一个小奁专门盛放着花椒。花椒辛温，可以驱虫，有利于保护女性。又因花椒籽粒多，繁衍快，也象征着人能获得更多子嗣，多子多福。香囊除了随身佩带外，还在房宅内悬挂，以辟邪防虫，如汉乐府《孔雀东南飞》说："红罗覆斗帐，四角垂香囊。"

《楚辞》中曾记载，湘君以香木修筑了一座华堂，等待着湘夫人前来。华堂墙壁以花椒粉刷而成，"播芳椒兮成堂"。西施与郑旦被送到了吴国之后，夫差大喜，特为两个美人修建了"椒华之房"，供二人居住。所谓椒华之房，便是以花椒和泥，粉刷墙壁，让整个房子散发出香气。花椒粉华堂，既取其辛香，以驱除蚊虫，也是身份地位的象征。到了汉代，未央宫中皇后所居住的宫殿也称"椒房"。之所以如此称谓，也是取花椒"蕃实之义"。[1]如前所述，花椒成熟后，得子较多，在皇室看来，这是繁衍多子的象征。也有说法认为，皇后在所居之地以花椒和泥，涂在墙上，是"取其温而芳也"。

古人很早就开始佩带各种香草香木，烧熏香料，以香料煮水沐浴，是故有"熏之以艾""熏以椒桂"等诗句。古人以椒桂、艾草等熏香，其目的不外祛除潮湿、驱灭蚊虫、清新空气等。到了汉代，用香熏炙衣被，是宫廷中的一项重要卫生工作。在熏炉外罩上熏笼，将衣服放在熏笼上，虱子纷纷掉落下来。汉代尚书郎入宫中值班时，有长相端正的女侍史二人手执香炉烧熏香伴随，以便将大臣衣服上的虱蚤之类给熏下来。

曹操为政素来崇尚俭约，所以反对焚香之举。当平定河北之后，曹操就禁止家人使用香料。后来他的女儿嫁给了汉献帝，依照宫中礼制，必须焚香，于是不得已破了例。此后曹操再次禁香，即使将香带在身上也不允许。但如果房间内不洁净，曹操也许可烧比较廉价的枫胶和蕙草以及椒桂之类，以求环境卫生。虽在家中禁用昂贵香料，但在一定的场合，曹操却常以昂贵香料相赠，如对敌手诸葛亮，曹操便充满了敬意，在《与诸葛亮书》中，曹操说："今奉鸡舌香五斤，以表微意。"

中国古代所出的调味品较少，生姜是常用的重要调味品之一。

---

[1] [南北朝] 范晔：《后汉书》卷十下，百衲本景宋绍熙刻本。

早在《管子》之中就有生姜的记载："姜与桔梗，小辛大蒙。"《史记》也说："千畦姜韭，此其人皆与千户侯等。"意思是有千畦姜韭，比得上千户侯了。《论语·乡党》中就有孔子喜欢吃生姜的记载，"不撤姜食，不多食"。后世将"文王嗜好菖蒲，孔子不撤姜食"相并列，认为文王喜欢吃菖蒲，因为可以让人聪明，孔子吃生姜，因为能通神明。实际上古人食姜，是取其辛辣之味可祛除寒湿之气。《说文解字》中云："蘁（同"姜"），御湿之菜也。"南方湿气较重，而生姜的辛辣特性有助于祛除湿气，乃是古时南方人生活中的必备物品。《史记·货殖列传》说："江南卑湿，丈夫早夭。"贾谊被放逐长沙时，自以为活不长。到了南方之后，为了生存，贾谊定当大嚼生姜吧？

生姜的医用功效很广阔，古人很早就有记载，《神农本草经》就记载生姜"主伤寒、头痛、鼻塞，咳逆上气，止呕吐，久服去臭气，通神明"。在古印度，生姜也是比较常见的植物。佛教中很早就有与食姜相关的内容，且生姜也未被列入"五辛"忌口之列。有一次佛陀伤风发热，阿难用生姜煮粥治愈，于是佛陀就召集僧人，宣扬生姜的好处。

对于姜的原产地，多尔比认为，中国南方和印度支那传统的植物群中，就有野生的生姜和它们的同属，生姜产于中国南方，然后移植到了马来群岛，并由马来群岛传到东非，进而出现在地中海地区。[1] 中国南方各地多产姜，其中尤以四川地区为佳。其主

---

1 ［英］多尔比：《危险的味道：香料的历史》，李蔚红等译，天津：百花文艺出版社，2004年，第23页。

要原因在于，一则四川地区气候湿润，人们需要生姜来御寒；二则四川的地理水文也适合生姜的种植。

生姜，由于能避寒气，食用后又无口气，成了隐士们的必备食物。南北朝时期陶弘景，自号华阳隐居，隐于乡，喜观山水，喜听山风。平日里他救济贫困，施医问药。陶弘景很早就断了荤腥，到了晚年，食物主要是三样："餻、紫菜、生姜。"陶大仙人还喜欢饮酒，"饮酒能至一斗，而断不醉也"。陶弘景所吃的三种食物中，餻，即青粳饭，又称乌饭，多以冬青、桐叶浸汁染米。因为被佛道信徒所推崇，在吴地也称"阿弥饭"。

后世江南地区有谚语称"胡椒弗辣再加姜"，胡椒、生姜，性辛辣，可以祛除寒气。古人总结经验，"凡早行，须饮酒一瓯，以御霜雾之毒；无酒，嚼生姜一片，亦可"。直到今日，江南一带早起吃面，定是要配上一碟生姜丝的。姜的诸多功效使得它被视为通神之物，若是梦到生姜则是大吉兆了："梦食姜有祭享之事，有疗病之方，有温和之气，心安神静，运通时泰，灾消病除。商旅梦此，南行大利。"

周处在《风土记》中以椒、榝、姜为三香。榝，也就是茱萸，是中国本土植物，又分为食茱萸、山茱萸、吴茱萸之类。关于茱萸的记载较多，也颇凌乱，让人难以判断到底是哪种茱萸。食茱萸枝有刺，果红色，种子棕黑色，产于我国浙江、广东、广西及台湾等地。果实可食用，可作调味香料，故名食茱萸，有别于吴茱萸。吴茱萸生于山地疏林或灌木丛中，多见于向阳坡地，可用作药物。对于二者如何区分，古人也有经验："粒大、色黄黑者为食茱萸，粒紧小、色青绿者为吴茱萸。"山茱萸，叶子对生，长椭圆形，花黄色，果实为枣红色，入药对阳痿、遗精等症有疗效。

虽然茱萸种类让人眼花缭乱，不过茱萸可视作是统称，其主要功效是为食物调味，此外或是用来入药，或是作为杀菌材料。茱萸的辣味在古时乃是重要调味品。《礼记·内则》云"三牲用藙"，藙，指茱萸，即用茱萸搭配牛、羊、猪肉，增加口感。

关于茱萸的种植与辟疫功效，古人也很早就有记载。《齐民要术》就说："井上宜种茱萸，茱萸叶落井中，饮此水者无温病。""舍东种白杨、茱萸三根，增年益寿，除患害也。""悬茱萸子于屋内，鬼畏不入也。"[1]

茱萸具有的杀虫、消毒、止痛、逐寒、祛风等药性，自然让医疗卫生条件落后的古人推崇。《西京杂记》中便说："九月九日佩茱萸，食蓬饵，饮菊花酒，令人长寿。"蓬饵，是汉代宫廷中的一种饼，以蓬蒿制成。九月九日，茱萸、蓬饵、鸡黍之外，还有一物必备，这就是菊花酒。在菊花开放时采摘茎叶，以杂黍米酿造。等到来年九月九日，酒熟时便可以畅饮。

佩茱萸，饮菊花酒，在汉初就已成为习俗。汉高祖最宠幸的戚夫人，有一名侍女叫贾佩兰，后来嫁给了扶风郡人段儒。贾佩兰回忆往昔在宫廷之中的生活，各种繁华，各种欢乐。七月初七，他们一起到百子池，奏起于阗乐。一曲终了，大家拿出五彩丝线，扎起了头发，称为"相连绶"。八月四日，则在竹林中下棋，胜者此年健康，负者则有病患。不过负者也可以消除灾患，只要面对

---

1 ［南北朝］贾思勰：《齐民要术》卷第四，《四部丛刊》景明钞本。

北极星祈求，就会避去晦气。到了九月，大家一起佩茱萸，食蓬蒿饼，摘下菊花，酿制菊花酒，留待来年。[1]

茱萸在中国历史上一直被视为辟邪之物。唐代曾将茱萸称为"辟邪翁"。在中国古代，没有哪一种香料如茱萸这般被诗人们所钟爱，大量诗文之中都曾出现它的影子，它更被赋予了诸多意义，古人常头插茱萸，重阳登高，追忆往昔，感叹时光悠悠，人世变迁。

至于为何会有此风俗，其中又有一番故事。据史料所载，汝南桓景曾追随费长房多年，学习法术。费长房曾在汝南地方上当过一阵小官，后至深山之中修炼，得了仙人一个神符，可以主宰鬼神。传说费长房能医百病，鞭笞百鬼，甚至可以驱使土地神。某日，费长房对徒弟桓景道："九月九日，你家中当有灾难，你赶紧回去，让全家制作绛囊，盛茱萸，系在臂上。此日还要登高饮菊花酒，可以免除灾祸。"桓景听了后，遵照师父的嘱咐，回家系茱萸，登高饮菊花酒。至晚回家时，家中的牛、羊、鸡、鸭全部暴亡。"今世人九日登高饮酒，妇人带茱萸囊，盖始于此。"[2]至于老神仙费长房，"后失其符，为众鬼所杀"。费长房让桓景所插的茱萸到底是哪种茱萸？从功效来看，吴茱萸、食茱萸二者均具备辛辣特征，故而均可视为遍插茱萸所用之物。

至于重阳之名为何定为九月九日，因九为阳数，月日并为阳，故曰重阳。重阳登高，从汉代一直到南北朝，此风俗未曾改变。在隋代，北方人人注重此习俗。其实，何止是隋代，其后的

---

1 [晋] 干宝：《搜神记》卷二，明《津逮秘书》本。

2 [南北朝] 吴均：《续齐谐记》，明《顾氏文房小说》本。

千百年间，重阳登高饮酒的风俗一直被延续下来，同时也引发了无数的诗意遐想。如曹操写信给钟繇，信中说道："九月九日草木遍枯，而黄菊纷然独秀，今奉一束。"[1] 九月九日时，陶潜身边无酒，宅边摘菊盈把，聊解酒馋。忽有白衣人飘然而至，却是王弘送酒来也，少不得痛饮一场，大醉而归，后世遂有"白衣菊酒晋阳秋"之谓。茱萸在古时虽被赋予诸多意象，不过到了近代，随着香料的日益丰富，茱萸在食物主香料中的地位逐渐下降，只是在江南地方上，每到了重阳之日，家家户户，还是要挂上茱萸的。

　　概而论之，两汉之前，先民对香料的使用比较粗糙，要么是装入香囊随身佩带，要么是在食物中调味，要么是随燔柴一起，燃烧之后驱虫。到了两汉时期，随着对岭南等地的开拓，各种中国南方所产香料得到流通，如郁金、豆蔻、藿香、芸香、枫香果、桂皮、辛夷、佩兰、杜衡、江离、木蜜、茅香等，可供南北各地使用。香料的使用方法也开始增多，可以用于建筑中，也可以用来调味，可以沐浴，可以佩带，更重要的突破则是熏炉焚香，除去臭秽，净化空气。香料在两汉及之后的中国历史乃是贸易的大宗，而香料的运用绝非单纯的对奢华生活的追求，更是包含了对净化环境、祛除疫病的深层考虑。

1　[唐] 白居易：《白氏六帖事类集》卷一，民国景宋本。

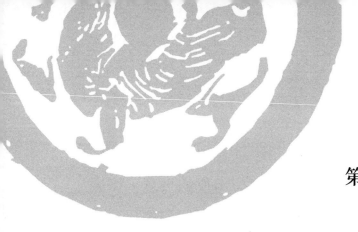

第三章

瘟疫与战争

战争影响着人类历史的走向，而瘟疫影响着战争的走向，瘟疫、战争、饥荒被视为人类文明的三大公敌。在汉帝国的开拓中，强如匈奴，也不得不采用诅军之术，以延缓汉军的进军步伐。在曹操争霸天下的战争中，遇到的最沉重一击来自赤壁，而此年曹操军中暴发的疫病降低了军队的战斗力，使曹操无奈而退，至此天下三分。此后魏吴两国，围绕合肥进行了多次征战，军中多发的疫病使战事拖延多年，双方陷入僵持。诸葛亮向南方进军的步伐也受阻于此地多发的瘴气疫病，最终不得不仓促退兵，而未能对南方加以整合。入晋之后，一度"王与马共天下"，当王敦想独霸天下时，一场突如其来的虫病使他的梦想破灭。

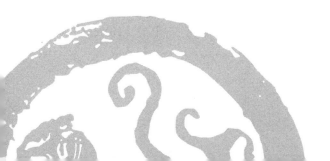

诅军之术与匈奴的兴衰

匈奴，在中国古代文化中，被演变成为一种意向。历代诗人们以万千的诗句，去想象着与匈奴的战争，去描绘着金戈铁马的壮阔，去抒发着无限的豪情。这其中也有对战争的反思，对人性的悲悯，到底战争是残酷的。

在各个游牧民族中，最早出现在中国历史上的是匈奴。据《汉书·匈奴传》记载，夏的最后一个君主夏桀实行残暴统治，商汤灭夏之后，将夏桀流放到北方。夏桀死后，他的儿子名叫淳维，率余部继续北迁，演变为游牧部落。上古时称"荤粥（xūnyù）"，周时称"猃狁"，秦汉时则称"匈奴"。匈奴没有固定的居住地，通过迁徙游牧为生，被学界称为"充分流动的畜牧业"。匈奴全民精于骑射，勇猛剽悍。

匈奴社会受气候影响巨大，"好的气候"可以保证牧场提供马匹与羊所需要的草料，保持部落的稳定；"坏的气候"则会引发一系列灾难，导致食物匮乏，难以生存，迫使匈奴向外去寻找生存的机会。历史上，每当吹向大漠以北的季风改道，草原上发生旱灾时，匈奴靠畜牧狩猎不能维持生存，便向外发动战争，通过南下掠夺农耕社会来获取生存所必需的资源。黄河河套地区、阴山一带，河西走廊的祁连山和焉支山地区，有着肥美的水草，乃是中原王朝与匈奴部落的必争之地。

秦朝凭借强大军力，对匈奴进行打击，蒙恬威震匈奴，匈奴单于头曼"不胜秦，北纵"，不敢南面而望十余年。汉开国之后，对北方开拓的最大敌手就是匈奴。刘邦在与匈奴的战争中吃了大亏，此后一度以防御为主。到了汉武帝时期，随着国力的强盛，开始积极对匈奴用兵。漠南之战，卫青等人攻下早先匈奴占领的河套南北及阴山一带。河西之战，汉兵夺取了河西走廊的焉支山和祁连山。匈奴悲歌云："失我焉支山，使我妇女无颜色。失我祁连山，使我六畜不蕃息。"

武帝元狩二年（前121），在军事上取得胜利后，汉廷设武威、酒泉二郡，敦煌一带属酒泉郡管辖。至元鼎六年（前111），又分设张掖、敦煌二郡。武威、酒泉、张掖、敦煌四郡，合称"河西四郡"，汉廷徙内地之民以实之。河西四郡的设立，使汉廷获得了保障丝绸之路畅通的稳固基地，而匈奴等游牧部落将面对绵延千里的汉长城的巨大压力。当然，占据河西地区，又可断绝匈奴人与羌人联系。此一战略目标，在当时也被明确，即"西置酒泉郡，以隔绝胡与羌通之路"[1]。

武帝太初元年（前104），匈奴大雨雪，牲畜多饥寒而死。刚刚执掌权力的匈奴儿单于生性好杀，此时匈奴内部不稳。匈奴左大都尉欲杀儿单于，于是暗中联系汉廷出兵，"我欲杀单于降汉，汉远，即来兵迎我，我即发"。太初二年（前103），武帝遣赵破奴领兵两万支援匈奴左大都尉。不想左大都尉事败被杀，汉军深入漠

---

1 ［汉］班固：《汉书·匈奴传》，清乾隆武英殿刻本。

北两千里，被匈奴大兵团团围困，最终全军覆没，赵破奴被俘。

在对汉军的战争中，匈奴常使用诅军术。所谓诅军术，乃是在敌军必经之道上埋下牛羊尸体，以此诅咒敌军，此术乃是巫术系统中的接触转嫁法。匈奴社会中有巫，称"胡巫"，其作用与中原类似，"能事无形，以舞降神者也"[1]。胡巫是人与神力的结合体，具有通神之能，使用恶毒的诅咒来战胜邪鬼、祛除不祥、战胜疾病、占卜吉凶等。胡巫是单于沟通天地的媒介，对匈奴的内政外交起着重大影响。在匈奴部落中，胡巫有时也扮演着医生的角色。《汉书·苏武传》就曾记载，苏武在匈奴自杀后，卫律迅速召胡巫前来救助，他凿地为坎，下置煴火，把苏武放在上面，用脚踏踩其后背使其出血。原先气息已断的苏武，在胡巫一番救治后苏醒。

通过俘虏、投降等形式，匈奴的巫术随着胡巫传入中原，并很快被学习推广。内地民众偷偷在道路上埋设偶人之类，以将祸害转移给行人，"当驰道埋偶人，祝诅有恶言"。汉廷认为此举荒诞不经，遂加以禁止，并搜捕巫蛊。武帝天汉二年（前99）秋，官方下令："止禁巫祠道中者，大搜。"[2]

武帝征和三年（前90），贰师将军李广利出兵五原（今内蒙古自治区五原县），讨伐匈奴。朝廷内部，丞相刘屈氂谋立昌邑王刘髆为太子，李广利也被卷入。事败之后，刘屈氂被腰斩，李广利妻儿被下狱。因此李广利想要迅速击溃匈奴，取得胜利，以期得到汉武帝宽恕。不想兵败，李广利无路可走，只得投降匈奴。

1 ［汉］许慎：《说文解字》卷五上，清《文渊阁四库全书》本。

2 ［汉］班固：《汉书·武帝纪》，清乾隆武英殿刻本。

　　征和四年（前89），汉武帝下诏，就李广利对匈奴用兵失败进行反思。汉武帝提到，军候弘曾上书："匈奴缚马前后足，置城下，驰言'秦人，我匄若马'。"缚马足此举很是怪异，汉武帝征询群臣意见，群臣讨论后，一致认为，匈奴自缚其马足，不祥甚哉。

　　据被俘获的匈奴间谍交代："闻汉军当来，匈奴使巫埋羊牛所出诸道及水上以诅军。单于遗天子马裘，常使巫祝之。缚马者，诅军事也。"[1]意思是，匈奴听闻汉军将来，遣巫师在汉军必经的道路与水中，埋下牛羊尸体，用来诅咒汉军。单于向汉天子所赠送的马裘，也由巫师诅咒过。把马缚住，则是诅咒汉军出兵必败。

　　在世界历史上的各类围城战中，向被围困的城市投掷动物尸首，或在水中扔入动物尸首等，都是常见的作战方式，目的是扩散疫病，击溃敌人。匈奴将牛羊尸体埋在汉军行军的路边或扔入水中，无疑能传播各类疫病，导致汉军战力下降。但汉军与匈奴交战是在广阔的空间内进行，牛羊尸体所带来的传染类疾病，如痢疾等，持续的时间较短，很难传回中原。

　　事实上，匈奴使用诅军术，主要目的还是想通过巫术施加诅咒。埋牛羊尸体、缚马足都是匈奴巫术中的仪式，以求达成诅咒敌人的目的。在汉军对匈奴、大宛的战斗中，也曾使用诅军术诅咒对方。如太初元年（前104），汉军讨伐大宛，由丁夫人、雒阳虞初等人施展巫术，诅咒匈奴、大宛。

　　武帝后元元年（前88），匈奴"会连雨雪数月，畜产死，人

民疫病，谷稼不孰"[1]。此年灾疫并发，让匈奴大为恐惧。此前已投降匈奴的贰师将军李广利因为得宠于狐鹿姑单于，引起卫律嫉妒，他向狐鹿姑单于进谗言。狐鹿姑单于将李广利抓捕处死，李广利临死前大骂："我死，必灭匈奴。"[2] 李广利死时，恰逢匈奴地区天灾疫病齐发，引发单于畏惧，以为是李广利的诅咒应验，于是为其建祠室，以图祭祀消灾。

随着匈奴人不断流入，胡巫随之进入中原地区。《汉书·地理志》就曾记载，汉安定郡（前114年置）所属的朝那县（今宁夏固原）有端旬祠十五所，祠内有胡巫祝诅。汉代国典之中也有胡巫，同时在汉廷所设祠九天的九天巫中也有胡巫，"胡巫事九天于神明台"。

胡巫进入中土后，其所擅长的诅军术也被用于宫廷政争中。征和元年（前92），有人上书诬告丞相公孙贺之子公孙敬声与阳石公主私通，行巫蛊诅咒天子。受此牵连，征和二年（前91），公孙贺父子被抓捕，死在狱中。

武帝时，胡巫频繁出没宫廷，教宫人避灾，在屋内埋木偶人祭祀。征和二年（前91），武帝得病，江充进谗言，说有人使用巫蛊之术诅咒。武帝便命江充调查巫蛊事件，自己则到甘泉宫养病避暑。江充带领胡巫入宫搜索木偶，先从后宫搜起，再搜查卫皇后，然后将目标指向卫太子。江充与卫太子刘据一向不和，担心太子登基后报复，于是掘太子宫，"得桐木人"。这木人，实际上

---

1 ［汉］班固：《汉书·匈奴传》，清乾隆武英殿刻本。

2 ［汉］班固：《汉书·匈奴传》，清乾隆武英殿刻本。

是江充指使胡巫"作而埋之"。

江充栽赃陷害，让太子又惧又怒，在此年的秋七月发兵反叛，斩杀江充。胡巫受江充指使，助纣为虐，太子特别愤恨，将胡巫在上林苑中烧死。太子发动反叛之后，与汉军在长安城大战五天，死者多达数万，最终太子兵败自杀。此次事件，史称"巫蛊之祸"。此年参与太子起兵的人员众多，流放至敦煌的人数相当可观。这些被流放者中，既有太子的宾客，也有长安市井各种人员。正是此次祸乱使得此后中国历代王朝以重法惩戒巫蛊，东汉法律便规定"敢蛊人及教令者弃市"[1]，唐律则将蛊罪纳入十恶中的不道。

历史上，汉武帝晚年多次感染疾疫，后来的汉昭帝二十一岁去世，霍去病二十四岁去世，可能也都是死于疫病。武帝未平定匈奴便死去，草原文明与农耕文明的碰撞依然。

宣帝本始二年（前72），乌孙遣使汉廷，愿出五万精骑，配合汉军攻打匈奴。宣帝令其挑选全国精兵十五万，从西河、张掖、云中、酒泉、五原，分五路出击，又令校尉常惠出使乌孙，持节督护乌孙发兵五万助战。匈奴听闻汉廷大兵来攻，老弱奔走，驱畜产远遁。汉军深入，一路追击至蒲类海（即今巴里坤湖）。乌孙军在常惠指挥下，大败匈奴，匈奴开始呈现颓势。"匈奴民众死伤而去者，及畜产远移死亡不可胜数。于是匈奴遂衰耗，怨乌孙。"[2]

宣帝本始三年（前71）冬，匈奴单于报复乌孙，领万余骑攻袭乌孙，俘获大量老弱。就在匈奴回师之时，"会天大雨雪，一日

---

1 ［宋］王应麟：《汉制考》卷二，清《学津讨原》本。
2 ［汉］班固：《汉书·匈奴传》，清乾隆武英殿刻本。

深丈余，人民畜产冻死，还者不能什一"[1]。西域各国纷纷出兵，乘弱攻其北，乌桓入其东，乌孙击其西，共杀匈奴数万人，俘获马牛羊甚众。此役匈奴遭到沉重打击，"人民死者什三，畜产什五，匈奴大虚弱"，此后匈奴趋向和亲政策，"而边境少事矣"。[2]

汉哀帝时，单于想要前来朝觐，哀帝担忧匈奴来了会传播疾病之类，加以拒绝。两年之后，即元寿二年（前1），单于还是来朝。哀帝将他安排在上林苑蒲陶宫居住，盖因此地乃是太岁厌胜所在，可以克制单于。单于得知此中玄奥，大为不悦。而当日也风传，单于朝中国辄有大变故，果然此年汉哀帝驾崩，西汉政局为之一变。

王莽篡汉后，认为中国周边各部"违于古典，缪于一统"，采取了"降王为侯"的策略，进而希望吞并周边各部，实现大一统。始建国二年（10）冬，王莽出动六路大军，威胁匈奴。战线绵延三千余里，募集天下囚徒、丁男、甲卒三十万，从全国各地调集军需。由江淮直至北地，运输物资的役夫络绎不绝。各军分散出发，一路滋事，至前方后与戍边将士爆发冲突。内地为了征集军需，暴力催征，导致大量民众破产，引发混乱。战争还未打响，边疆与内地已经是乱成一团。

第五路大军统帅严尤进谏，列举了对匈奴战争的五难，其中特别提到后勤补给与疾疫多发的问题。就后勤而言，计一人三百日食物，用干粮十八斛（约今日三百斤），只有用牛驮；牛的饲

---

1 [汉] 班固：《汉书·匈奴传》，清乾隆武英殿刻本。

2 [汉] 班固：《汉书·匈奴传》，清乾隆武英殿刻本。

料，又需要加二十斛，可谓重矣。胡地沙卤，多乏水草，以往昔经验，大军出动未满百日，牛必力竭而死，余粮尚多，人不能扛负。就疾疫而言，胡地秋冬甚寒，春夏甚风，气候恶劣无常，加上营养不良，军队有疾疫之忧。是故前世伐胡，不过百日，非不欲久，力所不能也。

王莽不听严尤之言，转兵谷如故，天下骚动。这次大规模军事动员给内地与边境地区带来了困苦，被史家指责是王莽好大喜功的无效行动。王莽炫耀武力，还未进军，西域各部与匈奴已经联合起来，寇掠各边。王莽调遣的十二部兵久屯而不去，军队疲惫，数年之间，北边虚空，野有暴骨。

东汉初年，在休养生息多年之后，匈奴再次强盛，控制了西域和东北的乌桓等族。在刘秀进行争霸战争时，匈奴也曾介入，他们支持渔阳彭宠、五原卢芳，反对刘秀。东汉开国之后，因国力困乏，对匈奴以防御为主，重点打击得到匈奴支持的卢芳势力。光武帝建武二十二年（46），此年匈奴暴发大规模天灾，且伴随疫情："匈奴中连年旱、蝗，赤地数千里，草木尽枯。人畜饥疫，死耗太半。"此次天灾与大疫造成了匈奴的内部纷争。

呼韩邪单于、王昭君之孙，乌珠留单于之子比，虽未能接任汗位，但统领南边八部及乌桓之众，部属四五万人，实力强大。建武二十二年（46），此年单于死，子左贤王乌达鞮侯立为单于，复死，弟左贤王蒲奴立为单于。比不得立，大为不满，暗中遣使汉廷，请求和亲。此年匈奴内部多事，又有灾疫，乌桓乘弱击破之，匈奴北徙数千里，漠南地空。

建武二十四年（48）春，匈奴南边八部共议，袭用比祖父的

尊号，立比为呼韩邪单于。于是比遣使至五原塞，请求内附。光武
帝刘秀立比为南单于，比所辖八部被安置在朔方、五原、云中、定
襄、雁门、代郡等边郡，助汉守边，从此匈奴分裂为南、北二部。

南、北匈奴之间彼此征战。南匈奴单于比于建武二十五年
（49）出兵，攻打北匈奴，"北单于震怖，却地千里"[1]。建武二十六
年（50），东汉设置使匈奴中郎将，主管南匈奴事务。南、北匈奴
彼此征战使环境恶化，遇到恶劣气候时，又会加剧自然灾害，进
一步导致战争的扩大与持续。陈业新认为："两汉时期的战争对灾
害的影响，还可从战争主要地区与灾害（主要是旱灾）高发地区
的一致性中得到较好的印证。这种一致性决非偶然，因为战争连
同开发、垦殖，使得这一地区的生态资源如植被等受到了严重的
破坏，地面失去了植被的保护，土壤中植物所涵养的水分锐减，
有雨则潦，河患屡发；无雨则旱，旱魃为虐，加大了灾害发生的
频率，加重了灾害的程度。"[2]

南、北匈奴互相厮杀多年后，北匈奴力量削弱。建武二十七
年（51），北匈奴暴发瘟疫，"虏今人畜疫死，旱蝗赤地，疫困之
力，不当中国一郡"，且"匈奴饥疫，自相纷争"。臧宫等武将建
议汉光武帝趁乱出兵剿灭。光武帝笑曰："常胜之家，难与虑敌，
吾方自思之。"[3]北匈奴势力衰弱，不得不主动向汉廷示好，遣使请
求互市和亲。汉廷考虑到要笼络南匈奴，未接受其和亲请求，只

---

1 [晋]袁宏：《后汉纪·后汉光武皇帝纪》卷八，《四部丛刊初编》本。

2 陈业新：《灾害与两汉社会研究》，上海：上海人民出版社，2004年，第
    139页。

3 [晋]袁宏：《后汉纪·后汉光武皇帝纪》卷八，《四部丛刊初编》本。

是加以赏赐。

大旱、瘟疫此后不断困扰匈奴，起到了"诅军"的功效。汉章帝章和二年（88），北匈奴饥蝗并发。永元元年（89），利用匈奴灾疫之后力量衰弱，汉廷出动三路大军深入草原，攻击北匈奴。北匈奴一路溃败，降者二十万，汉军出塞三千里，进至燕然山，刻石勒铭而还。

汉代对匈奴的战争，被后世无数诗人咏诵，如李白诗云："去年战，桑干源，今年战，葱河道。洗兵条支海上波，放马天山雪中草。万里长征战，三军尽衰老。匈奴以杀戮为耕作，古来唯见白骨黄沙田。秦家筑城备胡处，汉家还有烽火燃。烽火燃不息，征战无已时。野战格斗死，败马号鸣向天悲。乌鸢啄人肠，衔飞上挂枯树枝。士卒涂草莽，将军空尔为。乃知兵者是凶器，圣人不得已而用之。"

长期的干旱与疫病破坏了匈奴部落的生态，使其人口急剧下降，导致内部分裂。曾经称雄草原，不断挑战汉廷的匈奴只能不断寻求新的游牧之地。永元四年（92），北匈奴单于率领部分属下离开漠北，开始了漫长的西迁。在北匈奴西迁的过程中，一部分匈奴人向东依附鲜卑人，一部分匈奴人南下，内附于汉廷。内附的南北匈奴均保持了其早先的习俗，日后将成为五胡乱华的主力。此后的几百年间，匈奴人由伊犁河迁至锡尔河流域，又迁至顿河，再至多瑙河，最终震动了欧洲。

瘟疫改变历史：赤壁之战的真相

"千秋人物三分国，一片山河百战场。"被千古传颂、经久不衰的赤壁之战，是曹操与孙权、刘备以争夺荆州地区为目标的一次大战。此时的局面是，曹操控制了北方，孙权拥有江东六郡，刘备依附于荆州刘表。早在建安六年（201），刘备就来投奔刘表，驻屯于新野。刘表并无什么野心，只求自保，可这刘备却暗中招兵买马，吸纳良才，等待机会，以图大展身手。这机会，在建安十三年（208）出现。

建安十三年（208），刘表病重，而刘表所生诸子在史书中被描述为"与豚犬等"，这为各方势力提供了机会。首先下手的乃是江东孙权。对于荆州，孙权觊觎已久，视为争夺天下的关键。建安五年（200），孙权刚刚继位时，鲁肃就向他建议，汉室不可复兴，曹操不可卒除，为今之计，只有鼎足江东，向外发展势力，先剿黄祖，再伐刘表，可以图天下霸业。此年春，孙权利用刘表病重，派兵攻打江夏。此战孙权击杀黄祖，攻克江夏，席卷了几万人口后撤军，战后江夏由刘表长子刘琦控制。

建安十三年六月，曹操得到刘表病重、孙权用兵的消息，他岂肯让荆州落入碧眼儿之手？于是这一年秋七月，曹操整军南下，攻打刘表。八月，刘表病逝，儿子刘琮继任荆州牧。刘琮乃无能之辈，面对乱局，不知所措，在部将劝说下，投降曹操。在刘表时代，荆州保持了稳定局面，各地流民涌入避难，出现了难得的繁荣。刘表死后，荆州成为三国争雄的重心，多年战乱后，土地荒残，人物几尽，荆州民众或东入江左，或西去巴蜀。

秋九月，曹操大兵至新野，距离刘备驻守的樊城一百五十里。刘琮没有抵抗就投降了曹操，也没有告知刘备。待刘备得到消息后，已无法阻挡曹操大军，于是率领部众由樊城从陆路撤退，准备前往江陵（今湖北荆州），关羽则领水军由水路前往。此时，刘备除所部兵将之外，尚有大量民众共十余万人及辎重数千辆跟随，故仅日行十余里。大军路过襄阳时，诸葛亮曾劝他占据襄阳，只是刘备表示"不忍"而作罢。

此时曹操快速推进，不想给刘备任何余地，他亲率五千轻骑追击。九月十九日，在当阳长坂坡，曹军追上刘备，歼其主力，刘备、诸葛亮狼狈而逃，至汉水与关羽会合，众人得到刘琦接应，一起退至夏口。刘备、刘琦合兵之后，兵力不过两万余人。曹操占据江陵，收编荆州降军，得了大批战船，声势浩大。被曹操兵威所慑，益州牧刘璋也主动向曹操示好，接受征役，遣兵给军。

曹操攻势如猛虎下山，迅捷无比，这让在江东的孙权集团惊骇。此时的孙权，名义上仍是汉之讨虏将军，领会稽太守。孙权坐拥江东，雄心勃勃，怎会甘为人臣？他的战略目标是夺取荆州，"竟长江所极，据而有之，然后建号帝王，以图天下"[1]曹操拿下荆州，既打击了孙权夺荆州、争天下的目标，又威胁到了孙权在江

---

1 ［晋］陈寿：《三国志·吴书·鲁肃传》，百衲本景宋绍熙刊本。

东的统治。

孙权集团中的鲁肃建议孙权联络刘备，共抗曹操。孙权当即遣鲁肃，以吊哀刘表之名，前去联络刘备。鲁肃行至汉津附近，遇到了败退的刘备、刘琦，当即表达了共抗曹操的意图。刘备此时已是岌岌可危，突然得了救命稻草，当即遣诸葛亮前往柴桑（今江西九江西南）会见孙权，自己则领兵驻扎樊口（今湖北鄂州西），靠近孙权，以得到保护，刘琦则留守夏口。

诸葛亮见了孙权，经过一番游说，最终说动孙权，但孙权内部多有主降者，最终一锤定音的则是周瑜。周瑜赶到柴桑后，放出豪言："英雄乐业，尚当横行天下。"又一一分析了曹操的不足，其中特别提到天时地利及疫病对曹操大军的影响："又今盛寒，马无稿草。驱中国士众，远涉江湖之间，不习水土，必生疾病。"[1]孙权当即定策，联络刘备，共抗曹操。

后世所称的"赤壁之战"，由前后两次战役组成，即赤壁战役、乌林战役。

冬十二月，曹操领大军由江陵出发，水陆并进，沿江而下。据周瑜所说，曹操南下大军有十五六万，加上荆州投降的刘表军七八万，总计二十四万左右。曹操大军东进时，周瑜率东吴大军三万至长江南岸赤壁迎战。《三国志·周瑜传》记载："时曹公军众已有疾病，初一交战，公军败退，引次江北。"[2]据此记录，赤壁大战尚未开始时，曹操大军已疫病流行。曹操遣出的部队进入长

---

1 [晋] 陈寿：《三国志·吴书·周瑜传》，百衲本景宋绍熙刊本。

2 [晋] 陈寿：《三国志·吴书·周瑜传》，百衲本景宋绍熙刊本。

江南岸后，受疫病影响，战力下降，战败后退回江北。

后世有观点认为，曹操大军所感染的乃是血吸虫病，此说影响颇广。长江流域在当日确实血吸虫病高发。从理论上讲，人一年四季都会感染血吸虫病，但在气温较高的四至十月份最易感染。冬季，江河湖水或是冰冻或是干枯，感染性钉螺极少甚至不溢出尾蚴，会出现较长时间的血吸虫非易感染季节。秋九月时，曹操大兵才至新野。冬十二月，曹操大兵自江陵顺江东下，水陆齐进。此时天寒地冻，感染血吸虫病的概率降低。可以肯定，曹操军中所感染的疫病不是血吸虫病，而是其他疫病。

曹操大军远征，后勤补给困难，故而拿下江陵之后，便以此地作为后勤基地，进行补给。但就是在占据江陵后，因曹操军中人多，至前方的军粮供应便存在问题。人的身体在进入不同地域后，都有一个调节的过程，或者是身体适应新的气候，或者是无法适应，引发疫病。

北方士兵来到南方后水土不服、体质下降，加之后勤供给困难，导致食物单一，营养失衡，普遍免疫力下降。长江边的凌厉寒风与刺骨潮湿，又给了他们以致命一击。此时已入冬月，天气酷寒，正是伤寒之类疾病高发的时期。而在建安年间，天气异常，酷寒常现，伤寒乃是最为常见、危害最大的传染疾病。对于当时的伤寒病到底是何种疾病，当代医学界争论颇多，一般认为是流感、克里米亚－刚果出血热、流行性出血热、斑疹伤寒等，但不可能是血吸虫病。

此时曹操军中主力乃是北地之士，在南方不仅水土不服，军中还有疫病，这些因素导致战斗力大为下降。疫病直接影响将士身体，也削弱了其战斗意志，导致军心一蹶不振。而在曹操军中，精通水战的是新收编的刘表降军，战斗意志本就比较薄弱，疫病之下，更无战意。孙、刘联军已在长江南岸赤壁严阵以待。在赤壁交战之中，曹操虽占据兵力优势，却在战场上陷入劣势，不得不退回长江北岸，驻军乌林。乌林在西，在长江上游北岸；赤壁在东，在长江下游南岸，两地相距百余里，后世一直误解，以为赤壁在长江北岸。[1]

受疫病及不善水战的影响，曹操将战船集中，以铁链相连，消除船只颠簸带来的晕船现象，步骑兵则在沿岸驻扎，紧靠水军，随时操练。密集连接的曹操水师为周瑜发动火攻创造了条件。十二月底，周瑜设苦肉计，以黄盖投降为诱饵，火攻曹操。至开战之日，黄盖先取轻便小舰十艘，满载枯柴，灌以鱼膏，用赤幔覆盖。此时东南风急，黄盖十舰当先，直接奔曹操水军而去，船上众兵齐声大叫："降焉！"

曹军官兵毫无警惕，延颈观望，等着黄盖投降。黄盖诸舰距离曹操水军二里余，同时点火，火烈风猛，小船如箭，飞速靠近，烧尽北船。火势蔓延，岸边营寨也被波及。片刻之间，烟焰张天，人马烧溺，死者甚众。此时周瑜等率领精锐在后，擂鼓大进，发动攻势，陷入混乱中的北军兵败如山倒。

火攻之下，曹操水军溃败，水军主力覆灭，岸上步兵又多感染疫病，战力不足，于是曹操领军撤退。后世所记录的"火烧赤

---

1 南朝宋时，盛弘之《荆州记》载："蒲圻县沿江一百里，南岸名赤壁，周瑜、黄盖（于）此乘大舰，上破魏武兵于乌林。乌林、赤壁，其东西一百六十里。"

壁"，实是火烧乌林。这一段历史，《三国志·武帝纪》简单描述为："公至赤壁，与备战，不利。于是大疫，吏士多死者，乃引军还。"[1]

战败之后，曹操领残军向西边云梦泽撤退，途中一度迷路。经华容返回时，道路泥泞，天刮寒风，只能靠士兵在路上铺上杂草，骑兵才得以通过，最终退回江陵。至江陵后，曹操布置防务，自领余部退回豫州。

赤壁之战后，曹操领主力北返，江陵由曹仁驻守。周瑜全力进攻江陵，围攻良久，未能攻下。后曹操令曹仁弃守江陵，退守樊城，东吴方才拿下江陵。赤壁之战后，刘备是最大赢家。他利用周瑜围攻江陵的间歇，南下获得了发展，先后取得武陵、零陵、桂阳、长沙四郡，总算有了自己的地盘。以此为根据地，刘备继续西进，夺取益州，未来三国鼎立的态势已有雏形。

建安十三年（208）的赤壁之战，谈笑间樯橹灰飞烟灭，予当时人以颇多心理冲击。大疫、战争之中，人的生命脆弱不堪。就赤壁之战，曹操曾与孙权书云："赤壁之役，值有疾病，孤烧船自退，横使周瑜虚获此名。"[2]后世认为，曹操此信乃是给自己找台阶下，但也可从此看出，疫情对曹操大军的影响，使其颇不甘心。曹操钟爱的幼子曹冲在建安十三年曾随军至赤壁，遇上大疫，不幸早夭，时年十三岁。

在中国历史上，南北交战，南人获胜影响历史走向者，千余

---

1 [晋] 陈寿：《三国志·魏书》卷一，百衲本景宋绍熙刊本。

2 [南北朝] 萧统：《文选》卷四十二，胡刻本。

年来不过三役，一是周瑜之于赤壁，二是谢玄之于淝水，三是虞允文之于采石。赤壁之战奠定了三国鼎立的格局，影响波及后世。此后千余年间，无数人前往赤壁凭吊，仰慕古人之风采。

血色要塞：魏吴合肥之战始末

东汉末期的大瘟疫，伴随着各类天灾，打破了中国农耕社会的平衡，进入了文明的顿挫期。这一期间，早先维持统治的政治秩序崩塌，社会秩序混乱，各方势力争雄。有着万千雄心的曹操，迫不及待地想要肃清天下，剿灭群雄，重建秩序，而他的努力在赤壁之战中受到重挫，在合肥的城下，他又遭到了孙权的挑战。

合肥地处长江、淮河之间，位于巢湖西北岸，淝河之水穿流而过，战略位置重要，"自大江而北出，得合肥，则可以西问申、蔡，北向徐、寿，而争胜于中原。中原得合肥，则扼江南之吭而拊其背矣"[1]。

东汉末年，合肥属于袁术的势力范围。建安四年（199），袁术去世，曹操、孙策对江淮均虎视眈眈。孙策与周瑜率二万人攻克皖城，获得在江淮的发展基地。曹操遣刘馥经略江淮，前后八年，呕心沥血。"馥既受命，单马造合肥空城，建立州治。"[2] 曹魏在

---

1 ［清］何绍基：《（光绪）重修安徽通志》卷十六，清光绪四年刻本。

2 ［晋］陈寿：《三国志·魏书》卷十五，百衲本景宋绍熙刊本。

巢湖东北岸屯兵屯田，在西北岸建合肥城，作为扬州州治。在曹操的战略布局上，合肥是东部的战略要地，捍卫江淮，控扼东吴。

围绕合肥，曹操与孙权爆发多次激烈争夺。早在建安十三年（208）四月，曹操便遣李典在合肥防守。东吴方面，孙权对合肥也是志在必得。赤壁之战前，孙权曾亲自领兵包围合肥，一旦拿下合肥，孙权则可以攻取寿春，通过淮河水系北上，进逼中原，威胁曹操的根据地。此时曹操大军受疫病所困，军力疲惫，仅遣将军张喜率领千骑前去解围。合肥守军等候多日，却未等到援军，于是扬州别驾蒋济设计，诈称张喜所领步骑四万即将赶到，消息在合肥城内散布，被孙权侦知。孙权信以为真，急忙退走，合肥得以保全。

建安十四年（209），曹操一路奔波，于春三月亲自领军赶至谯县（今安徽亳州）。曹操作轻舟，治水军，预备前去增强合肥防御。秋七月，曹操领兵自涡水入淮水，出肥水，进入合肥。在合肥，曹操整顿吏治，开垦屯田，增强防御。此期间曹操也曾解释去年在赤壁之战的大败："自顷已来，军数征行，或遇疫气，吏士死亡不归，家室怨旷，百姓流离，而仁者岂乐之哉？不得已也。"在重建了淮南防御体系后，十二月，曹操领军返回谯县。

建安十五年（210），周瑜"道遇暴疾"，盛年而亡，此时东吴疫旱并行，周瑜也是感染疫病而死。周瑜病逝后，孙权将荆州借给刘备，由刘备负责荆州地区战事，自己则将主力收缩至扬州。建安十六年（211），孙权筑秣陵城。建安十七年（212），孙权移驻秣陵，改称建业。

由巢湖南下，经濡须水可直抵长江，此一地区乃是双方的重点争夺区域。建安十七年（212），孙权在濡须水上游造濡须坞（在今安徽巢湖东）。建安十八年（213），曹操号称动员四十万兵力攻打濡须口。此战曹操初战大胜，破濡须口孙权军营，大军进入长江，在江中洲上扎营。孙权领兵七万与曹操对峙月余。曹操见孙权"舟船器仗，军伍整肃"，发出慨叹："生子当如孙仲谋，刘景升儿子若豚犬耳。"乃收军而退。

东汉末期，受战乱及大疫冲击，人口锐减，"是时天下户口减耗，十裁一在"[1]。田地荒芜，粮价暴涨。董卓之乱时，谷每石涨至五十余万钱，其价惊人。曹操破黄巾后，想要经略四方，苦于粮食不足。他认识到："夫定国之术，在于强兵足食。秦人以急农兼天下，孝武以屯田定西域。"故而争霸之时，各方势力都忙于吸纳人口，进行屯田。此年曹操一度准备将江滨郡县民众内移屯田，不想各地民众惊扰，庐江、九江、蕲春、广陵等地十余万户渡江，投奔东吴。曹操的本意是将人口迁至内地，进行屯田，不想却引发民众逃亡，反而增强了江东力量。

在合肥以南，曹操所控制的地区只有皖城（今安徽潜山）。建安十九年（214）闰五月，孙权亲自率兵攻打皖城。大兵抵达之后，吕蒙认为，应当以三军锐气，四面围攻，速战速决。此战凌晨发动，很快就攻下皖城，俘获曹军万人。丢失皖城之后，合肥局面险峻。建安二十年（215）八月，趁曹操主力正攻打汉中张鲁之际，孙权领十万大军围攻合肥。此时合肥守将是张辽，其麾下不过七千余人。

---

1 ［晋］陈寿：《三国志·魏书》卷八，百衲本景宋绍熙刊本。

面对大兵围攻，张辽选择主动进攻，他趁孙权立足未稳，率八百精锐猛攻，大获全胜。孙权受挫之后，围困合肥，不幸的是，此时军中又暴发瘟疫，无奈之下，只好撤退。为避免撤退时发生混乱，孙权亲自断后，大军由逍遥津渡口南撤。张辽以寡敌众，成功挫败孙权对合肥的攻势，由此备受曹操青睐，被拜为征东将军，此后终生担任此职，统领雄兵，坐镇一方。张辽所负责的扬州战区，含淮南、庐江、安丰三郡，辖今安徽合肥以北，寿县以南，河南固始、商城以东，安徽怀远、定远以西的广阔地域。

建安二十一年（216），曹操收服张鲁，回邺城后被封为魏王。此年十月，曹操领大军南下。建安二十二年（217）正月，大军驻扎居巢（今安徽巢湖东北）。司马朗与夏侯惇、臧霸等随军出征，在居巢时，"军士大疫"，司马朗在军中巡视，为士兵请医配药，自己也因感染疫病去世。

此年疫情惨烈，遍布全国。从正月疫情暴发可以推断，此次疫情乃是节气变化所导致的伤寒。曹操大军暴发疫情后，并未影响其进军意图。二月时，曹操进攻濡须坞，孙权不敌。三月，孙权主动求和，双方暂时休战。此次战事，曹操获得主动，将防线移至居巢，缓解了合肥的防守压力。

守住合肥，就可以在江淮进行大规模屯田，发展经济。经过大规模屯田之后，江淮呈现出了富饶景象，"自寿春到京师，农官兵田，鸡犬之声，阡陌相属"。曹操在江淮推广屯田，具有重要的战略意义，此举将经济中心从黄淮流域扩展到江淮流域。因江淮地区的发展，曹操充实了自己的人口与经济实力，在三国争霸之中拥有绝对的国力优势。

建安二十四年（219），灾疫扩至荆襄一带。此年孙权趁关羽围曹仁于襄阳之机，遣吕蒙偷袭关羽。十二月，关羽父子被擒，东吴"遂定荆州"，无奈此年大疫，遂免除荆州百姓的租税。荆州为长江水道之咽喉，地势险要，士民富庶，被鲁肃视为东吴拓展霸业的重点方向。但东吴拿下荆州，却始终无法进一步开拓，征战的重心还在东线合肥。

建安二十五年（220），曹操去世，此时疫情已传播至魏都。汉献帝逊位，魏王曹丕称天子，时曹丕在邺城，士民颇苦劳役，又有疫情发生，一时军中骚动，经过朝廷妥善处理，才稳定了局面。

孙权此时则面临刘备的军事压力，于是在黄初二年（221），主动对曹魏遣使称臣。双方暂时停战，江淮平静，孙权将鄂城更名武昌，以应对刘备的攻势。黄初三年（222），陆逊于夷陵击败刘备，刘备去世，吴蜀复和。此年十月，曹丕兵分三路伐吴。十一月，曹丕亲临宛城（今河南南阳宛城），令夏侯尚率领各军与曹真一起围攻江陵。孙权、诸葛瑾领兵来援，与魏军大战。

江陵城被围多日，城中东吴士兵多有肿病（流肿，即一种脚气病），堪战者不过五千人。魏军曾一度挖地洞攻城，却未能攻入。此时江陵城中又暴发瘟疫，魏军担忧"疠气疾病，夹江涂地，恐相染污"[1]，于是主动退兵。虽然魏军撤退，却未能避开瘟疫影响，军中也是疫病蔓延。此次疫病在江陵暴发，随着魏军的撤退，又将疫病传播到了北方。黄初四年（223）三月，宛城、许昌大疫，死者数万，北方笼罩在疫情的恐惧之下。

---

1 宋效永，向焱点校：《三曹集》，合肥：黄山书社，2018年，第124页。

　　魏吴争雄，围绕合肥多次交战，东吴每次攻击合肥都利用水路，步兵乘船渡巢湖、溯施水（今南淝河），兵临合肥城下，设若攻城不利，则登舟由水路撤走，来去快捷，防不胜防。至曹魏扬州都督满宠上任后，看到此种弊端，上疏请求弃合肥旧城，在施水三十里处依山险筑新城，这样可以削弱敌军水运优势。魏太和三年（229），孙吴自武昌迁都建业，其部主力也随之转移，由此带来孙吴战略调整，合肥所在的淮南西部又成为吴国进攻重点。

　　太和四年（230）春正月，魏造合肥新城，费时三年，于青龙元年（233）完成工程。合肥移城之后，给吴军进攻带来不便。孙权亲自领兵围攻新城，奈何新城远离水面，孙权所依赖的强大水军无法发挥威力。满宠偷偷派遣步骑六千，暗中埋伏，孙权果然上岸耀武扬威，此时伏军卒起攻击，斩首数百。

　　魏青龙二年（234），西蜀诸葛亮北伐，邀孙权配合。五月，孙权率十万大军出居巢，进军合肥新城。满宠招募壮士数十人，折松为炬，灌以麻油，从上风放火，烧毁孙权军攻城器具，射杀孙权侄孙泰，孙权于是引军而退。

　　魏嘉平五年（253），曹魏新任大将军司马师不听劝阻，利用东吴新遇大丧，举兵攻吴。东吴太傅诸葛恪亲赴江淮，利用地势，大败魏兵。吴国被此次大胜冲昏了头脑，其后诸葛恪决定北伐。

　　吴国建兴二年（253）三月，吴相诸葛恪召集江东兵马二十余万人，号称五十万，全力北伐，志在夺取淮南。夏四月，诸葛恪围合肥新城，计划引诱寿春魏军来救，再攻击援兵。曹魏识破其战略企图，在合肥新城以三千兵力牵制住东吴二十万大军。

　　双方百日鏖战，至入夏之后，天气酷热，东吴军中暴发大疫，兵卒死者大半。"士卒疲劳，因暑饮水，泄下流肿，病者大半，死伤涂地。"由此记录可知，东吴士兵在前方饮用了不洁净的水，出现泄下、流肿等症状。泻下，乃是痢疾；流肿，则是脚气病。《春秋繁露·五行逆顺》云："逆天时则民病流肿，水张痿痹，孔窍不通。"[1] 脚气病不同于脚气，感染后患者的脏器会出现代谢障碍，严重者可致命。早些年辽东公孙渊短暂投降孙权后又叛变，孙权想要亲征，尚书仆射薛综反对，认为公孙渊控制之地："郁雾冥其上，咸水蒸其下，善生流肿。"[2]

传染病的暴发导致吴军大量减员，丧失了战斗力。此时魏军统帅司马孚抓住战机，督军二十万，自寿春南下来攻。秋八月，诸葛恪撤兵。回军途中，感染疫病的士卒死伤惨重，"士卒伤病，流曳道路，或顿仆坑壑，或见略获，存亡忿痛，大小呼嗟"[3]。

诸葛恪此番征战，一将无能，累死三军，万民所怨，众口所嫌。此时吴国内部，孙峻想夺诸葛恪之权，于是在吴主孙亮前进谗言，定计诛杀诸葛恪。冬十月，武卫将军孙峻设下伏兵，在宴会上杀死诸葛恪。

在魏吴围绕合肥所爆发的长期战事中，可以看到大疫在军中多发，直接影响到战争的走向。这也与战事多发生在水网密布地区有关。魏吴重点争夺的巢湖流域，水网密集、气候温暖湿润，每年夏季暴雨多发。在这样的环境中，一旦爆发大规模战争，只要战事拖延，时日长久，必然会发生瘟疫。在合肥的争夺战中也

---

1 [汉] 董仲舒：《春秋繁露》卷十三，清《武英殿聚珍版丛书》本。

2 [晋] 陈寿：《三国志·吴书八》卷五十三，百衲本景宋绍熙刊本。

3 [晋] 陈寿：《三国志·吴书十九》卷六十四，百衲本景宋绍熙刊本。

可以看到，吴国大兵汹汹而来，一旦交战不利，则迅速退去，不作长久围城。曹魏对东吴的攻势亦是如此，双方都避免旷日持久的作战。只是诸葛恪一时自大，以二十万大军长期围困合肥新城，导致军中瘟疫流行，最终大败而归，亦断送了自己性命。

自建安二十一年（216）曹操屯田居巢，此后双方激烈争战，都是为了争夺合肥及周边地区，以增强实力。后世王夫之认为，曹操统一北方、巩固统治，最后一统天下的关键就是屯田："曹孟德始屯田许昌，而北制袁绍，南折刘表；邓艾再屯田陈、项、寿春，而终以吞吴；此魏、晋平定天下之本图也。"[1]而孙权的雄心始终受制于合肥，终不能提兵入淮南，进而问鼎中原，正如后世史家顾祖禹所言："盖终吴之世，曾不能得淮南尺寸地，以合肥为魏守也。"[2]

南征之踵：南蛮瘴气与诸葛亮的失败

"五月驱兵入不毛，月明泸水瘴烟高。誓将雄略酬三顾，岂惮征蛮七纵劳。"蜀汉占据西川后，诸葛亮发动南征，平定南中，滇西缅北被拓入版籍，可谓有功。但诸葛亮的南征，受到南方多发

1［清］王夫之：《读通鉴论》，北京：中华书局，1975 年，第 747 页。

2［清］顾祖禹：《读史方舆纪要》卷二十六，北京：中华书局，2005 年，第 1270 页。

的瘴气影响,使之未能全面整合此地,进行开发,导致蜀汉在天下争霸战中缺乏战略纵深与稳固后方。

蜀汉章武三年(223)夏四月,刘备病逝。五月,刘禅即皇帝位,改元建兴。一代枭雄刘备也是死于痢疾。在去世前给刘禅的遗诏中,刘备提到:"朕初疾但下痢耳,后转杂他病,殆不自济。人五十不称夭,年已六十有余,何所复恨,不复自伤,但以卿兄弟为念。"[1]

刘备去世后,南中四郡一起发动叛乱。所谓南中四郡,分别为益州、越嶲(xī)、牂牁(Zāngkē)、永昌。诸葛亮当时即有南征计划,只是恰逢刘备去世,对东吴用兵又遭到大败,故未便用兵。王连也劝告:"此不毛之地,疫疠之乡,不宜以一国之望,冒险而行。"有意思的是,当代有学者认为,诸葛亮深入的不毛之地,乃是今缅甸"八莫"。其实,诸葛深入的不毛之地并非缅甸"八莫"。不毛之说,很早就在汉语之中出现,如《管子》云:"土地不毛,则人不足,人不足则逆气生。"[2]

至诸葛亮重新恢复吴蜀联盟,稳定政局之后,他便策划北伐,而北伐则必须要先用兵南中,稳定好大后方。在三国时期,南中所指范围极广,涵盖了今四川大渡河以南,贵州、云南及广西部分地区。此地区在两汉被称为西南夷,其地域占蜀汉国土一半以上,区域内各部落并未被纳入治理,且不时发动战事。

在当时,西南有三大地方反叛势力,分别是益州耆帅雍闿、

---

1 [晋] 陈寿:《三国志·蜀书·先主传》,百衲本景宋绍熙刊本。
2 [春秋] 管仲:《管子》卷第十七,《四部丛刊》景宋本。

越巂夷王高定、牂牁太守朱褒。耆帅雍闿是汉族大姓。所谓大姓，是指东汉晚期在各地出现的一批拥有实力的土豪，有些还拥有私人武装"部曲"。南中地区也有大姓，如雍闿便是益州郡的大姓，其先祖系西汉开国功臣雍齿，封地原在四川。被后世描述为"番王""南蛮王"的孟获，实际上也是汉人，属建宁八家"大姓"中的孟家。只是在地方日久，被视为"蛮人"首领，到了元、明、清三朝，由于小说、野史的渲染而被定义为"南蛮王"。

耆帅雍闿骄黠滋甚，公然否定蜀汉政权。刘备死后，都护李严曾寄给雍闿书信，反复晓以利害。雍闿骄横回复："盖闻天无二日，土无二王。今天下鼎立，正朔有三，是以远人惶惑，不知所归。"[1]他又降于东吴，寻求支持，杀建宁郡（郡治在今云南曲靖西北）太守正昂，将蜀汉委任的益州郡新太守张裔送给吴国。吴主孙权封雍闿为永昌太守。越巂夷王高定也趁刘备病逝之机，攻杀郡将焦璜，举郡称王以叛。朱褒则以郡丞身份自署牂牁太守，杀害蜀汉官员，举郡反叛，响应雍闿。

西南一片混乱，威胁蜀汉后方，诸葛亮必须加以整顿。要对西南用兵，诸葛亮面临颇多挑战，因为那里不仅有无边无际的原始森林和肆虐的蚊虫，还有让人畏惧的瘴气、出没无常的部落武装和散布的坚固堡垒。可为了安定大后方，诸葛亮还是决定出兵。事实上，对于南中之役的困难，诸葛亮早有清醒认识："南蛮多种，性不能教，连合朋党，失意则相攻。居洞依山，或聚或散，西至昆仑，东至洋海，海产奇货，故人贪而勇战。春夏多疾

---

1 ［晋］陈寿：《三国志·蜀书》卷四十三，百衲本景宋绍熙刊本。

疫，利在疾战，不可久师也。"[1] 从中可清晰知道，诸葛亮定下了此战的基调，也就是速战速决，至于所谓七擒孟获，乃是后人的造说而已。

蜀汉建兴三年（225）春，经过充分准备之后，诸葛亮亲率大军，平定南中之乱。此次作战于春天开展，秋天结束，堪称速战速决，其中的重要考虑当然就是南方多发的疫病。诸葛亮的南征分三路。东路马忠，伐牂牁，平朱褒。中路李恢，从驻地平夷出发，攻益州，剿雍闿。诸葛亮则自安上，由水路入越巂，平越巂夷王高定，再南下与马忠、李恢会师益州。

东路马忠进军顺利，擒杀朱褒，收复牂牁。中路李恢进至昆明（滇东、黔西泛称），被各县叛军团团包围，局面不利。李恢示弱，借助谈判，麻痹叛军，发动突然攻击，与东西两路军取得联系。

诸葛亮所领西路军，则面对着高定设下的重重堡垒。高定在旄牛（今四川汉源南大渡河南岸）、定筰（今四川凉山彝族自治州盐源县）、卑水（今四川凉山彝族自治州美姑县）等处，筑垒坚守。

诸葛亮不愿强攻堡垒，于是引诱叛军主力前来决战。高定将主力集中于卑水（今四川昭觉东北），此时雍闿领兵前来助战，不想发生内讧，雍闿被高定"部曲"击杀，孟获走上前台，收雍闿余部，退向益州。[2]

---

1 [三国] 诸葛亮：《诸葛亮集》，北京：中华书局，2012 年，第 105 页。

2 汉武帝时设立益州郡，郡治在滇池县。《滇小记》谓："益州为成都府，武侯所称'益州疲敝'是也。然汉武帝以滇王国置益州郡，则今云南昆明、晋宁一带以至大理是也。《汉志》分益州置永昌郡，亦是其地。滇之益州在先，蜀之益州在后，以道路梗塞，益州遂寄泊于蜀，自刘焉始以成都为治所。"

诸葛亮利用叛军乱局，发动进攻，攻占邛都，俘获高定妻子及族众。高定失其窟穴，道穷计尽，却不甘失败，乃杀人为盟，纠合二千人，欲求死战，被蜀汉军全歼，至此越巂平定。诸葛亮既斩高定，随即领兵追击退往益州的孟获。

夏五月，诸葛亮领兵渡泸水（今金沙江），进军益州，所谓"五月渡泸，深入不毛"，终于在味县（今云南曲靖）附近生擒孟获。孟获在各部落中威望颇高，诸葛亮留其不杀，以安抚各部。《三国志》中并未记载孟获，裴松之注"闻孟获者，为夷、汉所服，募生致之"。到了《华阳国志》中，便出现了七擒七纵的故事，这是不断演绎的结果。当诸葛亮撤兵之后，各处夷人部落反复无常，不时反叛。蜀汉官员在镇压的同时，对夷人首领相应予以宽大处理，出现了对夷人首领的擒纵，也被后世附会到诸葛亮身上。事实上，诸葛亮五月渡泸水，至秋季便平定四郡，在滇池与李恢会师，一路不做过多停留，根本没有时间与孟获玩擒纵的游戏，七擒七纵也根本不符合诸葛亮速战速决的目标。

前文已提及，诸葛亮在南征中之所以决定速战速决，其中的重要考虑是为了避开南方多发的瘴气。郦道元在《水经注》中就曾记载："（泸水）时有瘴气，三月、四月迳之必死，非此时犹令人闷吐，五月以后，行者差得无害，故诸葛亮《表》言五月渡泸，并日而食。"[1]可以判断，诸葛亮于五月渡泸水，成功避开了瘴气高发时节。

此年冬，诸葛亮回师，过汉阳（今贵州威宁），十二月抵达成都。因为忙于北伐，又被瘴气所困，诸葛亮未对南中进行全面整

---

1 ［南北朝］郦道元：《水经注》，《四部丛刊初编》本。

合，只留下少部分士卒驻守便仓促撤兵。诸葛亮撤兵后，南中地区并未太平，各部落的叛乱此起彼伏，耗费了蜀汉大量兵力财力。至于后世所说"自是终亮之世，夷不复反"，只是司马光的溢美之词，并不足信。诸葛亮因忌惮瘴气，未能全面深入整合南中，使蜀汉后方缺乏战略纵深。三十九年之后，邓艾伐蜀，兵临成都。刘禅想去南中躲避，大臣谯周劝阻："不可。南蛮久反之人，平昔无惠；今若投之，必遭大祸。"谯周所言，乃是实况，刘禅无路可退，只好投降，由此蜀汉覆灭。

其实，所谓的"瘴"，最早见于汉代，原写作"障"。西汉王充《论衡》曾说："有痒（瘴）热之病，深自克责，犹不能愈。"[1]西汉刘安在《淮南子》中论述了不同的地理环境对人的影响，其中也提到了"瘴气"："土地各以其类生，是故山气多男，泽气多女，障气多喑。"[2]

建武十九年（43），越巂郡与益州郡夷人叛，武威将军刘尚领兵一万三千人击之。刘尚军渡泸水，入益州界，"特有瘴气，三月四月经之必死。五月以后，行者得无害"[3]。马援南征蛮夷之乱，军中感染疫病。在交趾时，发现食用"薏苡宝"能应对瘴气，于是班师回程的时候，马援特意装载了一车，打算运回中土栽种。建武二十四年（48），武陵蛮寇掠临沅，马援率军征伐。因为武陵蛮占据地利，战事拖延至酷夏，天气炎热，士卒多因疫病而死。马援也感染疫病，"遂困，乃穿岸为室，以避炎气"。此处的炎气也

---

1 ［汉］王充：《论衡》卷第五，《四部丛刊初编》本。

2 ［汉］刘安：《淮南子》卷第四，《四部丛刊初编》本。

3 ［宋］郑樵：《通志·四夷传》卷一百九十七，清《文渊阁四库全书》本。

是瘴气。

汉顺帝永和二年（137），区怜在日南（今越南中部）、象林等地发动反叛，自立为王。次年就是否出兵，朝廷内部出现分歧。反对者认为，南方瘴气多发，不利兴师，"南州水土温暑，如有瘴气，恐死者十四五，必道路奔散不能禁"[1]。

古人一直有"瘴气独盛于广南"之说，认为岭南地区瘴气多发，中原士人被贬到岭南地区多九死一生。东汉末年，公孙瓒赴日南侍奉旧主时曾说："昔为人子，今为人臣，当诣日南。日南瘴气，或恐不还，与先人辞于此。"[2]公孙瓒慷慨悲泣，再拜而去，观者莫不叹息。

建兴三年（225），平定南中后，诸葛亮设置郡县，也记录下了各地的风土人情，其中就有瘴气的记录。《华阳国志》载："兴古郡，建兴三年置，属县十一，户四万，去洛五千八百九十里。多鸠獠、濮，特有瘴气。"[3]

瘴病究竟指什么病？狭义上，多认为是恶性疟疾。广义上，有学者认为："大致包括热带病、地方病、人体寄生虫病、水源与大气污染所致疾病等一组复杂疾病的统称。"[4]如疟疾、痢疾、脚气病、黄疸、消渴、克汀病、沙虱热、瘰疬以及瘴毒发背、青腿牙病、硒中毒等，都可称为瘴气，乃至高原反应也被称为瘴气。

---

1 ［晋］袁宏：《后汉纪·后汉孝顺皇帝纪》卷十九，《四部丛刊初编》本。

2 ［晋］陈寿：《三国志·魏书》，百衲本景宋绍熙刊本。

3 ［晋］常璩撰，缪鸾和校注：《华阳国志南中志校注稿》，昆明：云南大学西南古籍研究所，2000 年，第 186—187 页。

4 冯汉镛：《瘴气的文献研究》，《中华医史杂志》1981 年 1 期，第 44—47 页。

唐时王焘所著《外台秘要方·疟病》中引《备急》说："夫瘴与虐，分作两名，其实一致。或先寒后热，或先热后寒，岭南率称为瘴，江北总号为疟，此由方言不同，非是别有异病。然南方温毒，此病尤甚，原其所归，大略有四：一山溪毒气，二风温痰饮，三加之鬼疠，四发以热毒，在此之中，热毒最重。"[1]

早在汉武帝对南越用兵之前，淮南王刘安谈到南方的地形气候便曾说："南方暑湿，近夏瘴热，暴露水居，蝮蛇酿生，疾疠多作。"[2]刘安论及了南方疾疫多发，原因在于暑、湿、热、毒。暑，即酷热的天气，各种细菌蚊虫易生。湿，即温热时节，在水中多发各类寄生病虫。毒，乃是西南地区的各类蛇虫。

东汉至魏晋之间，对于瘴气，时人并未以怪力乱神之类加以发挥引申，只是客观描述瘴气的形态特征及危害。这也是发达的中原文明进入巫祝文化发达的南中地区后，反而能以客观的态度来对待当地的独特生态的表现。

帝国越庞大，组织越完善，早先所圈定的疆域就越来越不能满足其自身的需要。两汉之际，中原王朝对西南不断加以开拓，并将西南各民族纳入中原文明体，希望加以同化。在此过程中，相当一部分汉人却融入当地，形成地方势力，成为中原文明开拓的阻力。诸葛亮的南征也可以视为两汉对周边地区开疆拓土的延续。从马援到诸葛亮，对西南地区的开拓，都被当地的气候所阻滞，神秘的瘴气使得进入这片区域的开拓者们感染各类疾病，他

1 ［唐］王焘著，王淑民校注：《外台秘要方》，北京：中国医药科技出版社，2011年，第73页。

2 ［汉］班固：《汉书》卷六十四上，清乾隆武英殿刻本。

们不得不延缓开拓的步伐。在此后的千余年间，中原文明对于南方的开拓仍然受到瘴气等疫病的阻滞，直到人类在医学技术上取得突破，方能有效克制此类疾病。

王敦之乱：独享天下的碎梦

自中原鼎沸，晋室南渡，偏居江左，得享百年国祚，后世称赞，"不有君子，其能国乎"。辅佐司马氏南渡，维持半壁江山者，乃琅邪王氏。唐代史学家李延寿盛赞琅邪王氏为"人伦"之盛，"无亏文雅之风"，乃南朝门阀士族之首。琅邪王氏享受盛誉，却也有被称为"晋贼"如王敦者。太宁元年（323），若不是长江边姑熟地区暴发的一场虫病，则王敦舟师顺江而下，将出现一个"王氏独享天下"的局面。

晋武帝咸宁元年（275）十二月，国内暴发大疫，死者十余万。咸宁二年（276）春正月，疫病的冲击仍没有散去，为了防止大臣们将疫病传入宫内，晋武帝不得不取消朝会。为此晋武帝下诏："每念顷遇疫气死亡，为之怆然。岂以一身之休息，忘百姓之艰耶？诸上礼者皆绝之。"[1]

晋惠帝元康年间，各地大疫连连。永安元年（304），南土连年饥疫，死者十万计。就在此年，南匈奴贵族刘渊在左国城起兵

---

1 [唐] 房玄龄：《晋书·帝纪第三》，清乾隆武英殿刻本。

反叛，建立汉赵政权（亦称前赵）。天下荒乱，百姓饿死，晋惠帝却发出灵魂追问："何不食肉糜？"

晋怀帝永嘉元年（307），关中饥荒，百姓相啖，加以疾疫，盗贼公行。永嘉三年（309）至永嘉六年（312），幽、并、司、冀、秦、雍等六州暴发大蝗灾，草木及牛马毛皆尽，又有大疾疫，兼以饥馑，寇贼横行。百姓为寇贼所杀，流尸满河，白骨蔽野。饥荒所至，人多相食，百官逃亡者十之八九。

灾疫之外，西晋又面临刘曜的进逼。永嘉五年（311），匈奴大将王弥、刘曜、石勒等率军攻破洛阳，晋怀帝被俘。永嘉六年（312），司马邺登基，此人乃是著名的晋愍帝，他改元建兴，定都长安。愍帝建兴年间，各地战事频繁，饥疫相随，局面已混乱到不可收拾之地。建兴五年（317），晋愍帝在平阳被杀，琅邪王司马睿于建康登基，建立东晋政权。

早在永嘉初年（307），在王导劝说之下，司马睿出镇建康，琅邪王氏子弟一起渡江。王导出自琅邪王氏，曾受东海王司马越征召，担任参军，由此认识了司马睿，二人私交甚笃。至永嘉之乱爆发、西晋灭亡后，司马睿在以琅邪王氏为首的士族的拥戴下，在建康称帝。刚到江东，王导定下的治国方针为"清静为政，抚绥新旧"。

此时北方陷入混乱之中，"中州士女，避乱江左者十六七"，大量人口南下，带动了南方的发展。中国历史上的政治经济中心一直位于北方的关中一带，如唐代杜佑便指出"秦川是天下之上腴，关中为海内之雄地"。当时南方在各方面均处于落后地位，《后汉书》曾说："江淮之有猛兽，犹北土之有鸡豚。"南方的落后与地理环境有关，在农耕技术尚不发达的时代，长江流域遍布的湖泊、丘陵地形，以及由于气候适宜而带来的荆棘丛生，使得南方土地开垦的成本远较北方为高。

从东汉末年开始的持续四百年之久的社会大动乱，使黄河流域成为主要战场，中原地区生产力受到极大破坏，大量北方人口南迁，这是南方发展的一次重要契机。除了涌入南方的大量劳动力外，北方先进的生产技术如牛耕和铁制工具的传入，也改变了长江流域以往刀耕火种的农业模式。南方开始使用利于围湖造田的铁制农耕工具，并使用畜力代替人力，将长江流域大量的低山丘陵开垦成了良地。自晋室南渡后，南方以偏安之势而有六朝金粉、南朝四百八十寺的荣光。

晋室南渡后，琅邪王氏辅佐有功，一门显赫。王导官至宰相，坐镇建康，主持朝政；王敦则担任大将军，驻扎武昌，掌握全国兵权，一文一武，内外兼顾。琅邪王氏势力庞大，王敦与从弟王导等人同心翼戴，以隆中兴，世谓"王与马，共天下"。也正是南渡之后，"中国历史的另一些可能性露出了苗头，比如贵族政治，比如部族政治"[1]。正由于部族政治、贵族政治的存在，使得魏晋南北朝持续分裂，持续混乱，持续战乱，而无法完成大一统的重建，无法维持稳定。崛起的琅邪王氏成了贵族政治的代表，也成了动乱的来源。

王敦乃晋武帝司马炎的女婿，他每次高歌曹操《龟虽寿》，便

---

1 阎步克：《波峰与波谷：秦汉魏晋南北朝的政治文明》，北京：北京大学出版社，2017 年，第 111 页。

以如意敲打唾壶，壶口尽缺，可见其壮心不已。当时石崇以奢豪矜物，即使是厕所里也有十几名美艳婢女侍候，同时放置有甲煎粉、沉香汁，以去除气味。凡如厕者，皆换新衣，客人多害羞，不肯脱衣。只有王敦毫不羞涩，如厕后脱旧换新，脸色如常。婢女们看了后均叹服道："此客必能作贼。"[1] 概因做贼者，心理素质一定要好。面对着诸多美女，能面不改色地上厕所、换新衣，自然有资格去作贼了，只是日后王敦要做的是晋贼，要窃取的是天下。

大兴元年（318），晋元帝司马睿登基之后，石勒在葛陂（今河南境内）造舟备战，准备进攻建邺。不想持续将近三个月的暴雨将其计划打乱。元帝调兵遣将，率大军在寿春严阵以待。因为持续暴雨，导致石勒军中发生疫病，军粮难以为继，死者大半。

事实上，东晋建立之初，战乱频繁，各地饥荒与大疫并发，此起彼伏，死者无数。永嘉之乱后，大批北方移民涌入长江流域。长江流域水网密集，移民水土不服，加之一路跋涉，身体羸弱，又大量聚居于一处，容易感染疟疾、伤寒等疾病。故而永嘉之乱爆发后，南方疫情超过了北方。据《怪症奇方》记载，元帝登基当年就有类似天花的疫情流行："比岁有疫病，天行豌豆，斑疮状如火烧疮，皆戴白浆。随决随生，不治，数日必死。"

此时，王敦被封为镇东大将军，都督江、扬、荆、湘、交、广六州诸军事兼江州刺史。扬州乃东晋中枢所在，财赋之区，称为"内户"。荆州则是甲兵所聚，又处富庶之地，有雄厚财力，凭借甲兵和财富，可以屏障扬州，号称"外阃"。王敦坐镇武昌，素

---

1 [南北朝] 刘义庆：《世说新语》，《四部丛刊初编》本。

有重名，又立大功于江左，手控强兵，威权莫贰，遂有问鼎之心。

　　大兴三年（320），晋元帝不满王敦专权，开始扶持刘隗、刁协等人，损抑王氏之权。王敦所忌惮的不过是周访、祖逖二人。大兴三年（320）、四年（321），名将周访、祖逖相继去世，王敦没了制约，自以为天下无敌，可以为所欲为了。

　　晋元帝永昌元年（322）正月，王敦举兵武昌，沿江而下。元帝则下诏定王敦为大逆之罪，又令戴渊、刘隗回援建康。王氏族人内部发生分裂，王敦之兄王含前往武昌，共同谋事。王敦从弟王导则留在建康，效忠元帝。元帝对王敦所定之罪本应"夷其三族"，王氏子弟都难逃一死。刘隗也劝告元帝，应将王氏子弟全部诛杀。只是王导每日亲率王氏子侄二十余人前往诣台待罪。最终元帝宽恕了王导，赐还朝服，亲自接见，加以安慰。王导不但平安过关，还被提升为太傅、丞相。他与元帝私交极深，一手将元帝扶持起来，被称为"仲父"，而王氏势力盘根错节，如果尽诛王氏，必然引发巨变。元帝安抚王导，在当时也是明智之举。

　　刘隗、刁协二人主政，排抑士族，发奴为兵，此举得罪了士族。故而王敦出兵之后，势如破竹，攻入建康。刘隗狼狈北逃，投奔了北方的石勒，刁协则在逃跑途中被人所杀。王敦攻克建康，拥兵不朝，纵容兵士内外劫掠。兵变之后，从小就与王敦相识的周颤（yǐ）也被杀死。后来王导反省此事，因自己不能及时制止王敦发动兵变，导致老友周颤身死，叹云："我不杀伯仁（周颤字），伯仁却因我而死。"

　　一时建康城内大乱，官员、将士尽皆逃散一空，晋元帝司马睿身旁不过寥寥数人，不得不遣使向王敦求和。兵变之后，王敦自任丞相，改易百官及诸军镇，杀戮名士，专擅朝政。对此次起兵，王敦只认为是家中之事，而不是国事："吾家计急，不得不尔。"兵变之后，司马睿被软禁在宫中，限制人身自由。王敦此时的权势与武力完全可以登基称帝，但在王氏内部却遭到了来自王导的阻力。早在南渡之后，王氏拥立司马氏，时王氏强盛，有争夺天下的实力。王敦忌惮元帝，一度想要废帝另立，但被王导阻止。此番发动兵变之后，王敦指责王导："不从吾言，几致覆族。"[1]王导不为所动，坚定捍卫晋元帝，王敦终不能行废立之事。

四月，王敦"不朝而去"，领兵退还武昌，在京城设置留府，控制朝廷。此年闰十一月，元帝司马睿病死在宫中，其子司马绍嗣位，是为明帝。王敦执掌权力后，大肆分封王氏子弟，随意更改百官官制及军镇，朝令夕改，随心所欲，伤害了士族阶层利益。明帝登基后，得到士族豪强的支持，心中暗恨王敦，开始积蓄力量。

就在此年冬十月，东晋发生大疫，死者十之二三。早年曾有隐士郭文在山中独居，衣着简单，不喝酒不吃肉，以竹叶果食换盐食用。王导得知郭文的事迹后，特意将他请来，在西园中供养了七年，才让其返回临安隐居。大疫之中，郭文也感染疫病，危在旦夕。王导闻讯，遣人前来送药，郭文道："命在天不在药也，夭寿长短，时也。"

明帝此时则暗中部署，培植力量，王敦对此心知肚明。太宁元年（323），明帝下诏，召王敦诣阙。四月，王敦托词入觐，率领大兵至姑孰，屯驻湖县，却不入朝，请迁王导为司徒，自领扬

---

1 [唐] 房玄龄：《晋书·列传第三十五》，清乾隆武英殿刻本。

州牧，部署军士，准备随时发动。

王敦大军屯驻姑熟，当地百姓风传有虫病流行，此虫"食人大孔，数日入腹，入腹则死"[1]，意思是此虫由大孔（肛门）钻入人体，入腹便死。姑熟，乃是当涂古称，地处长江两岸，是水网密集地区，古时在此地区，如蛔虫、钩虫、绦虫、蛲虫等寄生虫多见，极易引发如恙虫病、血吸虫病、细菌性痢疾等病症。此时天气已热，正是传染病高发时节，王敦大军云集于此，显已受到虫病影响。

其实，古人对于这些寄生虫很早就有关注。如长沙走马楼三国吴简中有大量的病症记录，其中多见"腹心病"。腹心病，就是血吸虫病，乃是南方常见的传染病。马王堆出土的医书《五十二病方》也记载，其中有"冥（螟）病方"："冥（螟）者，虫，所齿穿者□，其所发毋恒处，或在鼻，或在口旁，或齿龈，或在手指□□，使人鼻抉（缺）指断。"《太平经》中也记载有寄生虫：疽虫，长一寸，在人体外，类似绦虫，"居此人皮中，旦夕凿之，其人病之，乃到死亡"[2]。

虫病之传说，由姑熟弥漫开来，"自淮、泗遂及京都，数日之间，百姓惊扰，人人皆自云已得虫病"[3]。民间谣传，用"白犬胆"可治此病，一时间白狗价格暴涨十倍。又称虫刚入"大孔"，还未完全钻入人体时，用烧铁以灼之，可以将其驱逐，"于是翕然被烧

1［唐］房玄龄：《晋书·五行志》卷二十八，清乾隆武英殿刻本。

2［汉］佚名：《太平经》，明《正统道藏》本。

3［南北朝］沈约：《宋书·志第二十一》卷三十一，清乾隆武英殿刻本。

灼者十七八矣"[1]，一时之间无数人"大孔"受创。

军中暴发的姑熟虫病，伴随着大规模流言传播，无疑动摇了王敦大军的军心与战斗力。于是王敦在此年未曾发动，转而退回武昌，错过了第二次兵变的最好时机。

面对王敦大兵的威胁，明帝重用望族名士郗鉴，拜其为安西将军，都督徐、兖、青三州军事。郗鉴有个女婿，其人大名鼎鼎，乃是琅邪王氏王羲之。纷争之中，王氏族人内部也发生分裂，王导、王舒、王棱等人不主张王敦与司马氏激烈对抗，为此王敦将王棱暗杀。王舒得知王敦准备第二次起兵后，紧急将消息告知王导，王导又禀告给明帝。

太宁二年（324）正月，王敦忌惮义兴周札一门五侯，宗族强盛，诬称其族人与道士勾结，以妖术惑众之罪加以诛杀。又令沈充在吴地尽杀周札诸兄子，举兵进袭会稽攻杀周札。

五月，王敦病重，矫诏以养子王应为武卫将军，兄王含为骠骑大将军。心腹钱凤询问王敦身后之事，王敦定下三策，上策为将兵权交还朝廷，得以保全门户。中策为退还武昌，收兵自保。下策为起兵反叛。钱凤、王应等却以下策为良策，摩拳擦掌，准备等王敦一死就起兵作乱。

六月，明帝先发制人，利用王敦重病之际，下诏讨伐。时王敦不能御军，由其兄王含与钱凤率军三万攻建康，沈充率万人配合作战。

王含、钱凤等领兵进至江宁南岸，与朝廷大军战于越城，大

---

1 [唐] 房玄龄：《晋书·五行志》卷二十八，清乾隆武英殿刻本。

败。王敦闻讯大怒："我兄老婢耳，门户衰矣！……今世事去矣。"怒极之下的王敦，想亲自领兵，却无力起身，只好在病榻上嘱咐养子王应："我亡后，应便即位，先立朝廷百官，然后乃营葬事。"[1]王敦愤愤而死，其党没了主心骨，叛乱当月即被平定。

等到王敦一死，王含欲投王舒（王导从弟），王应劝阻，认为不如投王彬（王羲之的嫡亲叔父）。王含问道："大将军平素与王江州（王彬）关系如何，怎想投奔他？"王应曰："当他人强盛时，王江州敢表达不同看法，此非常人所及。看到我等衰厄，必然怜悯。王荆州（王舒）为人刻板，墨守成规，如投奔他，岂能意外行事？"王含不听，带了儿子投奔王舒，被王舒沉于江中。王彬闻王应来投，秘密将船备好以待之，并加以庇护。

时人庾亮评价王敦，说他出仕匡扶晋室，乃一代名臣，"然其晚节，晋贼也，犹汉公之与王莽耳"。战后明帝司马绍命人挖出王敦尸首，斩首戮尸，并悬挂在城南朱雀桥上。王敦之乱后，"王与马，共天下"格局改变，琅邪王氏兵权被解除，但在政治舞台上仍发挥着重要作用。太宁三年（325），东晋境内又暴发饥荒，疫病流行，死者遍地。在整个两晋时期，各类大疫频发，多半与战乱相随，其中又有相当部分疫情主要发生在部队之中，如太兴年间，石勒军粮不继，死于疫病大半。大兴三年（320），广平王刘岳为征东大将军，镇洛阳，会三军疫甚。

战争本身以杀戮为目的，如同无底的饕餮，吞噬着人类的生命。一方面，它屠戮着无辜平民的性命，摧残着人类的文明，导

---

1 ［唐］房玄龄：《晋书》，清乾隆武英殿刻本。

致秩序和道德的崩塌；另一方面，在杀戮之时，又散播着各类瘟疫，冲击着、破坏着一切。它反噬着战争的执行者，参战各方的军队，无数士兵在病菌的攻袭下成为黄土，沦为枯骨。可以说，正是频繁的战乱滋生了大疫情，恰如古人所云："大兵之后，金木之年，必有大疫，万人余一。"[1]

---

1 ［清］姚振宗：《三国艺文志》卷四，民国《适园丛书》本。

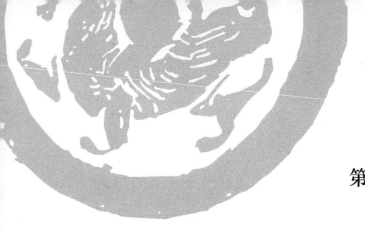

第四章

儒者的精神世界

面对大疫，古人彷徨无措，转而通过神秘主义来加以解释。两汉时，谶纬兴起，各类与灾疫相关的谶纬也随之传播于世，搅动历史。五德终始说认为，神秘的气运主宰着人间，不断更替。对灾疫，两汉时人们找到了理论解释，认为这是天人感应，人君无德，上天降下灾疫警告。东汉末年，大疫多发，黄巾起义就利用了谶纬、五德终始说。魏晋之际，政治上高危，大疫频发，士人将精神投入到玄学之中，带来了玄学的发展与对个体生命的觉悟。恶劣的政治生态导致名士们心态大变，其中有相当一部分名士向现实低头，臣服于权力，他们奔竞风尘，浮华一世。

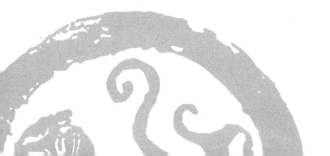

妖言如何惑众：谶纬之兴与群体心理

自儒学在汉代被定为一尊后，儒学也进入了新的发展时期，这就是两汉经学。汉武帝建元五年（前 136）设立五经（《诗》《尚书》《礼》《易》《春秋》）博士，奠定了儒家经典的尊贵地位。这五种典籍，主要是上古三代和春秋时期的文献资料汇编，记载了政治、文学、历史、礼仪制度等方面的内容。由于儒家将上古三代视为圣王所统治的理想时代，故而这五种典籍也被儒家视为是圣人为后世所创立的永恒法典，被尊为"五经"。

在汉代经学家眼里，五经不是简单的资料汇编，而是蕴含着圣王的理想与完美制度的宝典，通过阐发五经中的"微言大义"就可以挖掘并恢复圣王的理想。对五经进行阐释成为汉代儒学的主要内容，并形成了一个相对独立的学说体系，这就是"经学"。

两汉经学分为今文经学与古文经学，两者泾渭分明，壁垒森严。今文经学奉《春秋》为孔子为万世立法的"元经"，并以注解《春秋公羊传》为主流。[1] 以公羊学为代表的今文经学深受汉朝皇帝的重视，始终在汉朝政治中处于主导地位。今文经学借着政治

---

[1] 孔子编《春秋》，对春秋的解说有《左传》《公羊传》《穀梁传》。"传"是相对于"经"而言的，《春秋》是"元经"。《左传》长于史事，《公羊传》重于"微言大义"。

力量得到广泛传播，学者日众。弟子们跟着经师学习，能通一经就可以做官，就能发达。在今文学派看来，只有今文经学才是真正的经学。经学的传授逐渐也有了师承，凡被立为博士经学大师，他们所传的经学便成为师法，弟子们按照师法讲经，就叫作"守家法"。

自秦始皇"焚书坑儒"之后，儒家经典散佚很多，今文学派所用的经书大多是由老儒口授，用当时通行的隶书写成，但民间仍流传有秦以前用古文"蝌蚪文"（即大篆或籀书）书写的经书。西汉哀帝年间，刘歆宣称发现了古文《春秋左氏传》，并用它来解释《春秋》，这导致了今文经学与古文经学两个学派之间的激烈争辩。

今文学派和古文学派的差异不仅仅表现在文字上，更重要的是如何定位孔子上。在今文学派看来，孔子是个开创者，五经都是孔子所作；古文经学则认为孔子只是古典文献的整理保存者，是"述而不作，信而好古"。今文经学注重微言大义，古文经学则注重对经文本义的理解和典章制度的阐明。两个学派虽有分歧，但它们也有相同之处：它们都利用儒家经典阐发"圣王之道"，为"三纲五常"提供合理解释，更重要的则是为儒生们争夺话语权与实际权力。

两个学派之争本是学术之争，但因为这种争执涉及大一统及政治权力本身，便导致了政治权力的干涉，于是也就有了著名的白虎观会议。在洛阳北宫举行的白虎观会议上，依据汉章帝的意思，经学之间的分歧被取消，定出了各派都能接受的规范性结论。史学家班固所著的《白虎通义》便是这次会议的副产品。

对"白虎观会议"，葛兆光在《中国思想史》中说道："这是以一种成体系的思想学说笼罩一切的尝试，也是把思想家个人性思考转化成国家的政治意识形态的努力。……在建构这一意识形态的过程中，儒者坚持了自身的立场，也无可避免地进行了妥协，妥协一方面表现在宇宙论上对黄老学说、阴阳五行学说、数术方技知识的兼容，另一方面表现在社会治理上对法制主义及行政体系的让步，因为只有这样，儒者才能够真正建立起它贯通宇宙、社会与人类自身的庞大体系，成为实际地控制或渗透于生活世界的意识形态。"[1]

两汉经学与政治权力的紧密结合使得经学开始走向神秘化。这首先表现在神化王权上，"唯天子受命于天，天下受命于天子"，"王者，天之所予也"，此类论述在当时层出不穷。依这些立说，皇帝乃是承天意而生，是天之子，皇帝被圣化，圣化的极致便是神化，圣人神人合一，皇帝既有人格，也有了神格。

经学为皇权神化充当先锋的背后，隐藏的是儒生们自己的权力渴望，那就是成为帝王师。在儒家重视的"天地君亲师"中，天是君权神授的神学依据，地作为天的陪衬，师是代"天地君"立言者。而自儒学定于一尊之后，代"天地君"立言的，理所当然的便是儒生们了。

两汉经学神秘化的另一个表现则是"谶纬"。谶源于先秦时期，纬则较为晚出，通常认为出现在西汉。谶纬融合了汉以前的各类方术，如占卜、望气、占梦、占星、推历、祥瑞等，以为权

---

1 葛兆光：《中国思想史 第一卷 七世纪前中国的知识、思想与信仰世界》，上海：复旦大学出版社，2013年，第253页。

力营造正统性依据。

谶有谶言、图谶等形式，被使用最多的是"诡为隐语，预决吉凶"的谶言，它很早就已出现，如"亡秦者胡""楚虽三户，亡秦必楚"之类，便是用诡秘的隐语、预言作为上天的启示，向人们昭示未来的吉凶祸福、治乱兴衰。到了两汉，随着经学的神秘化，谶也脱离了最初的叛逆气息，开始被系统化，并被帝王特别青睐，乃至成为帝王专属了。

"纬"即纬书，是汉代儒生假托古代圣人制造、依附于"经"的各种著作，它们通过对儒家经书的解释来预言未来。谶纬，乃是通过隐语、传言、图像、天象、异象等形式，对未来祸福吉凶加以预言。班固在《白虎通义》中曾系统整理了谶纬的符瑞之应，如凤凰翔，鸾鸟舞，麒麟臻，白虎到，狐九尾，白雉降，白鹿见，白乌下，芝实茂，陵出异丹，阜出莲甫，山出器车，泽出神鼎，黄龙见，醴泉通，河出龙图，洛出龟书，江出大贝，海出明珠等。

东汉初年谶纬大盛，光武帝刘秀就是个谶纬迷，他以符瑞、图谶起兵，领军作战时，不忘苦读经书，"自河图洛书，谶记之文，无不毕览"。天下纷扰之际，各种谶言横空出世。真定王刘扬自诩为高祖九世孙，因其脖子上长有赘瘤，甚至造谶文云："赤九之后，瘿（yǐng）扬为主。"建武二年（26），刘扬密谋造反被杀。

刘秀即位后，继续崇信谶纬，"宣布图谶于天下"。凡用人施政及各种重大问题的决策，刘秀都要依谶纬来决定；对儒家经典的解释，也要向谶纬看齐。刘秀对谶纬过度迷恋，带来了很多问题。有一次刘秀读到谶文中"孙咸征狄"，恰好手下有个孙咸，就命他为平狄将军，行大司马事，这已近乎荒诞。到了晚年，刘秀逐渐认识到了谶纬的危险，对之有所限制，可此后的明帝、章帝延续了他的政策，依然用谶纬指导国家大政方针、礼乐制度。

谶纬与经学的结合，推动了汉代经学的神秘化，对东汉政治、社会生活与思想学术产生了重大影响。谶纬在汉代的流行与汉代思想界天人感应、阴阳灾异之说的泛滥是分不开的。它假托神意，将人世间的各类灾疫归结于帝王有违天道，由此企图对最高权力形成制约。可谶纬出现之后，却被皇权利用，被用作皇权天授的基础，从而塑造统治的正统性。

曹魏代汉时，"代赤者魏公子"之类的谶言四处传播。曹丕登基时宣告："皇灵降瑞，人神告徵。"[1]司马氏代魏时也是谶言四起，天降祥瑞，"八纮同轨，祥瑞屡臻，天人协应，无思不服"[2]。魏晋南北朝时，王朝更替不断，你方唱罢我登场，各色帝王纷纷在谶纬中寻找造说，而祥瑞大彰其道。史书多见各类献上三足乌、芝草祥瑞的记录，年号也充满了祥瑞之气，诸如黄龙、嘉禾、赤乌、神凤、五凤、凤凰、天册、天玺、河瑞、麟嘉等。

谶纬是一把双刃剑，帝王操作谶纬，可以借天立言，神化自己，取得政治宣传的效果，进而用来为皇权服务。有的时候，士人阶层为了争夺话语权，也会利用谶纬来释经，增加权威性。在民间，也可利用谶言，作为改朝换代的政治预言，如"亡秦者胡也"之类。谶纬的巨大威力，被皇帝视为专属，不许朝臣与民间妄作。如永平中年，谢弇、驸马都尉韩光被人告发私作图谶，祠

---

1 ［晋］陈寿：《三国志·魏书》卷二，百衲本景宋绍熙刊本。
2 ［清］吴士鉴：《晋书斠注》卷三，民国嘉业堂刻本。

祭祝诅，为此二人被杀，被牵连者甚众。始建国元年（91），长安有一名叫碧的精神病女在路上高呼："高皇帝大怒，趣归我国。不者，九月必杀汝。"王莽当即捕杀此女。

谶言也可以称之为谣言，它的流传就是为了使世人相信，在群体中引起共鸣，并以口头方式在人群之间流传，但又缺乏具体的证据证明其确切性。大多数民间流传的谶言是在预告坏事、灾害、死亡、背叛、谋反、战争，它们是黑色的。谶言中的黑色内容实际上是反对某人、某事、某个王朝，在群体中形成一致意见，使群体意识到自己的存在和力量。在古代，谶言是把双刃剑，皇帝用之，可以维持统治；民间用之，则可推翻皇权。

当然，谶纬在民间之兴主要是它能满足群体心理的需求。就集体心理而言，其特点是冲动、易变与暴躁，这使得群体容易被谶纬影响，并转化为直接行动。群体心理表现出来的夸张与单纯，也使群体容易被煽动，并投入到最为简单的行动中去，那就是暴力。群体心理的偏执、专横与保守，一旦被谶纬之类影响，会形成固化认知。对于群体而言，提供的观念信息必须简单、有力，如"亡秦者胡也"这种谶言，最能被群体迅速接受。群体心理不需要理性认知，特别是在古代信息落后的背景下，在灾疫异横行的时代，越是夸张的谶言越具有传播力。

在谶言的流传过程中，每一次传播都是一次演绎，每个个体在传播之外都会加入自己的想象，到了最后，谶言常脱离了最初的意义，成为不受控制的飞谶。当天灾疫病多发时，谶言也会随之四起。此时的各类谶言极易将矛头指向帝王，认为灾疫的发生乃是帝王失道所致。在古人看来，上天降下灾害以警告帝王，如果帝王不知悔改，便又出怪异以警惕之。如果帝王仍不知改变，则伤败将至。

在东汉的各类谶纬之中，关于灾异的颇多。桓帝年间，民间童谣云："小麦青青大麦枯，谁当获者妇与姑。丈人何在西击胡，吏置马，君具车，请为诸君鼓咙胡。"灵帝中平元年（184），黄巾军发动起义，其口号便是谶言："苍天已死，黄天当立，岁在甲子，天下大吉。"张角兄弟发动教徒，通过口耳相传的形式，向天下传播谶言。

在桓灵之世的乱局中，各类谶言不断流出，既有民间一个个土生野心家为了追逐帝王之梦，故意营造之因素；也有民间在各类灾异横生、天下乱局之中，通过谶言发泄不满等原因，这也是民众群体心理的反映。如汉献帝元年初，长安有童谣云："千里草，何青青，十日卜，不得生。""千里草"为"董"，"十日卜"为"卓"，寓意董卓虽猖獗一时，但终不能长久。建安初年，荆州地区流传童谣："八九年间始欲衰，至十三年无子遗。"[1] 到了建安十三年（208），刘表死去，荆州民众多逃难到冀州，地方为之一空。在魏晋南北朝乱局之中，谶言更是大行其道，如"天子先栽，然后百姓栽"，"三马同食一槽"，"江南若破，百雁来过"，"晋祚尽昌明"，"赤厄三七"，"升平不满斗，隆和那得久"之类，直接影响着后世历史的走向。[2]

各类关于时疫的谶言也在民间传播。汉时人苏耽，事母以孝

---

1 ［晋］干宝：《搜神记》卷六，明《津逮秘书》本。
2 ［南北朝］沈约：《宋书》卷三十一，清乾隆武英殿刻本。

闻。一日，苏耽对其母道："仙道已成，上帝来召。"又云："明年
大疫，取庭前井水橘叶救之。"其母遵照而行，活百余人。又如东
吴时，巫师借助死去的蒋子文之口，宣扬瘟疫将至，东晋太元年
间，有巫李宣称，明年天下大疫。此类谶言预言疫情，在民间传
播，其背后始作俑者乃是方术之士，只是他们并无夺取天下的野
心，故而影响力也不是特别大。

佛教入华之后，也大量吸收谶纬中的内容，在译经、讲经中
处处可以见到谶纬的意象及其观念，乃至出现佛谶与预言僧，如
安世高通"七曜五行之象，风角云物之占"，昙柯迦罗"风云、星
宿、图谶、运变，莫不该综"，康僧会通"天文图纬"，鸠摩罗什
"通阴阳术数"，昙无谶"又擅方术"等。

谁是正统：五德终始与皇朝更替

中国古代形成了以伦理为中心、"德主刑辅"的政治文化。重
道德轻法律，这种政治传统可追溯到殷商时代。早在盘庚主政时，
便提出统治者要善待民众，多行有益于民众的事，要"施实德于
民"。西周统治者引殷亡为鉴，从商朝覆亡的历史教训中得出结
论：有德还是失德，是统治者能否长久维持统治的关键，"皇天无
亲，惟德是辅"。

汉代儒学在发展之中融合阴阳五行之说，"自是儒家经典，遂

与纬谶阴阳五行灾异之说相结合，在政治上发生极大之影响，终始五德及符命之说，开中世禅代之风"[1]。阴阳五行、五德终始、更化改制之说在汉代被发展成熟，服务于皇权更替，塑造统治的正统性。在东汉末年的灾疫背景下，五德终始说也被民间宗教如太平道等利用，用来对抗王朝的统治。

战国时期，齐国学者邹衍（也作驺衍）最早提出"五德终始"说，他将春秋史官占卜的"五行"之说发展成为王权更迭、正统所在的"五德"之说。邹衍的著作早已失传，《吕氏春秋·应同》中保存了其思想的部分内容："凡帝王者之将兴也，天必先见祥乎下民。"[2] 秦始皇统一天下，当了皇帝，此时距离邹衍去世已有二十余年，其门徒将五德终始说献上，秦始皇采用之。

邹衍的五德终始说认为神秘气运主宰着人间，气运具有神秘的规律性，周而复始，不断上演。五德分别代表黄帝、夏、商、周、新兴朝代五代。黄帝时，土气胜，其色尚黄，其事则土。禹之时，木气胜，故其色尚青，其事则木。汤之时，金气胜，故其色尚白，其事则金。文王之时，火气胜，故其色尚赤，其事则火。据此说，秦始皇一统天下，则为水德。

五德终始说认为天命无常，王朝不断更替，唯有德者居之，无德者丧之。"天地革而四时成，汤武革命，顺乎天而应乎人。"面对无德之君，则民众革命也是顺天应人。此说一出，"王公大人初见其术，惧然顾化"[3]。五德终始说中蕴含了两个强烈的暗示，

---

1 贺昌群：《魏晋清谈思想初论》，北京：商务印书馆，1999年，第3页。

2 [秦] 吕不韦：《吕氏春秋·有始览》，《四部丛刊》景明刊本。

3 [汉] 司马迁：《史记·孟子荀卿列传》，清乾隆武英殿刻本。

第一个暗示针对普通人，不可有非分之想，无五德之运做不成天子；第二个暗示则是针对帝王，天命并不永存，此德衰则彼德兴，易姓受命会不断出现。第一个暗示是对一般人说的，由此避免人人争夺天子之位，引发天下大乱；第二个暗示是对君主说的，警告天子也需要谨慎，为政以德，避免暴虐天下，出现"时日曷丧"的局面。

针对战国乱局，邹衍也提出了大一统说。在他看来，儒者所谓中国者，不过是天下八十一分之一。中国名曰"赤县神州"，乃是小九州中的一州。如小九州一样的州又有九个，组成大九州。赤县神州内自有九州，有德之君，当一统九州，天下一家。大一统之说影响了此后中国千余年，封建割据的观念被抛弃，一统成为主流。汉高祖刘邦就发出誓词："今吾以天之灵，贤士大夫，定有天下，以为一家。"[1]

至汉代，公羊学借《春秋公羊传》阐发微言大义，发展、丰富了系列学说，包括大一统、三世论、更化改制、兴礼诛贼、五德终始等。根据五德终始说，每个朝代的更替都是五德的轮替。五德，指木德、火德、土德、金德、水德，分别与东、南、中、西、北相应，又与青、赤、黄、白、黑五色相对应。五德相生相克，彼此影响。相生顺序是"木生火，火生土，土生金，金生水，水生木"；相克顺序是"木克土、土克水、水克火、火克金、金克木"。

西汉大儒董仲舒并未采用五德终始说，而是提出三世论，以

---

1 [汉] 班固：《汉书·高帝纪》，清乾隆武英殿刻本。

夏、商、周分别对应忠、敬、文三种道德，作为王朝正统的标志。董仲舒的三世说在后世影响有限，汉武帝及其后世王朝均采用"五德终始说"。董仲舒思想的意义在于他引阴阳入儒。徐复观认为，董仲舒治《公羊春秋》，始推阴阳为儒者宗。此后两千余年，阴阳五行之说深入于社会，成了广大流俗的人生哲学。[1]

入汉之后，在汉为何德之上，有各种观点，很是混乱。秦为水德，尚黑色。"昔秦文公出猎，获黑龙，此其水德之瑞。"[2]依据相生顺序，汉当为木德；但依据相克顺序，则汉当为土德。

刘邦时期，采纳水德之说，这与五德终始说矛盾。贾谊认为，汉当为土德，色尚黄，数用五。贾谊之说遭到周勃等人反对，后将他徙为长沙王太傅。汉文帝时，鲁人公孙臣认为，秦得水德，汉应为土德。丞相张苍坚持认为，秦国享国日短，并不享水德，汉乃水德之始。汉武帝时，才将水德改为土德，"夏，改汉历，以正月为岁首，而色上黄"。西汉中期以后，刘向、刘歆父子又鼓吹汉为火德，此说占据上风。

清人赵翼在《廿二史札记》中认为，古来中国王朝更替，一是禅让，一是征诛，前者相生，后者相克。安居香山认为："五行相胜说，是一种用革命打倒对手的观念，就是今天所说的暴力革命的思想。中国将此称为放伐[3]。与这种观念相反，五行相生说是一

---

1 徐复观：《两汉思想史》（第二卷），上海：华东师范大学出版社，2001 年，第 183 页。

2 ［汉］司马迁：《史记》，清乾隆武英殿刻本。

3 放伐：暴力讨伐。

种让位于有德者的观念，是和平革命，也称为禅让。"[1]

此后权臣篡国，一般都会遵循五德终始说，高举禅让的旗帜。西汉末年，王莽篡汉，其理论依据就是五德终始说。根据此说，汉为火德，火德销尽，土德当代，这土德就是他王莽的新朝。西汉刘邦开国时，给自己找了个牛气的祖先尧，王莽为了让自己篡汉更有说服力，找了更牛气的祖先——黄帝与舜。黄帝乃是初祖，舜是黄帝八世之后，之后不断繁衍，经历了西周诸侯、春秋公卿、战国时的王，直至王莽。除了老祖宗牛气之外，更重要的是，尧将帝位禅让给了舜。

火尽土代，汉禅位于王莽，"受命之日，丁卯也。丁，火，汉氏之德也。卯，刘姓所以为字也。明汉刘火德尽，而传于新室也"[2]。禅让之时，王莽摆出姿态，再三谦让，再三推辞，三夜不寐，三日不食，公侯卿大夫一起苦劝，宜奉如上天威命，于是王莽改元定号称帝。

据公羊更化改制说，新帝登基，应更元建始，重新纪年，表示天下更始，咸与维新，特别是新王朝开始时，"王者易姓受命，必慎始初，改正朔，易服色，推本天元，顺承厥意"。[3]王莽极为重视这套学说，他登基之后，改正朔，"以十二月朔癸酉为建国元年正月之朔"；易服色，"服色配德上黄"，"使节之旄旛皆纯黄"。

王莽上位，依据的是五德轮替说。刘秀起兵之后，迫切需要

---

1 ［日］安居香山：《纬书与中国神秘思想》，田人隆译，石家庄：河北人民出版社，1991年，第92页。

2 ［汉］班固：《汉书·王莽传》，清乾隆武英殿刻本。

3 ［汉］司马迁：《史记·历书》，清乾隆武英殿刻本。

为自己的行为寻找理论的支撑。作为谶纬忠实信徒的刘秀，脑海中跳出了《河图》《洛书》中的各类文字："赤九会昌"，"赤三德昌"，"赤刘用帝"。

既然王莽自称是土德，刘秀唯有以火攻土，以火德取代土德，方能显示自己的正统。称帝之前，刘秀称自己做了一个异梦，他梦见自己乘赤龙飞翔于天。群臣一起拜贺，此天命发于精神，乃天兆也。此后又有神秘的《赤伏符》出世，宣称："刘秀发兵捕不道，四夷云集龙斗野，四七之际火为主。"[1] 据此，作为尧之后裔和火德传人，刘秀带着一身光环登基。

当新莽政权覆灭时，在成都的公孙述也生出帝王之心，自立为蜀王，建都成都。虽只是一个地方势力，公孙述也不忘为自己寻找合法性，且有王莽此前操作的套路可以学习。首先是异梦，他宣称自己的梦里有一异人云"八厶子系，十二为期"。公孙述醒来后，对老婆讲了此梦，叹道："梦预示极贵，奈何时短，你怎么看？"老婆道："朝闻道，夕死尚可，何况十二年？"[2]

此后又有金龙出其府殿，公孙述手掌上有奇文"公孙帝"呈现。公孙述自称为金德，尚白色，王莽为土，土生金，金据西方为白德，而代王氏正好得其正序。汉为赤，新莽为黄，公孙述为白，符合五德终始之说，据此公孙述自居正统，痛斥刘秀乃是伪政权。

面对公孙述玩弄出的这套把戏，迷信谶纬的刘秀一时竟被震

---

1 ［南北朝］范晔：《后汉书·光武帝纪》，清乾隆武英殿刻本。
2 ［汉］刘珍等著：《东观汉记》卷二十三，清《武英殿聚珍版丛书》本。

住。在给公孙述的书信中，刘秀声称，图谶所言"公孙"乃是汉宣帝，并非你公孙述。奇怪的是，刘秀竟然大谈未来代汉者乃是当涂高。刘秀不断重申："代汉者，当涂高。君岂高之身邪？"你公孙述又不是当涂高？这天下神器不可力争，还请你公孙述三思。"代汉者当涂高"乃是西汉后期流行的谶语，刘秀、公孙述两个深度谶纬迷恋者，为了驳斥对方，不惜以谶制谶。

建安二年（197），袁术称帝时也利用了谶纬。袁术认为，《春秋谶》中云"代汉者，当涂高"，正与自己相合。怎么相合呢？"涂高"，也就是道路通达之意。袁术，字公路，其名"术"，也含有道路之意，故而代汉者，自然是他袁公路了。奈何袁氏兄弟志大才疏、刻薄寡恩、刚愎自用，实非取天下之人。

曹魏取天下时，通过谶言营造五德终始的轮替，如《春秋玉版谶》曰："代赤者魏公子。"建安二十五年（220）十月，汉献帝禅位，魏文帝曹丕登基。《三国志》载，熹平五年（176）就有祥瑞，此年"黄龙见谯"[1]。谯，即今亳州，此谶指曹魏代汉，但此类记录乃是后世所撰，目的是为曹魏政权塑造合法性。此中所云黄龙也是暗含五德终始之意。黄龙色为黄，乃土德，与汉之火德并不是相克关系，而是相生关系。此外，在老祖宗上加以造说，认为曹魏系出颛顼，与舜同祖。魏以土德，承汉之火，也合乎尧舜禅让的意思。

依五德终始说，王朝是变动不居的，唯有德者可为王。君主应"顺天应时"，推行德政，减少对民间的伤害，民众生活提高

---

1 ［晋］陈寿：《三国志·魏书》，百衲本景宋绍熙刊本。

了，疫病的发生率自然就下降。当一个王朝失德时，上天会有各种灾难异象加以警告，如董仲舒所云："国家将有失道之败，而天乃先出灾害以谴告之，不知自省，又出怪异以警惧之，尚不知变，而伤败乃至。"地震、洪水、日食、彗星以及大疫等，都是国家败亡之兆。《太平经》中认为，人间纵欲失道，破坏五德，导致天灾人祸，灾疫横行："上皇之后，三五以来，兵疫水火，更互竞兴，皆由亿兆，心邪形伪，破坏五德，争任六情，肆凶逞暴，更相侵凌，尊卑长少，贵贱乱离。"[1]

至东汉末期，大疫横行，恐慌弥漫，人们通过祈祷祭祀、悬符画篆、卜巫咒禁，以求敬天保命。在惶恐之中，太平道横空出世，以符水普救世人，"太平道者，师持九节杖为符祝，教病人叩头思过，因以符水饮之"[2]。汉灵帝中平元年（184），巨鹿人张角领导黄巾起义。起义者头裹黄巾，发出呐喊："苍天已死，黄天当立。岁在甲子，天下大吉。"

东汉之后，汉为火德已成为共识。依五行相生说，火生土，则代汉者为土德，土色为黄。熹平二年（173）六月，洛阳传虎贲寺东壁中有黄人（代表土德）出，一时观者如堵，道路断绝。黄人象征土德，而汉乃火德，故而寓意汉室将衰。此后曹丕代汉，名义上是禅让，自然是五行相生，曹魏乃土德，故而年号"黄初"。孙权称王，年号"黄武"，称帝之后，又改年号为"黄龙"。这些都是依据火生土、黄代赤的五行相生之说。

---

1 [汉] 佚名：《太平经钞》甲部卷一，明《正统道藏》本。
2 [清] 王先谦：《后汉书集解》卷七十五，民国王氏虚受堂刻本。

　　但黄巾起义反对汉廷，乃是五行相克，水克火，应为水德，当用黑色，为何用黄巾呢？安徽亳州元宝坑墓32号字砖上有"王复，汝使我作此大壁，径冤我，人不知也，但抟汝属。仓（苍）天乃死，当搏！"等字。乃是当日修墓的底层民众在沉重劳役中不满情绪的爆发。墓砖之中，还有一些民众发泄不满的刻画，如"人谓壁作乐，作壁正独苦。却来却行壁，反是怒皇天"，元宝坑一号墓中一块砖上标记年月为"建宁三年四月四日"，可知此时民间对汉室的不满已相当普遍。

　　苍天乃是蓝色，水也是蓝色，苍在古时就有蓝色之意。对于底层民众而言，用直接的语言表达对汉室（水德）的不满。至于汉室，在汉武帝之前，曾一度确立为水德，此后又有火德之说。黄巾军来自底层，对于其中变化了解不多。而"汉"字，"其本曰水"，本就带有水之意，民间最容易接受的就是水德说。满怀不满的民众，将矛头直指苍天，而依照"土克水"之说，黄巾军便为土，尚黄色。

　　至魏晋南北朝，群雄割据，五德终始说又大行其道。特别是北朝时期，游牧部落对此更是推崇，为入主中原寻找正统性依据。如北魏天兴元年（398），拓跋珪定都平城，即皇帝位，立坛告祭天地，群臣奏以皇帝乃是黄帝之后，宜为土德，"于是始从土德，数用五，服尚黄，牺牲用白"[1]。

　　五德终始说开创了中国王朝的正统观，为王朝更迭提供了合法依据。五德终始中的相胜相生也提供了王朝更替的两种模式，

1［南北朝］魏收：《魏书·志第十》，清乾隆武英殿刻本。

即武力更替与禅让更替，虽然禅让更替具有较多的表演性质。此后五德终始的观念贯穿中国历史之中，绵延不绝。

后世历史学家梁启超对于阴阳五行、五德终始等造说极为反感，他认为："阴阳五行说，为二千年来迷信之大本营。"在梁启超看来，阴阳五行之说乃是邪说，实际是惑世诬民之说，而创造此说、传播此说宜负罪者有三人，即邹衍、董仲舒、刘向。乘秦汉间学术颓废之隙，邹衍倡此谣言，以万斛狂澜之势，横领思想界之全部，影响后世。故而梁启超认为，三人之中，又以邹衍之罪最重，"妖言之作俑者，实此人也"。[1]

天人感应的真相

天人之变，乃是古往今来哲人们所深思的问题。在传说中，伏羲观察天地万物，创造出了八卦："仰则观象于天，俯则观法于地，观鸟兽之文，与地之宜，近取诸身，远取诸物，于是始作八卦，以通神明之德，以类万物之情。"

在上古时期，古人已将兴亡更替与天命联系在一起，得道者存，失道者亡。夏商周之更替，也是天命所致。"夏道有命，殷人尊神"，"天命玄鸟，降而生商"。国无道，上天会降下各类灾难，

---

1 梁启超：《阴阳五行说之来历》，《东方杂志》1923 年第 20 卷第 10 号，第 70—79 页。

加以警告，"有夏多罪，天命殛之"。《诗经·小雅·节南山》云："天方荐瘥，丧乱弘多。民言无嘉，憯莫惩嗟。"这首诗指责周幽王时的执政尹氏暴虐，苍天无眼，周王不公，坏人执政，致饥荒疫病横行。

上天会降下日全食、水灾、旱灾之类灾异，对无德的执政者加以警告。如《左传·昭公七年》中，大夫文士伯云："国无政，不用善，则自取谪于日月之灾。"上博简《鲁邦大旱》记载，孔子曾云："邦大旱，毋乃失诸刑与德乎？"

先秦时期的思想家多数相信上天与人间的灾疫存在联系。《中庸》说："国家将兴，必有祯祥；国家将亡，必有妖孽。"《诗经》也说："天命降监，下民有严。不僭不滥，不敢怠遑。"就连墨子也认为："爱人利人者，天必福之。恶人贼人者，天必祸之。"只有荀子认为，人世间的运作与神秘力量"天"之间没有关系，"天行有常，不为尧存，不为桀亡"[1]。

随着汉初与民休养、稳定政权的政策取得成效，统治者考虑的便是如何集中权力，加强统治，"礼"在此时也被高度重视。汉武帝即位后，为适应中央集权统治的需要，采纳董仲舒"罢黜百家，独尊儒术"的建议，在长安设立太学，设五经博士为教官，研习儒家经书，每年考一次，合格的授予官职，随后在各郡纷纷设立学校，传授儒家经术。儒家思想成为社会中的主导思想。从此时开始，汉朝由以黄老为主的思想转变为以礼为主、以法为辅的格局，礼法并用，礼主刑辅，礼被视作治国大纲与根本。汉代

1 [战国] 荀况：《荀子》卷十一，清《抱经堂丛书》本。

以后，随着大一统政权的建立，几乎所有人都被整合到统一的社会秩序中，人没有可能游离于其外，人与人之间的关系完全受到礼的制约。[1]

就儒家思想而言，其创始之初就从文化的立场来讨论、体认社会，礼乐教化也成为儒家思想的核心内容。以"礼"为核心的伦理道德体系，使得中国社会披上了浓厚的伦理道德色彩，本是对内约束的伦理道德，也被外化为调节社会生活的手段。在以礼为表征的宗法社会中，每个人都是宗法关系罗网中的一员，整个社会依赖于伦理道德的教条来平衡，靠道德自律，而不是外界的法律来维系统治。在儒家所设想的理想社会中，每个人都应该有很高的道德修养，统治者的治国大略不是外在的制度设计，而是依内心的伦理道德，这就是"为政以德""明人伦之教"。

深处疫病年代，当灾疫暴发之后，恐惧中的人们需要寻找原因，加以解释，进而希望能加以弥补，使灾疫早日过去。两汉之际，随着儒生阶层的崛起，期待与皇帝共治天下的他们，为灾疫的暴发寻找到了原因，那就是天人感应。

西汉时董仲舒系统提出了天人感应说。天，是宇宙的法则，主宰着人间的秩序。就个体而言，人之形体是化天数而成，头如天圆，耳目如日月，五藏如五行，眨眼如昼夜。就整体而言，天是王朝正统的依据，皇帝是天在人世间的代表，受命于天，奉天承运，方乃王政，才得天佑。天分为阴阳，判为四时，列为五行，阴阳五行平衡，则天道如常，风调雨顺。如有违背，打破均衡，

---

1 刘泽华：《中国政治思想史集》，北京：人民出版社，2008年，第269页。

则有灾异降下，作为惩戒。阴盛阳衰，则有洪水、冰雪等；阳盛阴衰，则有旱灾、常燠等。

汉武帝曾问董仲舒："灾异之变，何缘而起？"董仲舒以天人感应说来回答："刑罚不中，则生邪气；邪气积于下，怨恶畜于上。上下不和，则阴阳缪戾而妖孽生矣。此灾异所缘而起也。"[1]

"非常曰异，害物曰灾。"灾，指带来实际伤害的灾难，如大疫、地震、山崩、地陷、大雨、淫雨、干旱、大风、蝗虫、螟虫等。异，指给人带来心理冲击的各类自然现象，如日食、彗星、服妖、射妖、谣等。灾者，天之谴也。异者，天之威也。所有灾害皆来自人君之失。因为人君之失，天出灾害以谴告之。谴告之，而人君不知改变，乃以怪异惊骇之。"惊骇之，尚不知畏恐，其殃咎乃至。"[2]

士人们自然也要将疫病与人君的行为相捆绑。董仲舒在《春秋繁露》中就指出，人君逆天而为，会导致疫病，"逆天时，民病流肿"，他认为："王者不明，善者不赏，恶者不绌，不肖在位，贤者伏匿，则寒暑失序，而民疾疫。"[3]当疫情暴发后，帝王的补救方法是："举贤良，赏有功，封有德。"自然，这提拔重用的贤良，儒生们乃是首选了。

若是帝王德行充沛，自然天下太平，疾疫不兴。晁错在上汉文帝的对策中，提出"五帝德，泽满天下"，故"五谷孰，妖孽灭，贼气息，民不疾疫"。《大戴礼记》认为帝王有德，"人民不疾，

1［汉］班固：《汉书·董仲舒传》，清乾隆武英殿刻本。

2［汉］董仲舒：《春秋繁露》卷九，清《武英殿聚珍版丛书》本。

3［汉］董仲舒：《春秋繁露》卷十四，清《武英殿聚珍版丛书》本。

六畜不疫，五谷不灾"。儒生们通过造说，希望帝王有德，推行仁政，如此天下大治，民不疾疫，五谷不灾，天下太平。王充更警告君主："行尧舜之德，天下太平，百灾消灭，虽不逐疫，疫鬼不往；行桀纣之行，海内扰乱，百祸并起，虽日逐疫，疫鬼犹来。"[1]

士人们提出天人感应之说，想要约束帝王，制约皇权。而天人感应说在灾异降临时，确实对帝王起到了警告作用。从某种程度上而言，皇帝施行德政，不过度盘剥民间，予社会以一定自治空间，提升民众生活水平，由此民众身体健康，免疫力提升，也能降低疫情暴发的概率。当皇帝昏庸，折腾天下，时局混乱，社会无序，民众艰难求生时，则增加了大疫发生的概率。

两汉时，每当灾异降临，皇帝要下罪己诏。据《汉书》《后汉书》统计，西汉罪己诏共二十八道、东汉罪己诏有三十道。如西汉后元元年（前163），水旱疾疫并发。汉文帝下诏自责："又有水旱疾疫之灾，朕甚忧之，愚而不明，未达其咎，意者朕之政有所失而行有过与？"初元五年（前44）夏四月，有星孛于参。汉元帝诏曰："朕之不逮，序位不明，众僚久旷，未得其人。元元失望，上感皇天，阴阳为变，咎流万民，朕甚惧之。"

东汉元初二年（115）发生旱蝗之灾，汉安帝下罪己诏云："朝廷不明，庶事失中，灾异不息，忧心悼惧。"东汉永建元年（126）春正月，疫疠为灾，汉顺帝下诏："朕奉承大业，未能宁济。盖至理之本，稽弘德惠，荡涤宿恶，与人更始，其大赦天下。"东汉阳嘉三年（134），汉顺帝因灾自责："朕秉事不明，政

---

1 ［汉］王充：《论衡·解除》，《四部丛刊》景通津草堂本。

失厥道，天地谴怒，大变仍见。"[1]

汉桓帝时，宦官专权，暴虐无道，灾疫频发，就连桓帝的儿子也接连夭折。延熹九年（166），襄楷上疏，依天人感应说，指责朝政弊端。在奏疏中，襄楷认为，杀无罪，诛贤者，会祸及三世。桓帝登基后，频行诛伐，族灭连坐。当时人认为，正是因为桓帝杀戮过度，导致天谴，降下灾疫。

天人感应说在一定程度上能告诫君主敬服上天，不可胡作非为。当灾疫出现后，皇帝除了颁发罪己诏之外，还会推行减免租税、免贷、赐帛、减刑、大赦等系列措施，以向上天认错，表明自己正在努力补救。

但士人们期待的以天人感应说约束皇权的目的，并未达成。士人们所处的官僚集团自身并不是一个统一的集团，彼此存在纷争。原本灾异的解释权在史、卜之手，通过天人感应说，士人们成功地将灾异的解释权转移到自己手中，但士人们并未建立起相应的垄断性的灾异解释权威。

在实际政治运作中，各类灾异出现之后，皇帝本人其实并不想承担责任，只是迫于无奈，才发布罪己诏。而董仲舒等儒生在创立天人感应说时，也给皇帝留了余地，主动为君主开脱，让大臣们也一起承担责任。如董仲舒所云："是故《春秋》君不名恶，臣不名善，善皆归于君，恶皆归于臣。"《盐铁论》则说得更为直接："故臣不臣，则阴阳不调，日月有变，政教不均，则水旱不

---

1 ［南北朝］范晔：《后汉书》，清乾隆武英殿刻本。

时，螟螣生，此灾异之应也。"[1]

本应掌握灾异解释权威的士人官僚集团，却发现自己也应该承担责任。西汉宣帝五凤四年（前54）辛丑，发生日食，宣帝不肯自己一人承担责任，于是下诏："皇天见异，以戒朕躬，是朕之不逮，吏之不称也。"[2]这是将皇帝与官僚集团捆绑，上天警告的不单是皇帝，也有官僚集团。

依据"社会隔离"理论，应当形成专业人士与专业职位，阻碍不合格的非专业人士的介入及解释的随意性，以保证对某一领域的解释权威。在获得灾异的解释权后，士人官僚集团并未将灾异的解释权进行"社会隔离"，形成类似史、卜的专业人员与权威学说，而是由士人自行解释。天人感应说形成之后，在士人之中呈现为随意解释的状态，根据自己的理解就可以随意加以解释。

个人的自由发挥，降低了解释的权威，具有极大的随意性。如宣帝时，有一个天人感应说的热衷者杨恽，此人乃是司马迁的外孙，曾担任过九卿，后被罢职为庶人。大凡有什么异象，如高昌侯的车撞到了门，天气阴靡不雨之类，杨恽就要跳出来，声称这些预示着宣帝不久将死。宣帝被杨恽给弄火了，一次发生日食，有人告发乃是杨恽"骄奢不悔过"所致。宣帝乘机将杨恽杀掉，正是以其人之道还治其人之身。

西汉时，作为官僚集团的首领，丞相"理阴阳"，发生灾异之后，理所当然成了背锅侠。西汉成帝时，薛宣为相。永始元年

---

1 ［汉］桓宽：《盐铁论·论灾》，《四部丛刊》景明嘉靖本。
2 ［汉］班固：《汉书·宣帝纪》，清乾隆武英殿刻本。

（前 16），邛成太后崩，丧事办的仓促，又逢疫情，成帝将薛宣罢免，并加以指责："君为丞相，出入六年，忠孝之行，率先百僚，朕无闻焉。朕既不明，变异数见，岁比不登，仓廪空虚，百姓饥馑，流离道路，疾疫死者以万数，人至相食，盗贼并兴，群职旷废，是朕之不德，而股肱不良也。"[1] 对乱局，成帝认为，乃是皇帝不德、丞相不良共同所致。

皇帝不断将责任推给官僚集团，官僚集团不得不一起背锅，每当灾异出现，三公[2] 或是主动，或是被动，上书请求承担责任。西汉因为灾异被罢职的三公，如宣帝时的丞相于定国、哀帝时的大司空师丹、丞相孔光等。至东汉时，各类灾异频发，被罢职的三公数量则更多。

而在政治斗争中，天人感应与灾异天谴沦为打击政敌的工具。成帝之时，成帝的舅舅王凤与丞相王商不和，王凤指使大臣弹劾王商，认为他引发了日食，使其去职。当一系列日食与地震出现之后，依附于王凤的士人们又为其辩解，认为灾异由成帝的后妃引发，非王凤之责也。有意思的是，王凤的姻亲杨肜担任琅邪郡太守时，灾害频发。丞相王商准备弹劾杨肜，王凤却声称："灾异天事，非人力所为。肜素善吏，宜以为后。"[3]

天人感应、灾异天谴不过是权势人物随意操弄的工具，以为

1　[汉] 班固：《汉书·薛宣朱博传》，清乾隆武英殿刻本。

2　西汉以丞相（大司徒）、大司马、御史大夫（大司空）为三公。哀帝元寿二年（前 1），丞相更名为大司徒，其权力、位次都在大司马之下，与大司马、大司空合称三公。

3　[汉] 班固：《汉书》，清乾隆武英殿刻本。

其执掌权力服务。王莽时期，乃至敢将灾异解释为祥瑞。如霸桥发生火灾，数千人以水救火而火势不灭，灾后王莽声称，这是"欲以兴成新室统壹长存之道也"[1]，又更霸桥为长存桥。"王莽生逢其时，利用经学及谶纬学学说，以为攘夺政权地步，一举一动，取法周礼，迎合一般世人心理。"[2]

对天人感应的随意解释使得其权威下降，遑论约束帝王了。在历史上，权势人物们为了自己的需要，随意使用天人感应说进行解释，新王朝可以用此为改朝换代提供天命依据，但此后的反对者也可利用此将其推翻。事实上，只有胜利者、执掌大权者方是"天命"所在，拥有天人感应的最终解释权，这才是历史的真相。

晋武帝司马炎登基之后，意识到了天人感应说的威胁，曾在泰始三年（267）下令严禁天人感应及谶纬之学。可在此后各朝各代，天人感应说服务于权力斗争，被民间野心家使用的例子也是屡见不鲜。历史是可以任人随意打扮的，天人感应说何尝不是如此？

政治一直是非理性的，因为权力，因为野心，人只会炽热，怎会理性？所以政治生态是丛林状态，是血腥厮杀。所以名教中人才自视为帝王师，发明了一堆造说，如谶纬、天人感应、五德终始等，只是这些造说是向天借势，以天威威吓，想要控制权力的野性，可这本身就不理性。妄想以非理性约束权力的野性，所以中国古代政治一直是非理性的三千年，在大多数时代，庙堂之中禽兽横行，偶尔有个什么圣王贤相，只是有了一点理性光辉照

---

1 ［汉］班固：《汉书·王莽传》，清乾隆武英殿刻本。

2 王桐龄：《中国史》，南昌：江西人民出版社，2008年，第243页。

射，不那么折腾民间社会，万千小民突然枷锁轻了一些，顿时活力四射，如此而已……

什么是理性？回归常识，回归于人，就这么简单，可要做到这点，太难！

生命意识的觉醒：魏晋玄学的历史

"魏晋之际，天下多故，名士少有全者。"[1]此一时期既是名士大暴发的时代，也是名士的高危时代，名士动辄有死亡的危险，被杀的名士名单很长很长，如孔融、杨修、祢衡、丁仪、丁虞、嵇康、陆机、陆云、张华、潘岳、石崇、欧阳建、孙拯、嵇绍、牵秀、郭璞、谢混、谢灵运，等等。其中，黄祖杀祢衡；曹操杀孔融；曹丕也杀了许多文人，要不是看在同胞手足之情，连曹植也几乎不能幸免；司马懿则杀了夏侯玄和何晏；司马昭又杀了大名鼎鼎的嵇康。

造成这一高危现象的时代背景是，东汉末年至魏晋时期，政治高压，战乱、大疫频发，灾荒不断。据统计，魏文帝黄初四年（223）三月至东晋安帝义熙七年（411）春，共发生大疫十八次，这还是史书有记录的，未曾录入的更不可胜计。有学者研究认为："三国承东汉之惫，灾患之作，有增无减。两晋继统，荒乱尤甚。

---

1 ［唐］房玄龄：《晋书·列传第十九》，清乾隆武英殿刻本。

终魏晋之世，黄河长江两流域间，连岁凶灾，几无一年或断。总计二百年中，遇灾凡三百零四次。其频度之密，远逾前代。举凡地震、水、旱、风、雹、蝗螟、霜雪、疾疫之灾无不纷至沓来，一时俱见。"[1]可见，此一时期，持续不断的各类自然灾害、不断暴发的疫病和战乱时时侵扰着各地，威胁着整个社会。可以想见，当时的人行走之间，目之所及，白骨露于野，千里无鸡鸣，千家万户，生民百遗一，念之断人肠。

后人评说，中国士人生命的危险、心灵的郁闷无有过于魏晋之时。事实上，魏晋时期动乱局面的出现，也使先秦诸子百家之学得到了复活的机会，形成了儒学与道、名、法等思想合流的情况，朝不保夕的士人们将精神投入到玄学之中，带来了玄学的兴起和发展。玄学的初兴，既是出于对汉末儒家经学章句训诂风气的反动，也是魏晋品评人物、崇尚清议、辨名析理风气的结果。

玄学兴起于曹魏正始年间，史称"正始玄风"。第一期代表人物首推何晏、王弼。他们用道家思想解释儒学，力主以自然为本，以名教为末，"天地万物皆以无为本"，就是圣人也需体法自然。这一期的玄学虽然推崇道家，祖述老庄，提倡"贵无"，但也注重儒家的丧祭服制和历代典制，并服膺孔子。

在玄学的第一期发展中，有颇多名士参与，他们以谈玄的形式探讨学术，交流心得。如何晏与王弼谈玄、钟会与荀融谈玄等。他们所谈的内容侧重于《周易》《老子》《庄子》三玄，内容多玄奥，如本末有无之类。

---

1 邓云特：《中国救荒史》，上海：商务印书馆，1937年，第12页。

　　鲁迅说："何晏有两件事我们是知道的。第一，他喜欢空谈，是空谈的祖师。第二，他喜欢吃药，是吃药的祖师。"其实，何晏还是魏晋男子开阴柔之风的祖师。何晏肤白且爱敷粉，修饰美容，浮华夸张。而同时代的王夷甫喜手执白玉柄麈尾，卫玠"有羸形""不堪罗绮""被人看杀"，王恭则"濯濯如春月柳"。

　　这些士人所呈现的美，实是阴柔病态之美。秦汉时期，男子审美的标准是威容严恪、仪容端正、伟大丈夫。司马迁一直以为张良魁梧奇伟，后来看了其绘像，"状貌如妇人好女"，不由大吃一惊。到了魏晋，审美为之一变，张翰《周小史》中描述了一个美少年："香肤柔泽，素质参红。团辅圆颐，菡萏芙蓉。"[1]审美的变化是与大时代紧密相连的，在大疫频发、灾乱连连、政局动荡的年代，个体生命漂泊无着，人的审美也随之发生异化，趋向于阴柔。

　　正始十年（249），司马懿发动高平陵政变，杀曹爽、何晏、丁谧、毕轨等曹魏股肱大臣，其中何晏乃是玄学主将。另一主将王弼被免官，同年秋天，遭疬疾而亡。经过此次杀戮，天下名士减半，玄学名士遭到司马氏打压分化。

　　玄学的第二期，以阮籍、嵇康为代表，他们把"正始时期"玄学以自然为本的思想推向极端，而大力贬斥名教，主张毁弃礼法，提出"越名教而任自然"的主张，幻想无君、无臣的自然社会，其特征是以道抑儒，道主儒辅。

　　郭象在注解《庄子》时认为："夫天下之大患者，失我也。"

---

1 ［唐］欧阳询等辑：《艺文类聚·人部十七》卷三十三，清《文渊阁四库全书》本。

从整体上看，在儒学天地君亲师的架构产生之后，天下士人被网罗于其中，言行必须符合圣人之道，士人们活在各类束缚之中，迷失了自我，压制了个体，这是阮籍、嵇康所反对的。从个体上看，儒家学说重视道德名节礼法学问，重视伦理修养，人需时刻警醒，不得偏离，人处于无形的道德束缚之中，这就是梁启超所言的："儒家舍人生哲学外无学问，舍人格主义外无人生哲学。"

在政治高压、疫病横生的时代，生命极为脆弱，外界环境已是恶劣如斯，士人们开始反弹，开始叛逆。部分魏晋士人向外投入山水，隐逸逃遁，向内则回归自我、张扬个性。而回归自我、张扬个性，乃是对生命的认知与感悟，凡事不为群氓，不失自我。这是对时代的背叛，也是对儒家人生伦理观的反动，脱离压制人情人性的伦理，回归本我。"老庄的学说是反对专捧君主的儒家的，他们有浓厚的战争的背影——那就是反对分割状态的战国时代。这种思想是反对国家、君主、法律、私有财产制、道德、礼义、舆论等一切社会制裁，而从新建设他们新的理想国家。在理想国家中没有私有、没有争斗，是完全和平的自然的小农生活。……魏晋中，每一个学者的作品中都透浸着老庄的思想，因为他们都需要苦闷的安慰。"[1]

嵇康少年时不涉经学，生性疏懒，头面常半月不洗。在儒家的学说中，身体具有神圣的意义，不能损坏，自当爱护，体现礼法。而对礼法的叛逆，首先从身体上开始，自己的身体由自己做

---

[1] 龙世雄：《魏晋之一般的苦闷：魏晋社会史的断章》，《河南政治》1934年第4卷第5期，第19页。

主，魏晋士人常通过身体来表达抗拒，表达超越，回归自我。当日，嵇康以这种不卫生的方式来回归自我，却也带来了疫病的威胁与跳蚤的骚扰。

嵇康曾迎娶曹操之子曹林的女儿长乐亭主为妻，这场婚姻只给他带来了七品闲职。他对官场没有兴趣，于是逍遥于山水，锻铁于洛阳，托于老庄以忘情。他形骸颓废，不加修饰，坐忘于山水，俯仰自得，游心太玄。他对生命苦短曾发出慨叹："人生寿促，天地长久。百年之期，孰云其寿。思欲登仙，以济不朽。"[1]

他不愿入官场受各种限制，只想随心所欲，自由自在。世人只看到了他洒脱、超越的一面，可他终究是世俗中人，终究不能跳出世俗之网，不能彻底摆脱礼法，得大自在，得真自由。因而他也自陈："今但愿守陋巷，教养子孙，时与亲故叙阔，陈说平生，浊酒一杯，弹琴一曲，志愿毕矣。"[2]

偏偏是追求太上忘情的嵇康，最为慷慨，最为激烈。面对礼法名教，他高呼"非汤、武而薄周、孔"。他指责孔子，神驰于利害之端，心惊于荣辱之途。他刚直嫉恶，轻肆直言，遇事便发。有一次，嵇康在长林之下锻铁，钟会造访。嵇康坐以鹿皮，巍然正容，不与之酬对，钟会含恨而去。面对司马氏，他加以鞭挞："骄盈肆志，阻兵擅权。矜威纵虐，祸崇丘山。刑不惩暴，今以胁贤。昔为天下，今为一身。"[3]他想在老庄哲学中找到安身立命之处，结果，他把是非看得更分明，更不能安身立命。孙登曾评价他，

---

1 ［三国］嵇康：《嵇中散集》卷一，《四部丛刊》景明嘉靖本。

2 ［三国］嵇康：《嵇中散集》卷二，《四部丛刊》景明嘉靖本。

3 ［三国］嵇康：《嵇中散集》卷十，《四部丛刊》景明嘉靖本。

性烈而才俊，才多而识寡，恐不得善终，劝他隐居避世，可世间如牢笼，他能避往何处？

与嵇康齐名的阮籍，早年是崇尚儒家学说的，成年后供职于曹魏政府，颇有抱负，"王业须良辅，建功俟英雄"。曹魏推崇名教之治，他也曾试图为之寻找解释。因不满于混乱的朝政，阮籍一度辞官，后又出任尚书郎一职，终又因病去职。此后阮籍谢绝了曹爽的征辟，得以躲过杀身之祸。司马氏取代曹魏后，阮籍告别名教，归隐山水，回归于个体心灵。

阮籍非常想得到解脱，可他上过曹魏的船，司马氏自然不会放过他。他想逃避，回归于个体本身，获得内心自由，可现实的牵绊太多，他无法进入绝对自由的世界，只能通过放浪形骸，沉溺于酒，加以自保。

由此不难理解，当司马昭要替司马师求婚于阮籍时，阮籍一醉六十日，使来使无从开口。但以酒醉来躲避危险，只有这一次是有实效的。后来司马炎让九锡，乃是权臣篡位前的最后表演。公卿大夫纷纷表态，一力劝进，连带着也逼迫阮籍动笔写劝进文。阮籍想借酒醉来躲避，最终却不能，只得就案写成，让来使抄写了去。嵇康对他有所不满："阮嗣宗……唯饮酒过差耳。至为礼法之士所绳，疾之如仇。"嵇康被杀后，阮籍更加消极，"由是不与世事，遂酣饮为常"[1]，在感伤之中享乐，在颓废之中激昂，在放浪之中回归自我。

值得关注的是，阮籍除了精神放浪之外，他的身体也有病。

---

1 [北周] 庾信：《庾子山集》卷四，清《文渊阁四库全书》本。

他应该是有癫痫症，阮籍母丧，裴楷前来吊唁，阮籍散发箕踞，醉而直视。嵇喜来吊，阮籍作白眼，嵇喜不悦而退。阮籍喜作青白眼，癫痫症的特征就是眼上视，显露眼白，"癫疾始生，先不乐，头重病，视举目赤"。

魏晋乱局中，嵇康锻铁，阮籍迷酒，其他名士还有诸如裸奔、自挽、纵酒、长啸、吟咏、青白眼、驴鸣、服药、清谈、夜行、男子涂粉、修仙、炼丹、房中术、弹琴等行为。诸多在后人看来逍遥至极的言行，其实是现实中政治高压，生命极端脆弱之下，另一种形式的反抗，他们以世俗眼中极端的方式求得个体生命的自由，这是对个体生命的另一种反思。颓废之下，荒唐之中，名士们以这种极端消极的方式表达着对独立人格、自由生活的积极追求。

到了玄学的第三期，向秀、郭象则论证了"名教"与"自然"、儒与道的一致性，在理论上把有、无与名教、自然统一起来，其特征则是以道合儒，用儒家思想解释道家经典，重点转向儒学。这样，玄学一步步完成了调和儒道的思想进程，儒学在这一进程中也逐渐被玄学化。魏晋玄学，从何晏、王弼的"名教出于自然"，发展到阮籍、嵇康的"越名教而任自然"，再进入向秀、郭象"自然名教统一"。

魏晋时期的玄学思潮是儒道合一的产物，因而，它在本质上不是与儒学对立的，虽然玄学家们都不同程度地对儒家名教进行过批判，其精神追求也大多倾向于道家的自然无为思想，但其目的都是为统治者寻找新的治国方略。在统治者仍以儒家纲常名教为准绳的条件下，他们一面要"任自然"，在世间的泥淖中放浪形骸；一面又竭力论证"任自然"与"崇名教"并不矛盾，并且都在努力为二者的统一寻找理论的根据，做出新的论证。

向秀、郭象所处的时代正经历着八王之乱与永嘉之乱，战争与大疫频发之下的洛阳如同末日，幽暗意识笼罩在人们的心头。生命如蝼蚁，脆弱无常，人们向死而生，随时准备迎接最终的命运。钱穆认为："王、何还是有规矩，还是积极的。嵇、阮虽放荡，还是有性情；虽消极，还能超然远俗，至少于世无大碍。向秀、郭象是无性情的放荡，抱着消极态度，而又不肯超然远俗，十足的玩世不恭，而转把儒家的理论来掩饰遁藏。"[1]永嘉末年，郭象去世，洛阳被攻陷，中原陷入混乱，文化中心沉没，玄学的时光也逝去。

后世观建安至魏晋，多留意到政治的肃杀，而忽视了蔓延的大疫。政治肃杀之下，犹可退隐山林，独存其身。大疫蔓延之时，王侯与布衣谁都不能幸免。而大疫的暴发又是无法预测的，暴发之后又是很难应对的。生命的脆弱成为这个时代的主旋律，无怪乎士人们纷纷发出悲歌。

从建安年间至魏晋时期，在放浪形骸、浪迹山水之外，各个阶层的人的生命意识中都充斥着忧虑、悲叹、哀思。如何晏云："常恐大网罗，忧祸一旦并。"阮籍也说："人生若尘露，天道邈悠悠。"陆机则哀叹："人寿几何，逝如朝霜。"这种悲凉哀伤的生命意识，源于现实之中个体生命对周遭危险的无力抗拒，故只能

---

1 刘梦溪主编：《中国现代学术经典·钱宾四卷》，石家庄：河北教育出版社，1999 年，第 1424 页。

消极低吟。又因这种无奈、悲哀和低沉，他们转而沉浸于药与酒的麻醉，在时光中消磨，而一切的苦难都会在岁月中被消磨殆尽，在死亡面前，人人平等。

东晋以后，名士沉迷于自娱自怡，形成了清谈，由蔑视世俗进而不屑一顾，称之为率真。如钱穆所云，此时的名士，此种意味，清而不深，如一潭秋水，没有波澜壮阔的鱼龙出没之观，故而经不起大风浪，容易被外界所影响，由是"率真"转而为既不够"真"，也不够"率"。其实，名士们的异端表现何尝不是鱼缸中的鱼儿？他们翻着白眼，无视外界的一切，只沉浸于"鱼缸"之中，"鱼缸"即整个世界。

永和末年，各地多疾疫，其中永和六年（350）、永和九年（353）先后发生大疾。永和九年（353）三月三日，王羲之与谢安、孙绰等四十一人在山阴兰亭雅集，王羲之叹曰："况修短随化，终期于尽。古人云，死生亦大矣，岂不痛哉！……固知一死生为虚诞，齐彭殇为妄作，后之视今，亦犹今之视昔，悲夫！"

士人们尚能通过文字表达自己的心声，记录下对生命的感悟。可万千的底层民众，他们多是文盲，无法记录自己的心声。在疫病年代，忧虑于生命易逝的他们，只能转而投入到宗教的怀抱之中。到底，宗教是穷人的麻醉剂，亦是底层社会在苦痛中、在大疫中的寄托。由五斗米道以符水救人始，在幽暗时代中，影响中国历史的道教最终奔涌而出。

奔竞与浮华：魏晋名士的隐秘面孔

孔子曾坦言："学也，禄在其中矣。"孔子所言福禄在学，乃是真才实学，而不是为了名望的表演。在东汉前期，选官"尚名节"，政坛勉强能称清明，士风相对淳美，对于名教思想，也能称得上言行合一。但以名节取士，却引发了各种问题。至东汉末期，名节直接关系着个人的利益，于是各类名士开始了表演性的"高风亮节"行为。

当时，曾有民人赵宣葬亲之后，在墓道中守丧二十年，"乡邑称孝"[1]，美名远播。州郡数次礼请他出仕，大约是没有达到他的心理预期，被赵宣推托。名士陈蕃闻讯后，亲自去拜见，却发现赵宣生有五个儿子，不由大怒。依名教观念，居丧期间是不能有男女情事的，赵宣的高节行为不过是表演罢了。

此一时期，各类欺世盗名、虚造空美、刻意修容之举充斥于世。有故意搭乘柴马弊车者，有故意食菽藿粗糙食物者，有亲操饮食蒸烹者，有不敢沽酒卖肉者，有妻、子不到官舍者。这就罢了，更有近于自残的名节表演，有家中冻饿谢绝帮助者，有茅屋上漏下湿而不修缮者，有躲在偏僻之处高冷者，于是高洁之光笼罩一身。

---

1 ［南北朝］范晔：《后汉书·陈王列传第五十六》，百衲本景宋绍熙刻本。

在汉代，官方用法律的形式将"孝"固定下来，以规范人们的行为。"孝"上升为国家意志，通过国家来保障实施，强制人们去遵守。"汉以孝治天下"，孝行甚至成为一个人能否当官的条件。除了汉高祖刘邦和光武帝刘秀之外，其他皇帝的谥号中都有"孝"字，如汉武帝谥号"孝武"，至于刘秀的"孝行"更是被大书特书。不孝者罪大恶极，所谓"罪莫大于不孝"，三国、两晋时将不孝纳入"十恶不赦"之列。至司马氏篡夺魏室政权，"忠"的观念被抛弃，只能更加重视"孝"道了。在魏晋南北朝，孝道被空前绝后的重视，一大批孝子涌现。高官们睁大眼睛，去寻觅、挖掘感人的孝子，于是社会有了更多的道德表演，道德一旦沦为表演，便是最下流的。

正如钱穆所云：道德乃人人普遍所应有，并非可以争高斗胜。若专以道德来分别高下，便造成社会上种种过高且非常不近人情的行为，而其弊将导人入于虚伪。道德乃事事各具的一种可循之轨辙。若做事太看重道德，便流于重形式虚名而忽略了内容与实际。东汉士人的道德似嫌褊狭。他们似乎只注重个人、家庭和朋友，而忽略了社会和国家。"孝"与"廉"为东汉士人道德之大节，然此二者全属个人和家庭的，非国家和社会的。不孝、不廉固然不够做人和从政的标准，然只是孝、廉，亦不够得做人和从政的条件。因东汉士人只看重形式的道德，不看重事实的效果，所以名士势力日大，而终不能铲除宦官的恶势力。[1]

汉安帝时，邓皇后掌权，其兄大将军邓骘听闻马融的名节，

1　钱穆：《国史大纲》，北京：商务印书馆，1996 年，第 191 页。

任命他为舍人。马融珍惜名节，加以拒绝。之后饥困逼迫，他开始后悔，曾对友人说："古人有言：左手据天下之图，右手刎其喉，愚夫不为。所以然者，生贵于天下也。"当邓骘再次发出召唤时，马融不再羞涩，不再含蓄，应召出仕。

桓、灵之际，宦官当道，匹夫抗愤，引发两次党禁，大批有风骨的士人被杀戮，世风日下。权力的运作反而交付给了一群品质更为低劣之徒，东汉陷入了无可挽回的颓势。朝廷开始买卖官爵，如中平四年（187），"卖关内侯，假金印紫绶，传世，入钱五百万"。此时，往日被视为法宝的名教体系已不能维系人心，以此标准选拔出来的官吏依附于宦官、外戚，彼此结为朋党，以维系权力与荣华。

"盖刚大直方之气，折于凶虐之余，而渐图所以全身就事之计。"[1] 嵇康刚直不阿，傲然不群，铁骨铮铮，无视权贵，最终殒命。阮籍特立独行，超脱于外，放浪形骸，内心却无比痛苦。刘伶只有在酒中才能麻醉自己，悠悠忽忽，土木形骸。嵇康、阮籍、刘伶的选择和命运，对自我意识洋溢、功名之心充斥的士人而言，很难效法。鲁迅说："正始名士和竹林名士的精神灭后，敢于师心使气的作家也没有了。"

其实嵇康一死，所谓的竹林精神也就没了。阮籍曾以虱喻人："独不见群虱之处裈（kūn）中，逃乎深缝，匿乎坏絮，自以为吉宅。"阮籍借助虱子嘲讽"唯法是修""唯礼是克"，处于功名利禄中不能自拔的名士，与处于裤裆中而不能出的虱子无异。

---

1 ［宋］朱熹：《御纂朱子全书》卷六十一，清《文渊阁四库全书》本。

　　嵇康死后，原本隐居的向秀出仕，周旋于权力场。司马昭也觉得奇怪，曾问向秀，为何不坚持"箕山之志"，远离权力场？向秀则回答："彼人不达尧意，本非所慕也。一坐皆说。"向秀的意思是，那些不愿入朝为官的人，怎么能理解尧（即司马昭）的想法？此种人不是我所仰慕的。而"一坐皆说"，表明向秀的认识，代表当日士人的普遍看法。王戎、向秀、山涛向权力低头，顺世而行，见风使舵，得享高官厚禄，其中王戎、山涛官至司徒，向秀官至散骑常侍，又终享天年。七贤的不同命运，给了当时及后世士人以冲击，不同的选择对应不同的命运，而多数士人只能向现实低头让步，于是追求名利、迎合权势之风盛行。

　　王戎曾获得极高赞誉，如"戎少清明晓悟，谓其神情清朗"，更被描述为眸子洞彻，"眼烂烂如岩下电"。"清明""清尚""清朗"这些好词大词被用在他身上，可王戎的另一面却是爱财如命，是守财奴。"王戎殖财贿，家僮数百，计算金帛，有如不足，以此获讥于时。"[1]至于名士和峤，则有"钱癖"之称，其人爱财如命。"峤家产丰富，拟于王者，然性至吝，以是获讥于世。"庾敳也是爱财之人，聚敛积实。名士山涛也以"蓄积取讥"，裴秀则夺占官田。王衍自称不爱钱，从不谈钱字，以显示清高。其妻郭氏让婢女在他的床周围放了一圈钱。王衍起来，见钱绕床，无法行走，便唤婢女帮忙："举却阿堵物！"此种不爱财，乃是有了丰厚家财之后的表演。

---

1 [唐] 徐坚等辑：《初学记》卷十八，北京：京华出版社，2000 年，第 90 页。

潘尼在《安身论》中说："盖崇德莫大于安身。"[1]崇德安身，身名俱泰，代表了当日的主流观点。在时代的洪流之中，个体是脆弱的，既然不能向外改变什么，那不如磨去棱角，消去光芒，迎合于当世，多捞取钱财，改善生活，让自己和家人过得更好。

入晋之后，晋武帝司马炎一统天下，东灭孙吴，北逐鲜卑，却也被名教束缚，跳不出来。晋武帝骄奢淫逸，粉黛近万，羊车望幸，却还玩出焚裘示俭的把戏。晋武帝执政的最大问题就是为傻儿子选了个骄横凶残的儿媳妇。他为傻太子司马衷选妃时，可供选择的有卫瓘、贾充二女，武帝认为："卫公女有五可，贾公女有五不可。卫家种贤而多子，美而长白；贾家种妒而少子，丑而短黑。"[2]最后出于政治考虑，还是选择了贾家女。贾南风做了十八年的太子妃，其间因为生性嫉妒，曾手杀数人，差点被废。等到晋惠帝司马衷即位后，"丑而短黑"的皇后贾南风权力欲望强烈，手段残酷，政坛一时血雨腥风，恶斗不断。

整个社会的病态往往是从最高层的宫廷病态开始的。晋惠帝昏聩低能，受制于皇后贾南风，外戚、权臣、后党、宦官势力膨胀，干预政治，彼此血腥厮杀，从而引发了整个王朝统治的危机。宫廷的病态衍生开来，导致官僚队伍群体的病态，于是与作为政治信仰的儒家理念相背离的各类阿谀奉承、趋炎附势、迎合权力的行为纷纷出现。

西晋惠帝年间的名士群体颇多，袁宏在《名士传》中列举了

---

1 [唐]房玄龄：《晋书·列传第二十五》，清乾隆武英殿刻本。

2 [唐]房玄龄：《晋书·列传第一》，清乾隆武英殿刻本。

名士八人，实际并不止八人，最出名的乃是"二十四友"。因西晋时期也称中朝，故有"中朝名士"之称。就中朝名士，学者王晓毅认为："中朝名士先天不足，不值得肯定。他们是一群在骄奢淫逸风气中成长起来的贵族子弟，缺乏正始、竹林名士的忧患意识与社会责任感，无法成为社会的中坚力量，尤其面对晋后期外戚专政、八王之乱、五胡入侵的动荡局势，不能成为国家稳定的政治基石。"[1]

"二十四友"是一个文学名士集团，有二陆（陆机、陆云）、潘岳、石崇、左思等，其中陆机、潘岳、左思是西晋文坛领袖，陆云、刘琨、石崇、欧阳建等也有诗文传世。名士们时常聚集在石崇洛阳别墅金谷园中，既谈论诗文，吟诗作赋，也攀附权贵，以求飞黄腾达。正因为要迎合权贵，故而二十四友的文风显得格外浮华，格外铺张，所注重的是技艺雕琢。名士们立身处世的基本原则正如石崇所云："士当令身名俱泰。"即明哲保身，获取名气与实际利益。于是乎，西晋官场之上，悠悠风尘，皆奔竞之士；列官千百，无让贤之风。干宝云："进仕者以苟得为贵，而鄙居正；当官者以望空为高，而笑勤恪。"[2]

二十四友围绕的核心人物是贾谧。贾谧是皇后贾南风的亲外甥，其父母韩寿和贾午便是"窃玉偷香"的主角。其外祖父权臣贾充没有成年的儿子，便将他指定为贾家继承人，改姓贾。

二十四友之中，说起阿谀奉承，以潘岳和石崇最为突出。潘

1　王晓毅：《儒释道与魏晋玄学形成》，北京：中华书局，2003 年，第 230 页。

2　［梁］萧统编，［唐］李善注：《六臣注文选》卷第四十九，《四部丛刊》景宋本。

岳，即潘安，字安仁。潘岳与石崇关系极好，两人乃是二十四友中的核心。潘岳性轻躁，趋世利，与石崇等谄事贾谧，每次贾谧出行，二人皆望尘而拜。对东吴遗臣陆机、陆云，潘岳则比较排斥，颇有些瞧不起。有一种说法认为，潘岳因为貌美而闻名，自负甚高，左思却貌丑，二人一起出游，左思因被"群妪共乱唾"，委顿而返。

潘岳最初投奔贾充，后投靠杨骏，杨骏被杀后，潘岳差点丧命，不得不退出官场。他在仕途上很不如意，五十岁时写有《闲居赋》，决定归隐田园，但又被权力所诱，只好再次出山，结交贾谧，得到提携，一时官运亨通。在政治斗争中，潘岳迎合贾南风，曾参与构陷愍怀太子。

石崇是青州人，乃父是西晋开国元勋石苞。泰始八年（272），石苞临终前将家产分给儿子，唯独一文钱都不给石崇。石崇的母亲很是不平，追问为何，石苞道："这个儿子虽小，今后肯定能发财，就不分了。"石崇成年之后官运亨通，在荆州任职时，劫掠过往商旅，发了大财。之后他又投资于商业，成为海内巨富，过上了奢华的生活，以斗富闻名。

二十四友之中，陆机、陆云在洛阳奔走于权贵之门，希望能获得进身之阶。刘琨长期在贾谧身边厮混，又想借助司马伦的实力，在当日也是轻佻奸佞之徒。崔基、潘岳曾为杨骏舍人，杨骏被杀后，阎缵约潘岳、崔基等共葬之。不想崔基、潘岳畏惧，落荒而逃。

愍怀太子司马遹非贾南风所生，贾南风又无子嗣，对司马遹极为忌恨。元康九年（299）十二月，贾后诈称皇上不舒服，唤太子入朝，用酒将他灌醉，半逼半诱，让太子抄写谋反之书。太子醉后不知，抄写了一半，剩余的由潘岳补抄。贾后以此构陷太子，惠帝昏聩，下令将太子废为庶人，至许昌居住。永康元年（300）三月，贾南风派宦官至许昌，要毒死司马遹。司马遹不肯服药，在厕所中被人"以药杵椎杀之"[1]。

太子之位素来被视为国本，不可轻易动摇，贾南风废杀太子，引发政局动荡。赵王司马伦发动政变，贾南风、贾谧被杀，二十四友解体。潘岳、石崇、欧阳建被中书令孙秀诬陷杀死，陆机、陆云被诬告谋反而身死，牵秀误信军命被杀，杜育在洛阳将陷时被杀。刘琨曾领兵与刘聪、石勒作战，失败后投奔幽州刺史段匹磾，谋划讨伐石勒，共扶晋室，但被段匹磾所杀。

二十四友，中朝名士，多落得个凄惨结局。王衍之女是太子司马遹的未来妃子。在司马遹被贾后诬陷时，王衍为求避祸，主动上表请求解除婚约。后来临死前王衍发出哀叹："吾曹虽不如古人，向若不祖尚浮虚，戮力以匡天下，犹可不至今日。"[2]

在大时代中，奔竞风尘的名士们多不能自保。王尼感叹时局："沧海横流，处处不安也。"经历了漫长疫情与政治恶斗后，士人们的心理有了巨大改变。有的士人仍然执着于自己的信仰，面对强权不做妥协，虽死无悔。有的士人则不想介入争端，于是借助各类奇形怪状的言行，为自己披上一层保护色，隐遁于山水之间。有的士人则向现实低头，臣服于权力，言行的标准不再是圣

1［唐］房玄龄：《晋书·列传第二十三》，清乾隆武英殿刻本。

2［唐］房玄龄：《晋书·列传第十三》，清乾隆武英殿刻本。

人之言，而是谁执权柄。余嘉锡曾指出："要之魏晋士大夫虽遗弃世事，高唱无为，而又贪恋禄位，不能决然舍去。遂至进退失据，无以自处。"[1]

整个政治体系，就是大鱼统领着小鱼，小鱼再统领小小鱼，层层而下，大鱼随时吞食虾米。皇帝高居于上，群臣膜拜于下，依赖于集权控制，形成层层统御的官僚系统。大臣统领小臣，小臣又可对名士进行荐举，名士以此进身。当皇帝保持控制力时，这套体系还能维持，不致过于偏斜，各种名教的理念最少在场面上能过得去。当皇帝弱势无能，权臣、宦官、外戚权力张扬时，大小臣子、各路名士们为了获得权力，为了获取利益，就要迎合，就要奉承，至于人格、道德、风行则完全可以抛弃。

从古到今，中国历史就是阴阳两张皮，阳里一张皮写着冠冕堂皇，写着名教道德；阴里一张皮写着趋炎附势，蝇营狗苟。嫪毐当权时，诸客求宦，门客千余人。北齐时，徐之才之妻与权臣和士开勾搭上了，一次被徐之才撞见，他竟然自行退让，且说："妨少年嬉笑。"老儒平鉴，当权臣和士开求其爱姜刘氏时，他主动送上，又肉麻表白："老公失阿刘，与死何异。要自为身作计，不得不然。"在后世的中国历史上，各种文士无底线、无节操地奉承迎合之事，不胜枚举。

---

1 余嘉锡：《世说新语笺疏》，上海：上海古籍出版社，1993年，第80页。

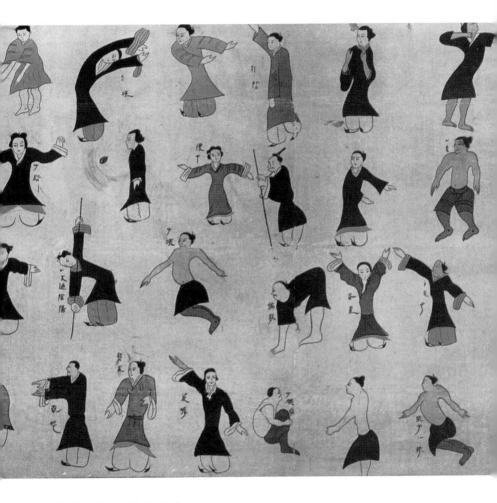

马王堆帛书《导引图》（局部）

马王堆帛书《五十二病方》

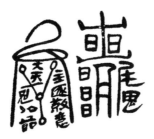

户县出土东汉曹氏朱书解注瓶上的符文

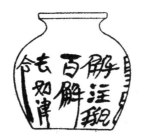

洛阳西郊出土东汉解注瓶上的符文

（晋）陆机 《平复帖》

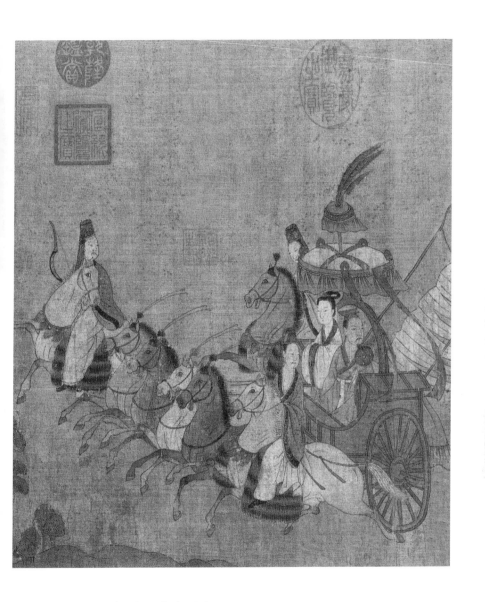

（晋）顾恺之　《洛神赋图》（局部）

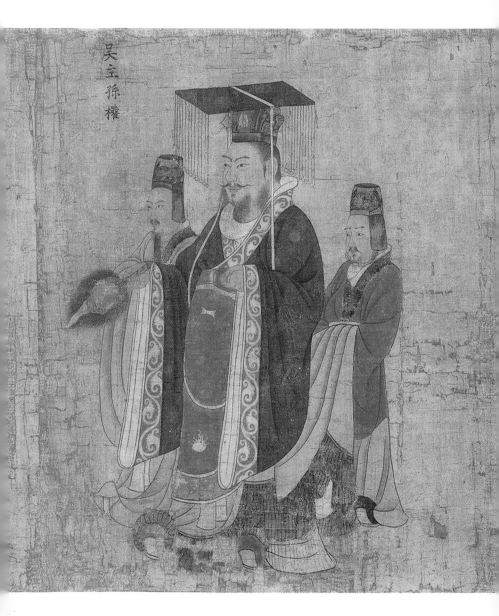

（唐）阎立本　《古帝王图卷·吴主孙权》

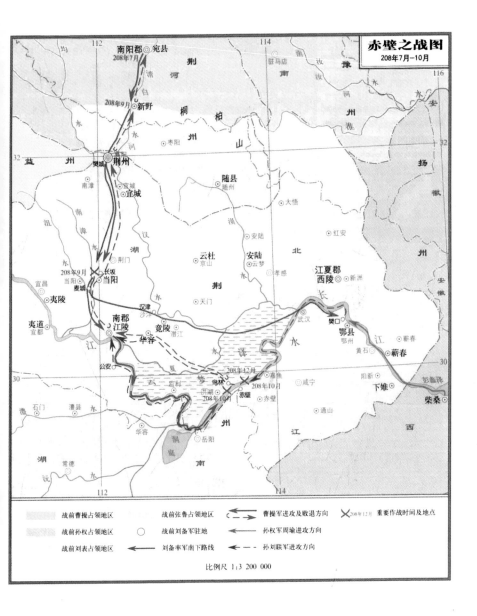

赤壁之战图

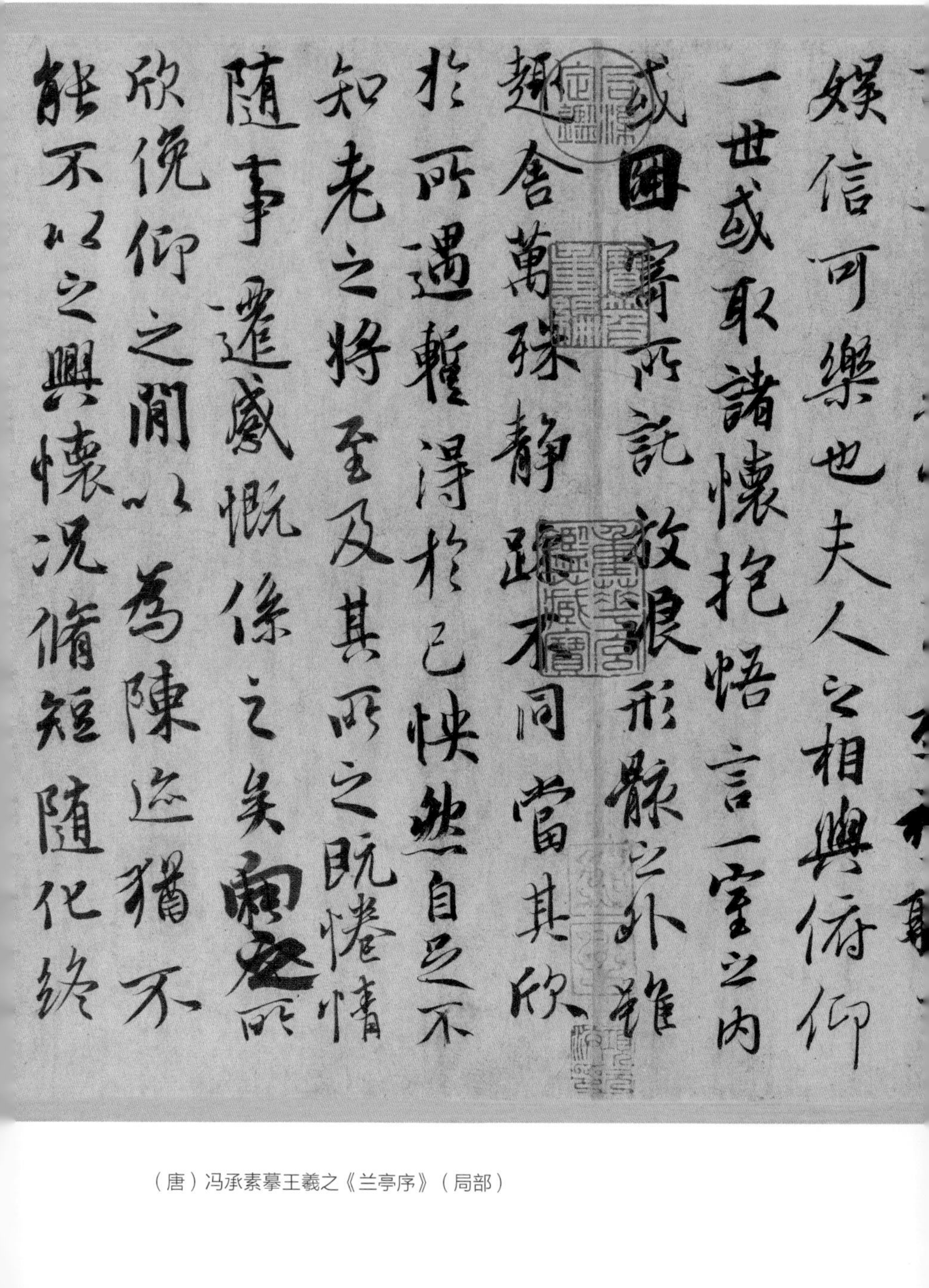

娛信可樂也夫人之相與俯仰

一世或取諸懷抱悟言一室之內

或因寄所託放浪形骸之外雖

趣舍萬殊靜躁不同當其欣

於所遇暫得於己快然自足不

知老之將至及其所之既惓情

隨事遷感慨係之矣向之所

欣俛仰之間以為陳迹猶不

能不以之興懷況脩短隨化終

（唐）馮承素摹王羲之《蘭亭序》（局部）

永和九年歲在癸丑暮春之初會
于會稽山陰之蘭亭脩禊事
也群賢畢至少長咸集此地
有峻領茂林脩竹又有清流激
湍暎帶左右引以為流觴曲水
列坐其次雖無絲竹管弦之
盛一觴一詠亦足以暢敘幽情
是日也天朗氣清惠風和暢仰

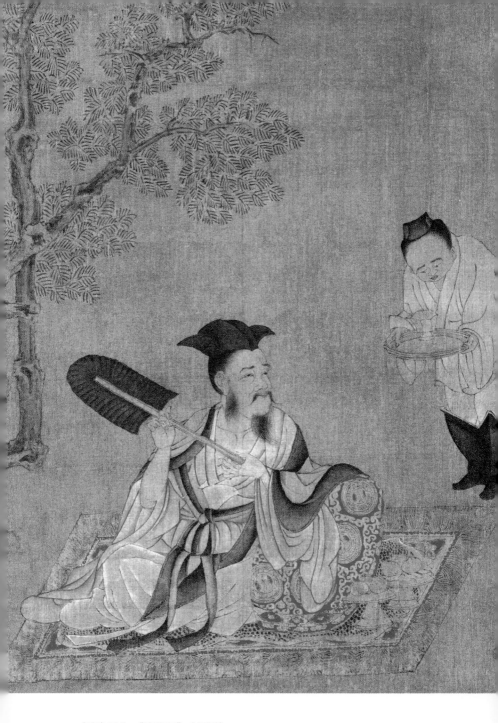

（唐）孙位　《高逸图》（局部）

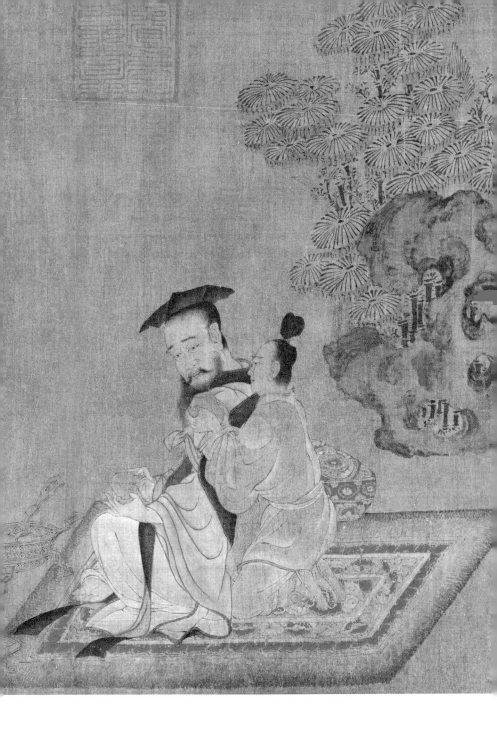

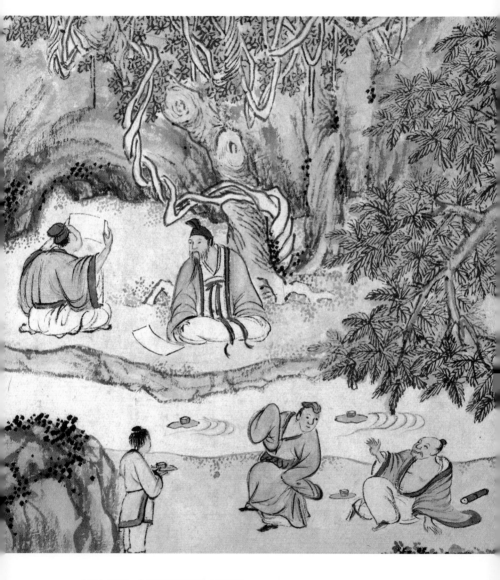

（明）钱毂　《兰亭修禊图》（局部）

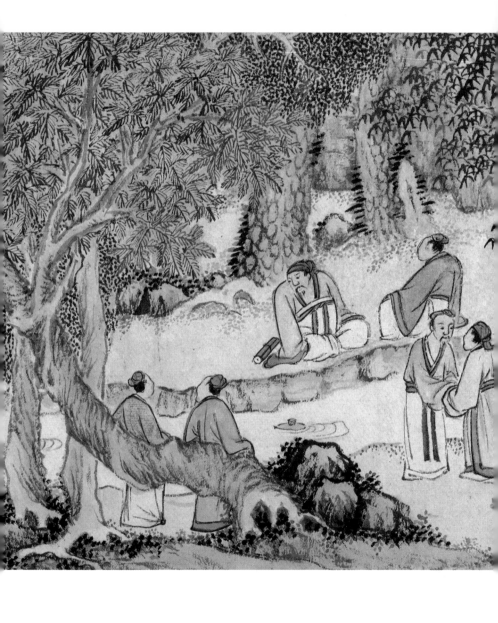

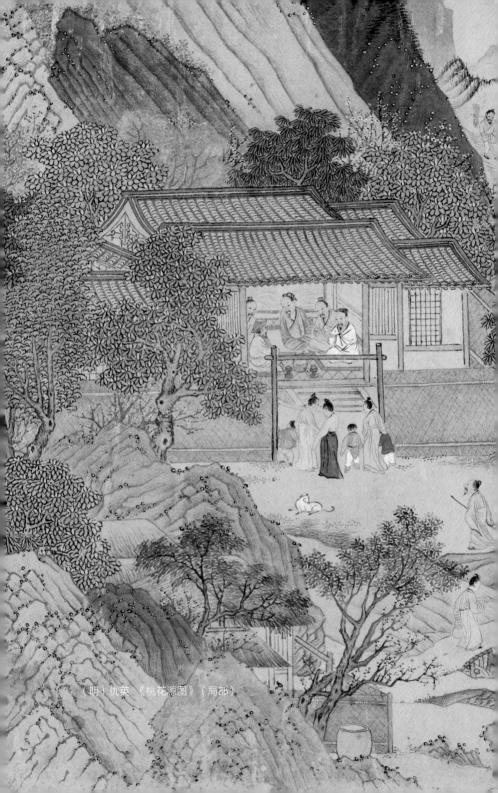

（明）仇英 《桃花源图》（局部）

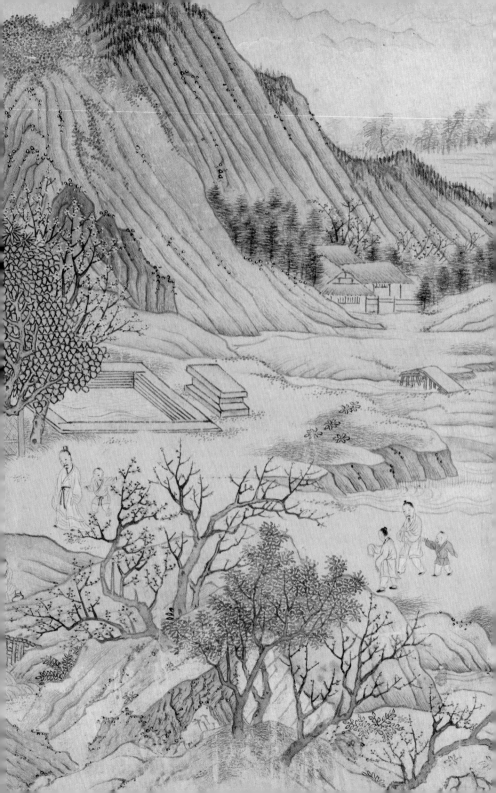

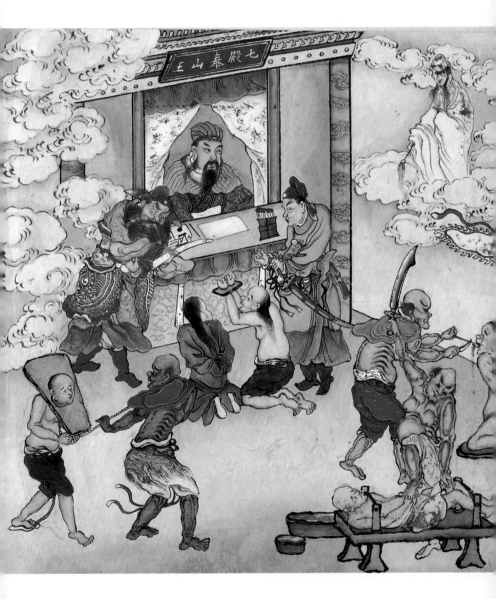

十殿阎王图之七殿泰山王

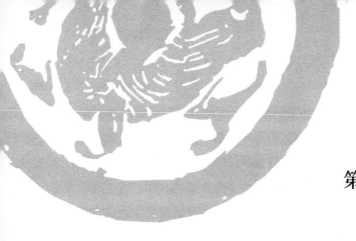

第五章

大疫与道教兴起

宗教是麻醉剂，特别是对陷入苦难中的人们，道教的发展正是如此。西汉年间的《太平经》为后世道教的发展提供了完整的理论体系。到了东汉末年，大疫之下，太平道通过符水治病的方式发展教徒，最终引发黄巾大起义。与太平道同时期，五斗米道也在巴蜀一带得到传播，病家要出五斗米，进而请祷治病。五斗米道在巴蜀得到大发展，一度形成了地方割据小政权。在江南，道士于吉也在传播道教，引发了孙策的警惕，最终被诛杀。进入魏晋之后，乱局之中，葛洪总结医学经验，就各类流行疾病提出了相对理性的诊治方法，并总结、归纳了此前黄老之说及各类理论，为道教提供了比较完整的宗教神学理论体系。

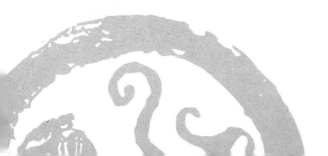

太平世界的构想

"当亚当在种田，夏娃在织布的时候，谁是贵人？""王侯将相，宁有种乎？""人人生而平等"，这些对不平等抗拒的呐喊曾经震撼着历史，但是不平等又是人类历史的常态。在处于社会底层的那些群体中，总是上演着一幕幕的苦难悲剧，拉布吕耶尔在《社会的不公正》中写道："世上有些苦难，看见就叫人揪心。甚至有人饥不果腹，他们畏惧严冬，他们害怕生存。可是，也有人吃早熟的水果，他们要求土地违反节令生产出果实，以满足他们的嗜欲。某些普通市民仅仅因为富有，胆敢一道菜吞下百户人家的食费。"

现实中的不平等也让思想者们找到了思考的支点，他们将不平等之下人们对理想平等社会的渴盼反映在他们的著作中。公元前386年，柏拉图在他的《理想国》中探讨了一个合乎正义而又能体现善的理想社会。但他也知道这样的社会只是"彼岸看到的原型"，是天上才有的"神圣的原型"。同柏拉图描绘的理想国类似，在漫长的中国历史中，苦难中的人们则期待着太平世界的降临，而太平世界的构想则发端于汉代的《太平经》。

汉开国之后，采取黄老之术治理天下。陆贾说："夫道莫大于无为，行莫大于谨敬。"他认为，秦之速亡乃是用刑严酷的结果，故他主张无为而治："国不兴无事之功，家不藏无用之器，所以稀力役而省贡献也。"[1] 为适应汉初百废待兴的局面，刘邦采取了黄老之说，在一定程度上恢复了社会生产力。主政的张良、陈平及后继者曹参皆好黄老，施政力主清静安民。

文景之时，施行黄老之说，宽省徭役，为政宽厚。窦太后好黄老之说，令景帝及太子（武帝）读黄老之书，并尊其术。至武帝初年，汉已推行黄老之术七十年，除非遇到水旱天灾，一般民家也能维持家用，府库有余财，太仓之粟冲溢于外，局面一片大好。但黄老之术造成的问题在于，在政治上，中央集权不足，地方诸侯势力膨胀；在经济上，地方豪强兼并，小农生存空间被挤压。至汉武帝时期，"罢黜百家，独尊儒术"，大力推行中央集权，黄老之术失去官方地位，逐渐被边缘化。

此后经学发展而出，公卿之位都由士人担任，黄金满屋，不如教子一经，于是天下学士靡然向风。经学勃兴时，也开始引入一些神秘内容，如谶纬、五德终始、阴阳变化等，以塑造皇权正统性。黄老之说被边缘化后，部分术士另谋出路，将黄老学说融合神仙巫术，满足皇帝与贵族修仙、求长生的需求。汉武帝就痴迷于长生不老，征辟术士入朝为官，其中有名者如李少君、公孙卿等。

至西汉成帝时，齐人甘忠可造作《包元太平经》十二卷。甘忠可深受谶纬影响，营造了神仙下凡之说，传授道书，宣称"天帝使真人赤精子下，教我此道"，书中所言的赤精子，即老子。之所以称"包元"，乃包含天地元气之意。

---

1 ［汉］陆贾：《新语·本行》，《四部丛刊初编》本。

西汉成帝、哀帝年间，灾疫屡生，天下都认为汉室气数已尽。甘忠可将《包元太平经》献于朝廷，认为此书可"延年益寿，皇子生，灾异息"。不想中垒校尉刘向认为，甘忠可假借鬼神，欺上惑众，将其下狱，致其病死于狱中。甘忠可不得志就已身殒，其弟子夏贺良从事传教工作，影响到了哀帝及一批达官显贵。哀帝深受夏贺良影响，"以建平二年为太初元年，号曰陈圣刘太平皇帝，漏刻以百二十为度"。但夏贺良并未展示什么特别的神术，"其言亡验"，导致哀帝大为失望，将夏贺良诛杀，一些信徒被"徙敦煌郡"。

甘忠可的学说不但追求长生，更希望影响朝政，这也导致朝廷警惕，最终下令禁止《包元太平经》流传。官府虽禁，此书在民间私下仍有流传，到了东汉时期，此书更是大行其道。东汉初年，黄老之说在上层社会又开始流传，如楚王刘英晚年"更喜黄老，学为浮屠"，"诵黄老之微言，尚浮屠之仁祠"。

1991年，在河南偃师南蔡庄村出土了东汉建宁二年（169）的《肥致碑》，全称《河南梁东安乐肥君之碑》，碑文记录了章和二帝与道人肥致的交往。肥致，字苌华，东汉梁县人，修炼多年，法术有成。"时有赤气，著钟连天。及公卿百僚以下，无能消者。"赤气，主兵荒灾疫之象。肥致精通方术，被征召入宫，施展法术，祛除赤气，"拜掖庭待诏，赐钱千万，君让不受"。由《肥致碑》可知，道教此时已经得到发展，并通过方术影响宫廷。

建宁二年（169），发生大疫，此年"太岁在酉，疫气流行，死者极众"，有书生丁季回从青城山而来，东过南阳，从西市门入，见满街都是疫疠患者，遂于囊中出药，患者各赠一丸，此药入口，疾无不愈。在大疫之中，人们无处求救，从帝王到贫民，都将希望寄托在各类异人身上，遂有道人肥致、书生丁季回行走于世，拯救世人。

《后汉书·襄楷传》称，汉顺帝时，琅邪人宫崇诣阙，献其师于吉所得神书《太平经》。据称，于吉曾得了恶疾，也就是癞疮，多年不得治愈，四处求医问药。他找到帛和求医，帛和授以素书二卷，云不但可以治病，还可以得长生，传给有德之君，则可致太平。于吉乃在上虞钓台乡高峰上苦修，将素书扩写为《太平经》一百七十卷，又称《甲乙经》。

经书写好后，一直没有找到机会献于帝王家，宫崇只好默默等待机会。至顺帝继位后，朝廷采取了一系列措施来革新政治，其中颇多黄老因素，宫崇认为等到了发展契机，乃将其师于吉所著"神书"献上。此书献上后，朝廷认为"妖妄不经"，但未封禁，而是在兰台（档案库）加以收藏。

桓帝继位后，对黄老学说倍加推崇，延熹八年（165），他一年两次遣人去苦县祭祀老子，次年又在濯龙宫祭祀黄老。为拯救时局，宫崇的弟子襄楷曾推荐此书给桓帝，不被所喜，以"诬上罔事"的罪名入狱。到了灵帝年间，开始重视《太平经》，此书由此流行开来，乃至张角也有此书。

《太平经》内容庞杂，包含了太平世界的宏大构思，如万物有神、万物起源、善恶报应、奉天地顺五行等，还包括了长寿、成仙、祈禳、治病诸方面等内容。由《太平经》的内容可知，此书不是一人所作，而是在长期历史中，经过许多人不断加工整理而成。

《太平经》营造了一个庞杂的神仙体系。至尊神姓李，也就是老子，为"皇天上清金阙后圣九玄帝君"。至尊神的称呼在后世不断演变，如太上大道君、元始天尊等，主宰宇宙中的一切。在此书中，神仙分为神人、真人、仙人、道人、圣人、贤人六种，凡人亦可升仙。后世道教据此将神仙也分为不同等级，如天仙、地仙、尸解仙之类。

在《太平经》的神仙系统中，存在着类似"官僚系统等级制"的内容，这种安排表明，《太平经》是以当时政治结构为参照而创造出来的。人无道，自然是人；得道，便为神仙，随天变化，永生不死。在神仙体系之中，天人是相通的，且是层层相扣的，神人主天，真人主地，仙人主风雨，道人主教化吉凶，圣人治理百姓，贤人辅佐圣人。这套体系将天地君亲师都纳入其中，且打通了天人之隔，既能服务于现实政治，又描绘了缥缈的升仙之路，乃是后世道教立足的根本所在。

《太平经》认为天地万物由元气生成，元气生成太阳、太阴、太和三气。"一气为天，一气为地，一气为人，余气散备万物。"人类的最终目标是"致太平"。什么是太平？"天气悦下，地气悦上，二气相通，而为中和之气，相受共养万物，无复有害，故曰太平。"太者，大也；大者，天也；天能覆育万物，其功最大。平者，地也，地平，然后能养育万物。经者，常也；天以日月五星为经，地以岳渎山川为经。当然，由"平"的观念出发，也肯定了人与人之间的平等，尊卑大小皆如一。

其实，《太平经》的定位就是帝王之术，目的是教导帝王推行"大顺之道"。"帝者，为天地之间作智，使不陷于凶恶，故称帝也。

王者，人民万物归王之不伤，故称王。"《太平经》鼓吹以道治国："古者上君以道服人，大得天心，其治若神，而不愁者，以真道服人也。中君以德服人，下君以仁服人，乱君以文服人，凶败之君将以刑杀伤服人。"它将治理分为十类，"助帝王治，大凡有十法：一为元气治，二为自然治，三为道治，四为德治，五为仁治，六为义治，七为礼治，八为文治，九为法治，十为武治"。将人分为神人、大神人、真人、仙人、大道人、圣人、贤人、凡民、女婢九等，各有职司，其中"帝王尸（当作"乃"）上皇天之第一贵子也，皇后乃地之第一贵女也"。

此书又通过神权造说，将社会的阶层固化，"人生各有命也，命贵不能为贱，命贱不能为贵也"，主张人们应各安其命，各守其职。为了调和阶层的矛盾，它也将满足人的物质需要视为君主的主要任务，认为天下大急有二，即饮食、男女；小急有一，即衣着，期待圣君能周穷救急，缓解当日的社会矛盾。

《太平经》中描述了一个现世之中的太平世界，在这样的太平世界中，居上位者有道，宽容仁爱，体谅万民，灾疫不生，祸乱不发，世间万民在帝王的道德光辉之下，得到滋养生长。而帝王因行大道，合于天理，能白日飞升，享万万寿，跻身天庭。这样的太平世界的构思，是在天与帝王之间订立契约，天许帝王以长生之道，帝王还之以有道之治，居间签订契约者，自然是《太平经》的各路作者及信徒们了，且帝王也要依赖他们推行有道之治。但到了最后，帝王所想要的只是长生，至于有道之治则被一笔勾销，后世行走于江湖间的术士们，能向帝王们推销的只有长生不老这味药了。

《太平经》融合了黄老之说、阴阳五行、谶纬等各类造说，发展出了一套系统的神学体系，虽定位为帝王之术，奈何在当时及后世并未得到皇家重视。《太平经》对后世影响最为深远的是它的神学内容，从符箓到符水治病再到神仙体系，道教都受到它的深刻影响。"就道教来说，当时崇尚黄老的社会思潮，与传统的鬼神崇拜、神仙思想、阴阳数术逐步合流，则为道教的形成准备了必要的条件。"[1]

从内容而言，《太平经》并非专门的医学著作，但其中有若干篇章论及疫疾，有助于后世了解当时人们对于疾疫的认知、预防与处理。书中罗列了一系列常见疾病，如头疾、足疾、聋盲疾、寒热病及各类邪病等，认为致病原因主要有五类：第一类是中邪，不但学道者，就是一般民众，如果有了邪心恶意、喜怒无常、妄言妄语，便会引发中邪，导致疫病。第二类是神游于外，该书认为人体中有五藏精神，静身存神，疾病不加也，可以延年益寿。人需要清静，保持精神，如此凶邪便不得入。一旦神游于外，则病攻于内。第三类是因为个人为恶，导致鬼神作祟。第四类是帝王失德，导致天谴，引发灾疫。第五类是承负他人的祸报，导致疾病。[2]

《太平经》认为，各类天灾、战乱之后，妖气横行，众妖互起，会导致大疫："众妖纵横互起，疫毒冲其上，兵火绕其下，洪

---

1 卿希泰主编：《中国道教史》（修订本），成都：四川人民出版社，1996年，第19—20页。

2 林富士：《试论〈太平经〉的疾病观念》，《"中央研究院"历史语言研究所集刊》1993年第62本第2分，第231—235页。

水出无定方，凶恶以次沉没。"对于气候变化容易引发疫病，本书也有论述，如"天地阴阳，内独尽失其所，故病害万物"。

就如何应对疫病，《太平经》给出了系列方法，如守一思神法、善行法、善政法、祭祀祷解法、丹书符箓法、医药消灾法、服食法等。在此书看来，每当疫病流行，万民苦难之时，天医便降临人间，驱逐百病。《太平经》中描述了天君将一群犯错的神仙贬到京洛长达十年，"卖药治病，不得多受病者钱"。而治病的方式不外是凡人自我反省，求得上天饶恕，而更重要的是服用符水。

《太平经》中多次提到"虫食人"的现象，并认为疽疬疥等病乃是虫食人所致。这是对各类病虫叮咬引发疾病的观察，如疽虫长不过一寸，潜伏在人的皮肤中，感染严重者会死亡。就各类"虫食人"之病，经中认为，个人首先要做好卫生工作，如清理头发，祛除虱子；要"善衣善处"，做到衣服干净，住处清洁；在河海五湖等近水之处多蚊虻，必须要做好应对。除了这些之外，还可以辟谷食气、吞服符箓以清除虫类。

后世葛洪认为此书之中，"有天道，有地道，有人道，云治国者可用之，可以长生，此其旨也"。《太平经》的定位本就是帝王之术，而单纯的治国方略对于帝王吸引力并不大，故而书中抛出了最为诱人的饵料——长生术。《太平经》宣告，凡尊崇此书皆可以得大寿，如果能进一步用来度世济人，则可以得万万寿，得享长生。

《太平经》营造了一个理想的世界，一个超脱于现实的世界，从万物的起源到神仙世界的构造，再到现世帝王统治术的系统造说，无所不包。在疫病流行的时代，为了满足现实中民众的需求，书中也对各类疫病的发生原因与防治措施做了整理，其中尤以鬼神谪罚，降祟于人，使人染疫病等说法，进而提出祭祀祈祷、朱砂符箓等祛除疫病的方法，对后世影响深远。张角太平道直接从此中汲取养分，以符水治病，吸引万千信徒，最终对汉廷发起了挑战。

苍天已死：太平道的崛起与覆灭

《新约》中记载耶稣周游四方，行善事，医好被魔鬼压制的病人，他所拯救的不单单是患者的肉体，更是他们的灵魂。因患者肉体得救，感受到了上帝之爱，灵魂受洗，便虔诚信奉，以宗教为精神寄托。太平道在东汉末年的传播之中，也是将医治疾病与传道结合，发展信徒，壮大势力。

《太平经》影响于民间，其中的天降神人之类的内容引发了民间的野心，无数好汉在江湖术士如簧之舌的鼓吹下，在经书的诱导下，揭竿而起，挑战高高在上的肉食者们。其实，在太平道崛起之前，各地都出现了"妖贼"起义，他们多从《太平经》中汲取内容。如建武初年，河南郡卷县（今河南原阳）人维汜，自称为神，有弟子数百人，因妖言罪被杀。后其弟子李广等宣言"汜神化不死"，以诳惑百姓。建武十七年（41）七月，李广等聚集党徒，攻下皖城，杀皖侯刘闵，自称"南岳大师"。汉廷遣谒者张宗领兵数千人讨之，被李广击败。于是朝廷重视起来，遣马援发诸郡兵，总计万余人，击破李广等人，斩之。

建武十九年（43），妖巫（维汜弟子）单臣、傅镇等谋反，占据原武（今河南原阳），自称将军。建和二年（148）冬十月，长平陈景，自号"黄帝子"，署置官属。又有南顿管伯自称"真人"，图谋举兵造反。二人霸业未成，均被诛灭。延熹九年（166），沛国戴异不知从何处得了个无字黄金印，遂与广陵人龙尚等，共祭井，作符书，称"太上皇"，最终被诛杀。桓帝之时，又有自称皇帝的李坚，青、徐、兖三州的公孙举，攻杀侯章的叔孙无忌等人作乱，长沙、零陵、武陵等县暴动几乎遍地都是。此处剿平彼处又起，如雨后春笋一般。到了灵帝年间，早先各处的小打小闹来了一个大联合，这就是历史上有名的太平道黄巾之乱。

太平道开创者张角乃是巨鹿（今河北平乡）人，早年得了《太平经》，加以参悟。至于张角如何得来经书，学者推论："最有可能的是被其收买或皈依其道的宦官为张角提供了此经。"[1]

"《太平经》者，上接黄老图谶之道术，下启张角、张陵之鬼教。"[2]在东汉，阅读尚不发达，如张角这样的人物读了《太平经》，其中宏大的宇宙观与神仙体系，以及帝王之术、仙人符水治病之法，对其震撼可想而知。张角从其中汲取了颇多养分，自称"大医"，带了两个弟弟，奔走于各地行医，特别是在受到各类灾疫冲

---

1 郭硕知：《好社会：太平道的宗旨——兼论清领太平道与黄天太平道》，《平乡论道——太平道研究论丛（二）》，济南：齐鲁书社，2016年，第123页。

2 汤用彤：《读〈太平经〉书所见》，《汤用彤全集》第五卷，石家庄：河北人民出版社，2000年，第264页。

击的冀州。

《太平经》中曾宣扬，神仙犯错之后，被贬到人间治病救人。张角深受启发，他将自己打扮得仙风道骨，手持九节杖，自称大贤良师。所谓九节杖，传言乃是仙人所用，元始天尊有神杖，用灵山太阳之竹七节制成，上空一节，下空一节，以应天象地。张角持九节杖行走于世，治病救人，符合了天医救世之说，更象征着他掌握天地的野心。九节杖也被后世赋予了颇多意象，如诗云："安得仙人九节杖，拄到玉女洗头盆"，"手中仙人九节杖，每恨胜景不得穷"。

至于大贤良师，也有讲究。《太平经》中认为，良师助人成道，为人治疗疾病，并可为帝王所用。"金城九重，不如事一大贤也。是故古者圣贤，皆事明师，以解忧患也。"张角所供奉之神名为"中黄太一"。黄帝居中央，故称中黄；太一，乃天地未分之混沌元气。《太平经》中有太一神，也称长生大主，"号太平真正太一妙气、皇天上清金阙后圣九玄帝君"。道教早期供奉"中黄太一"，又称"黄老君"，实是老子。

《太平经》认为，瘟疫的产生在于阴阳失衡，人间混乱，妖气横行，善者自兴，恶者自病，要祛除瘟疫，人需要诚心向善，感动上天。张角兄弟在各地行医传道，其所行之医术，不外是令患病之人叩头虔心解过，求得上天宽恕，再用符水为之治病，这一套与《太平经》中所载如出一辙。

《太平经》中提供了完备的类似巫术的治病内容。"在施行巫术的过程中通常有三个要素：所用的东西，所做的举动，所说的话。第一个要素是工具或丹药，第二个要素是仪式，第三个要素是咒语。"[1]

就仪式而言，《太平经》认为，患者要在旷野之地叩头思过。据称，叩头思过之后，符水治病颇为灵验，"病者颇愈，百姓信向之"。符水，乃是在简牍或绢帛上书写文字、道符，烧成灰后用水冲调。如果病没治好，那不是符水的问题，而是病人心不诚。因为心不诚，故而更要虔诚悔过，更要敬奉大贤良师。就咒语而言，《太平经》中多有巫觋杂语，推崇咒法，"其祝有可使神伬为除疾……用之所向无不愈者也"。张角先以符水治病，使患者在静室思过，再以咒法祈祷。

就工具与丹药而言，《太平经》提出，当大疫蔓延之时，可将朱砂符箓与图文结合起来，用以驱疫。《太平经》曾载："欲除疾病而大开道者，取诀于丹书吞字也。"丹书，即以朱砂书写符箓，可以驱除疫病。朱砂在古代被认为具有辟邪、杀邪鬼、养精神、安魂魄等功效，"久服通神明不老"[2]。至于后世道教中常见的道具，如印、镜、剑等，不过是出于"获取威力较高的神的象征物以战胜厉鬼邪恶"的心理。

在中国文化体系中，文字具有神奇的力量，被视为能与神灵交流。在道教的系统造说中，常通过符箓的书写来调动神力，满足信徒们治病驱邪的需要。符箓之说在东汉民间被普遍使用。陕西户县（今鄠邑区）出土的曹氏符书，书于顺帝阳嘉二年（133）八月，自称天地使者的道士以道符为曹伯鲁之家移殃去咎，长保子孙，寿如

1 ［英］雷蒙德·弗思：《人文类型》，费孝通译，北京：商务印书馆，1991 年，第 121 页。

2 ［唐］孙思邈：《千金翼方》卷二，元大德梅溪书院本。

金石："何以为信，神药厌填，封黄神越章之印，如律令。"

在东汉的神鬼传说中，就有用符箓驱鬼的记载。"河南有麴圣卿，善为丹书符，劾厌杀鬼神而使命之。"又有费长房，曾在汝南地方上当过一阵小官，后至深山之中修炼，得了仙人一张神符，可以主宰鬼神。传言费长房能医百病，鞭笞百鬼，甚至可以驱使土地神，在当时大名鼎鼎。后费长房失其神符，为众鬼所杀。

符水治病满足了当日民众的需要。当瘟疫来袭时，大批底层民众陷入恐慌之中，他们迫切需要生活上的援助和精神上的慰藉，这就是张角的广阔市场。《太平经》中提倡："卖药治病，不得多受病者钱。"张角传教时特意加以遵循，在大疫蔓延的时代，不管符水治病有效与否，它都为张角赢得了万千信徒。

据《后汉书》所载，桓灵二朝，有记录的大疫七次，未曾记录的疫情应该更多。桓帝永兴元年（153），郡国少半遭蝗，黄河泛滥数千里，流民十余万户。到了灵帝年间，西羌反叛，征战二十余年，兵老师疲，府帑空虚，延及内郡。及董卓之乱，战乱、饥荒、疫病并发，白骨盈积，残骸余肉，臭秽道路。乱局中，大量小农破产，流离失所，"更为贫人，收无所得，相随流客"。朝廷无心更无力去帮助无数陷入各类天灾与疫病中的民众，此时张角来了，他填补了救济的空白，宣扬的又是所谓"善道"，汉灵帝对此是漠视乃至默许的，各地流民纷纷聚集在张角旗下。

汉灵帝熹平二年（173）、光和二年（179）春，各地持续发生大疫，恐慌情绪弥漫。张角兄弟抓住机会，派遣得力弟子八人奔走于四方，以治病救人传播其造说，百姓纷纷皈依，张角势力日振。"十余年间，众徒数十万，连结郡国，自青、徐、幽、冀、荆、杨、兖、豫八州之人，莫不毕应。"张角又设置八方使者、三十六渠帅，将教徒分为三十六方，大方万余人，小方六七千人，由三十六渠帅统领。

对于中国古代皇权而言，其统治的合法性与饥荒救济、黄河治理等紧密相连。面对饥荒，历代皇权都是积极应对的，建立了系列荒政措施，可面对瘟疫，皇权是无力的，两汉历史上，能积极应对瘟疫的只有王莽主政时期。当瘟疫蔓延，民众绝望时，大一统的中央权威开始缺失，权力无法保障民众"免于死亡、免于恐惧、免于饥饿"，就要面对无数民众的愤怒，面对揭竿而起的搏浪一击。

在中国社会中，皇帝压制官僚，官僚压制民众，民众叛乱威胁皇权，对于民间，反而是官僚的触觉最为敏感。太平道不断膨胀的势力，最终引发了一些官员的警惕。光和四年（181）冬，司徒杨赐建议皇帝："简别流人，各护归本郡，以孤弱其党，然后诛其渠帅。"此建议并未得到汉灵帝重视。光和六年（183），又有大臣联名上疏，指出张角的危害，请朝廷及时处置，又被汉灵帝忽视。朝廷无心无力去救济陷入苦难中的民众，也就任由张角去扮演救世主了，只要他不闹事即可。

无数民众在饥饿、疫病的威胁下瑟瑟发抖，流离失所，绝望无助。将万千流离失所、陷于疾疫威胁之下的民众组织起来，灌输太平世界将至的思想，便是一股可以左右天下的势力。实力膨胀之后，以执掌天地为目标的张角不再忍耐，不甘寂寞，准备发动，试图营建出一个人间天堂、太平之国。张角事先遣人在洛阳及各州郡官府门墙之上，用白土书"甲子"二字，营造起事的氛围。

在亲自去洛阳察看之后，张角决定，在中平元年（184）由大方马元义等聚集荆、扬等地数万人，先在邺城发难。马元义多次往来京师，以中常侍封谞、徐奉等人作为内应，双方约在三月五日（甲子年甲子月甲子日）在京师内外一起发动。奈何未及作乱，张角弟子唐周向朝廷告发此事，马元义被抓捕，在洛阳被车裂。

汉灵帝下令查探宫省直卫及百姓之中信仰太平道的情况，将太平道信徒千余人诛杀，同时下令抓捕张角等头领。密谋暴露后，张角只好提前举事，遣送使者告知各方同时起义。起义者以头裹黄巾为标志，时人谓之"黄巾"，亦名为"蛾贼"。

张角在冀州起事，与兄弟张宝、张梁分别自称天公将军、地公将军、人公将军，这也是对《太平经》"三合相通"说的吸收。起义口号为："苍天已死，黄天当立，岁在甲子，天下大吉。"此中包含了五德终始之说，最明显的标志便是头裹黄巾，自称黄天，以示代汉。而谶言的宣传更能说服乌合之众，触动群体心理乃至灵魂，使群体能无怨无悔受领袖野心的驱使。

起事之后，黄巾军烧毁官府，劫掠地方，一时州郡失守，官吏逃亡。常山王刘嵩弃城逃跑，安平王刘续、甘陵王刘忠被活捉。旬日之间，天下响应，京师震动。初起时声势虽大，有摇动天下之势，奈何张角的黄巾军终究不敌官兵。东汉朝廷紧急征发天下精兵，博选将帅，由中郎将皇甫嵩、朱儁等征讨，斩首十余万级。不到一年，领袖张角、张宝、张梁先后毙命。张角病逝不久，黄巾军失败，"赴河死者五万许人"，也可见其信徒信念之坚。

领袖虽死，黄巾却存，在此起彼伏的各类灾疫之下，散布在各地的虔诚信徒不断发动起义，挑战着东汉朝廷。"自张角之乱，所在盗贼并起，不可胜数。……大者二三万，小者六七千人。"初平三年（192），百万黄巾军进攻兖州，与东郡太守曹操对峙。

曹操担任济南相之时，曾大举毁坏刘章神坛。[1] 此举被黄巾军认为曹操不信神坛，而信"中黄太一"，双方乃是同道，故致书曹操云："昔在济南，毁坏神坛，其道乃与中黄太一同。"黄巾军又劝告曹操，汉室气数已尽，黄家当立，天之大运，非曹操才力所能改变。曹操见了檄书，做了个姿态"呵骂之"，此后态度暧昧，数次开示降路，加以拉拢。正因为黄巾军视曹操为同道，最终才投降了曹操；也因为曹操亲近黄巾军的某些理念，才接纳了黄巾军投降，而不是如其他军阀一样，对其大加杀戮。此战之后，曹操收黄巾军降卒三十余万，男女百余万口，整编其精锐，号为青州兵，实力大振，争霸天下。

面对此起彼伏的起义，朝廷调全国各路大兵围剿，结果反贼越剿越多，不得不采取招安之策。先造反，再受招安，也为后世的造反者提供了效法的先例。黑山贼张飞燕起事之时，号称拥众百万，声势最盛。建安十年（205）四月，张飞燕率领其部众十余万人投降曹操。曹操封张飞燕为安国亭侯，并许以官职，将其大批部众收为常备军。

1《三国志》裴松之注曰："初，城阳景王刘章以有功于汉，故其国为立祠。青州诸郡转相仿效，济南尤甚，至六百余祠。贾人或假二千石舆服导从作倡乐，奢侈日盛，民坐贫穷。历世长吏无敢禁绝者。太祖到，皆毁坏祠屋，止绝官吏不得祠祀。"中国古代，从天子至士，不同等级有不同的祭祀对象及相应礼仪。一旦超越了规定礼制进行祭祀，便是淫祀。淫祀主要有两种，一种是神不在祀典的祭祀，另一种是越分而祭的祭祀。

对太平道中人，曹操保持着警惕，虽收黄巾之众为麾下，却严厉打击其信仰。他的策略是，利用其力量，压制其思想，"及至秉政，遂除奸邪鬼神之事。世之淫祀，由此遂绝"。曹丕掌权后也严厉打击太平道："其敢设非祀之祭，巫祝之言，皆以执左道论。"

轰轰烈烈的黄巾起义给了脆弱的东汉朝廷一记重击，加剧了王朝的危局。各路枭雄把握机会，分裂天下，彼此争雄，而对太平理想的追逐却持续影响着后世。从北魏太武帝的年号"太平真君"，到宋太宗年号"太平兴国"，再到太平天国，千余年间都可以看到"致太平"的梦想。

《太平经》中描绘了一个理想的国度，太平道则将这种理想在现实中贯彻。只是太平道的起义被朝廷军队很快消灭，此后太平道的信徒们转入地下，在民间发展。太平道中所包含的救世内容在六朝时与佛教中的末世之说结合，形成了影响中国千余年的弥勒之说。乃至于在敦煌写经中，救世主的黄金时代也是由弥勒和太平道的领袖们所展示的，他们联合起来从天国下降到人间。[1]

千余年间，王朝不断易代，天下分裂再一统，疫病不断暴发，太平理想并未出现，苦难仍在蔓延，"妖言"还在传播，"妖人"也不断揭竿而起。此后的各个时代中，各类以符水治病发展教徒的"妖人"此起彼伏，对王朝统治发起一次次挑战。

---

1 ［法］安娜·塞德尔：《西方道教研究史》，上海：上海古籍出版社，2000年，第24页。

妖妄国度：天师道的兴衰

　　一名身材高大的老者，颇有些仙风道骨，在一群人的簇拥下，行走在巴蜀山水之间。此人名叫张陵，后世以张道陵闻名。此时的巴蜀在中原人看来乃是蛮荒之地，偏僻山区的很多部落仍保持着各种诡异神秘的巫术，让人畏惧；深山之中，更有各类毒虫猛兽随时取人性命。可张道陵却兴致勃勃，丝毫不惧，他试图在此片山水之中探寻大道，开拓天地。

　　张道陵，传说生于建武十年（34）。一说张道陵乃是沛国丰（今江苏丰县）人，又有一说云，其乃张良八世孙，生于天目山。据出土的其后人张盛墓记，其人应为沛国人。在各种造说之中，张道陵的相貌都颇为怪异，如言其身长九尺二寸，垂手过膝，幼时就通晓《道德经》及河洛图纬之类。

　　张道陵博通五经，本可入仕，但他选择了修道，寻找长生之路。早年张道陵曾在江浙一带传诵《老子》，后隐于广信龙虎山。东汉章帝、和帝闻其大名，屡召不起。张道陵遍游名山，据说曾至兴安云锦洞炼丹三年，有青龙白虎绕于其上，丹成吞服，虽年过六十却不见衰老。自然，此类修道的神迹造说都是当时及后世门人们不断加工而来的。

　　晚年，张道陵入蜀，至鹤鸣山修道。据李膺《蜀记》记载，张陵避疟"丘社"，自称得了咒鬼术，自造符书，能驱使鬼神。"丘社"一说乃指巫术团体，颇有神秘色彩。[1]张道陵入蜀后，汲取了巴蜀流行的原始宗教内容。原来，巴蜀氐、羌等族崇拜鬼神，盛行巫术，他们通过击鼓、歌乐、舞蹈等方式举行崇祀仪式，其中很多内容被张道陵吸收，形成"鬼道"。

巫术与宗教有何区别？现代学者认为："关于巫术与宗教的关系，……简言之，在质的方面，巫术是动作，是技艺；宗教则是信仰，是崇拜。就起源的年代而言，巫术比宗教为先；就演变系统而言，巫术统属于宗教之内；就发展程度而言，宗教当然高于巫术，是属于人类文化较高一级的表现。"[2]宗教关注未来，重心是拯救、生与死的意义等宏大问题；巫术关注当下，重心是解决现实问题，如为患者治病、驱逐邪魔等。

原始的宗教中，必然带有巫术成分，发达的宗教多是抽象的，其中对不可知力量的描述则远离人们的日常经验，使人敬畏。张道陵从巴蜀的巫术中汲取了大量内容，再结合《太平经》中的巫术内容，在此基础之上，与其门人共同发展出五斗米道。而在门人们的造说之中，汉安元年（142），太上老君曾下凡，传授张道陵《正一秘录》《三清众经》及剑、印、衣冠诸法器。张道陵入蜀以后，修成道术，由此普度世人，也开始发展自身势力。此时大疫多发，死者无数。张道陵的驱病救人之类的法术自然大行其道，

---

1 巴蜀山中蚊虫肆虐，瘴气弥漫，百病丛生。氐、羌等部落以山丘为单位，组成大小不等的团体，即丘社，将解救希望寄托在所供奉的"鬼神"之上。

2 梁钊韬：《中国古代巫术：宗教的起源和发展》，广州：中山大学出版社，1999年，第19页。

备受民间追捧。自其入蜀之后，势力发展迅速，弟子很快便至数万人，他设立祭酒对其加以统领。汉安二年（143），张道陵又在益州等地设二十四治，统领教众。

传言张道陵飞升之日，曾赐给长子张衡宝剑，并诫之曰："驱邪诛妖，佐国安民，世世一子，绍吾之位。"永寿二年（156），张道陵升仙而去，时年123岁。可以肯定，张道陵为了神化自己，在年龄上必然造了假，在当日，人断然不可能活到这么久。实际上，张道陵的死法非常奇特。他曾入鹤鸣山，自称天师，至熹平末年被蟒蛇所吞。鹤鸣山在当日乃莽莽群山，蛇蟒出没，张道陵也非真神仙，难免落入蟒口。第一代张天师，神仙中人张道陵，被蟒蛇所吞，自然不符合其仙风道骨的形象。其子张衡与弟子们奔走寻尸无获，便伪造乃父白日升天之说。

张道陵死后，他所创下的基业传给儿子张衡。张衡死于汉灵帝光和二年（179），死后天师道领导之位由其子张鲁继承。《南郑城碑》云：张鲁投降曹操后，位极人臣，诸子均"未胜缨"，也就是未成年，都被拜授官爵。张鲁降曹，时在建安二十年（215），距离张衡去世已有三十六年，据此可以推断，张衡死时，张鲁尚年幼。但五斗米道需要发展，这为弟子张修提供了机会。《典略》曰："光和中，东方有张角，汉中有张修。"太平道主要流传在青、徐、冀、兖等地区，五斗米道则在西南益州、关中、三辅等地区传播。

张修本是巴蜀人，熟悉当地情况，故五斗米道的势力影响波及巴蜀汉中一带。张修完善了五斗米道的组织系统、管理系统与各种造说。五斗米道中设置有不同级别的神职人员，如奸令、祭酒、鬼吏等。入五斗米道时间较长者称奸令或祭酒，管理普通信徒的叫鬼吏，刚刚加入的初学者称为鬼卒或鬼兵。奸令、祭酒负责宣讲《老子》五千文。鬼吏行使符水治病，书写病人名字，为病人祈祷，凡病家都要出五斗米。请祷之法要书写病人姓名，表明认识到错误。所书作三份，其一放山上，表示天；其一埋之地；其一沉之水，谓之"三官手书"。三官，也是巴蜀鬼道信仰的内容之一。

据鱼豢《典略》记载，使病者家出五斗米为常，故号曰"五斗米师"。张修将张道陵所开创的天师道发扬光大，并以五斗米作为治病之费，由此发展出了"五斗米道"。至于五斗米，后世颇多争论，主要围绕五斗米换算下来相当于今日多少斤米。五斗，在汉代及后世乃是略数，如"天生刘伶以酒为名，一饮一斛五斗解醒"。五斗米的数量不会太多，只是象征性地收取。除了米外，信徒还可以缴纳其他物品，如李膺《蜀记》记载："受其道者，输米、肉、布、绢、器物、纸、笔。"此时纸已经出现，但并不普遍，民间主要使用的还是竹木简。

中平元年（184）秋七月，"巴郡妖巫张修反，寇郡县"。此年张角太平道在东起事，张修在西策应，但张修起兵之后，并未取得进展。此年十二月，汉室平定东西两乱，改元中平。战败之后，张修躲藏了一阵子，四年之后被益州牧刘焉招降，封为别部（即巴部）司马。

此时张鲁年幼，其母貌美，也得了鬼道的传承，为了儿子的未来，她与控制益州的刘焉来往，最终为儿子谋得了督义司马的虚职。对于张鲁的母亲，史书上记载不多，但可以肯定，这位美貌的母亲相当强势，且手段了得，张鲁此后的发展离不开她的运筹帷幄。

献帝初平二年（191），益州牧刘焉命别部司马张修与督义司马张鲁一起攻打汉中。此时张鲁已成年，与张修共同领兵，掩杀汉中太守苏固，夺取汉中。控制汉中后，张鲁袭杀张修，合并其部众，断绝斜谷，自成势力。此时张鲁在明面上尚未与刘焉闹翻，至刘焉死后，其子刘璋代立，以张鲁不肯归顺，将张鲁母亲及家属杀尽。此后张鲁占据汉中，以鬼道教民，自号师君，建立起了政教合一的地方割据势力。

在汉中，张鲁不置官吏，而是以教中的祭酒管理各地，宗教行政合一。在这个系统中，"治"为管理区域，阳平、鹿堂、鹤鸣三治最高教职为都功，其他各治为祭酒。在其治下推行宗教教法，"犯法者，三原，然后乃行刑"。有小过者，当修理百步长的道路，则免罪；又依《月令》，春夏禁杀；又禁酒；在各处要道设"义舍"，置"义米肉"，供行人"量腹取足"。

张鲁对汉中保持了强大控制，即使只在此地寄居者也要遵循其教法。五斗米道在汉中统治时，民众日常生活中有很多仪式，由此能强化教徒的信仰，增强凝聚力，培养共识，当面对战争、疫情时，在群体的仪式之中，信徒可以获得慰藉，看到希望。

鬼道、鬼卒、鬼兵、鬼吏，此类称谓常让后人觉得不可思议。但在巴蜀的部落之中，鬼并非恶称。直到唐代，两爨蛮部落中仍保留着此类称谓，如《新唐书》云："夷人尚鬼，谓主祭者为鬼主。"《蛮书》也说：东爨乌蛮"大部落则有大鬼主，百家二百家小部落亦有小鬼主"。五斗米道中的祭酒一职也是从鬼师发展而来。

在东汉末年的乱局中，借助鬼道信仰体系，张鲁稳定了汉中，

"巴、汉夷、民多便之"，也自成一方势力。乃至汉中被视为一方乐土，关西民众取道子午谷前往投奔者数万家。朝廷不能讨伐，遂拜张鲁为镇夷中郎将，领汉宁太守，通其贡献。

在这个短暂的神权小国度中，天师道成为官方信仰，接管了整个地区，祭酒成为民众的管理者，处于宗教中心的是信仰治病法。张鲁并未表现出过分的野心，而是安心于当一个地方草头王，也许是其鬼道信仰无法在其他地域扩散，从而限制了他的野心。

当时也有人故意营造各类祥瑞，劝说张鲁称帝。时汉中有甘露降，李休见张鲁有精兵数万人，地势上有四塞之固，遂进言"赤气久衰，黄家当兴"，劝张鲁称帝，张鲁不听。又有人从地中挖得玉印，下属以此为祥瑞，欲尊张鲁为汉宁王，张鲁也不从。

值得注意的是，不管是太平道还是五斗米道，在起兵之后，领袖都未曾称帝。张鲁占据汉中，自号"师君"。在宗教领袖们看来，其所要营建的乃是高于世俗政权的太平世界，是天地之大道，将拯救兆民于灾疫。在面对世俗万民时，太平道、五斗米道的领袖们都有凌驾于世俗帝王之上的心理，对汉室也加以反对，其不称帝并不是想要辅佐汉室，更不是"强汉"。

张鲁割据势力存在了二十四年，直到曹操出兵。建安二十年（215），曹操领大兵十万，攻打汉中。对汉中割据势力，曹操评价道："此妖妄之国耳。"在曹操大兵威逼之下，张鲁逃入巴中，左右欲烧毁宝货仓库，张鲁不许，特意封藏而去，留给曹操作为大礼。至巴中，有人劝张鲁投奔刘备，张鲁却云："鲁本汉贼，安肯附汉？"张鲁甚至扬言："宁为曹公作奴，不为刘备上客。"但他最终投降曹操，因为在两个方面他视曹操为同道。其一，在张鲁看来，曹操同样有反汉、篡汉的心思，乃是同道，故而前去依附，这也表明太平道对汉廷是持排斥态度的。其二，黄巾军当年曾视曹操为同道，与黄巾军有着共同思想渊源的张鲁，自然也视曹操为同道。

投降曹操之后，张鲁得到厚待，被拜为镇南将军，封阆中侯，食邑万户。张鲁待遇之厚，史家裴松之认为曹操此举失当："臣松之以为，张鲁虽有善心，要为败而后降，今乃宠以万户，五子皆封侯，过矣。"

汉中数万户信仰五斗米道的民众被曹操下令北迁，至长安、三辅、洛阳、邺城等地。曹操此举彻底打散了五斗米道在汉中的影响。他之所以善待张鲁，也是希望通过对张鲁的控制，进而影响五斗米道的信徒，使其安分守己，并营造出天下道统归己的氛围。

曹操也收罗各路道教高人，以礼厚待，既可对其加以控制，避免他们在民间行走，蛊惑万民。此外，也可以服务于自己修仙问道的需求。曹植对乃父聚集道士之举，加以解释："所以集之于魏国者，诚恐斯人之徒，挟奸宄以欺众，行妖慝以惑民，故聚而禁之也。"

张鲁降曹后，其子张盛继承了衣钵，《历世真仙体道通鉴》载："盛，字符宗，历奉车都尉、散骑侍郎，封都亭侯。"据后世各种记录称，由张盛开始，天师道迁居龙虎山，开坛授徒，羽化登仙。但近代洛阳出土了张盛墓石，其中却记录全称为"故左郎中邓里亭侯沛国丰张盛之墓"。由此可知，张盛并未前往龙虎山。

张鲁后裔在后世方才形成以龙虎山为中心的天师道体系。宋大中祥符八年（1015），赐龙虎山张正随号虚静先生，建上清观。

元至元十三年（1276），召六十六代张宗演，封嗣汉天师，演道灵应冲和真人，世袭领江南道教。

至曹魏代汉之后，对于各类民间宗教予以严厉打击，五斗米道在巴蜀、北地势力日益衰弱。道徒们回忆往昔在汉中的繁盛时光，不由慨叹："至义国殒颠，流移死者，以万为数，伤人心志。自从流徙以来，分布天下。"

曹魏时期，司马氏对曹魏政权形成了巨大威胁，通过几轮血腥政治斗争，司马氏最终胜出。在争斗之中，五斗米道、太平道也曾卷入。被司马氏所杀的大臣，如李胜、毌丘俭、文钦、李丰、诸葛诞等都是道教信徒，其中"文钦日祠祭事天，斩于人手。诸葛诞夫妇，聚会神巫，淫祀求福，伏尸淮南，举族诛夷"。李胜之父李休乃是五斗米道中的重要人物。毌丘俭则沉迷于方术修炼。

晋武帝咸宁二年（276），有道士陈瑞在巴蜀地区传道，自号天师，徒众数千，积有岁月，被益州刺史王濬诛灭。巴蜀地区不断有民众在五斗米道旗帜下起义，引发了朝廷的持续打击。经过长期打击，北方道教转而南下寻求发展机会。"晋武帝平吴以后，道陵经法，流至江左。"在江南地区，五斗米道更名为天师道，发展迅速。

西晋八王之乱，核心人物为赵王伦，陈寅恪认为，赵王伦之谋主孙秀，大将张林，二人皆为五斗米道信徒，赵王伦也信奉天师道。张林为黄巾同类黑山之苗裔，其家世传统信仰与黄巾相近。孙秀同族孙恩，世奉五斗米道，孙秀也信奉此教。赵王伦封于琅邪，此地乃天师道大本营，赵王伦于此地，受环境风俗影响，不足为奇。[1]至东晋末年，孙恩、卢循起义，江南八郡教徒一时俱起，众至数十万，史称"孙恩、卢循之乱"。

诛仙之殇：小霸王孙策之死

浪漫主义的英雄是被炽情所点燃的，且是炽情中最强烈的部分，如憎恶、怨愤、嫉妒、欲望、羞愤、狂怒、黩武、勇猛等。浪漫主义的英雄所围绕着的永恒主题则是战争、征服、复仇、愤怒、酒色和冒险等。小霸王孙策完全符合浪漫主义英雄的要素，"独战东南地，人称小霸王。运筹如虎踞，决策似鹰扬"。孙策勇冠一世，俊才大志，以一校尉创业，奠定东吴基础。袁术长叹，有子如孙朗，死复何恨；曹操也赞赏，狮儿难与争锋，悠悠苍天，此何人哉？

兴平二年（195）冬，孙策率军渡江，至次年秋，一年之内攻占了丹阳、吴、会稽三郡。建安四年（199）冬，孙策西征，连克庐江、豫章二郡，击败了江夏黄祖，迅速崛起，为一方诸侯，号称小霸王。孙策以敝兵千余，渡江之后，数年间席卷江东，自成一方势力，足以让苦苦征战，开拓地盘的曹操惊愕；让四处流浪，寻求栖身之地的刘备咋舌。奈何孙策突然去世，将其开拓下的江

---

1 陈寅恪：《天师道与滨海地域之关系》，《金明馆丛稿初编》，北京：生活·读书·新知三联书店，2011 年，第 3—7 页。

山留给了弟弟孙权经营。孙策之死，经由《三国演义》第二十九回《小霸王怒斩于吉，碧眼儿坐领江东》描绘而蒙上了神秘色彩，在罗贯中笔下，术士于吉会呼风唤雨，尸解还魂，最后还用妖术将本领高强的孙策吓死。

事实上，历史上有记录的于吉有两人，一个是顺帝年间，宫崇之师于吉，著有《太平经》；另一个则是吓死孙策的于吉。东汉时，于吉作《太平经》以挽救时弊，他以拯救天下为己任，认为此书一出，国可安，家可富，天下可太平。从顺帝年间到孙策控制江东时期，时间跨度超过七十余年，如果于吉不死，则有百余岁。而当日的条件，人根本无法活到这个年纪，且还能四处活跃传道。后世更离谱的造说则云，于吉在河平二年（前 27）得到《太平经》，若如此，则他至孙策时期已有二百余岁。由此可知，后世所记载的被孙策斩杀的于吉，不过是后人托名于吉以神化自身而已。

于吉（？—200），一作干吉、干室，琅邪人，琅邪属徐州，此地乃是道教的发源地，如甘忠可是齐人，宫崇是琅邪人，张陵是沛国丰人，这几个地方在地理上相近。在道教的发展之中，于吉有机会接触到《太平经》与各类造说。也有可能，于吉本就是太平道中祭酒之类的高层人物。当日北方流传的是太平道及五斗米道，因受到官方打压，于吉只好南下江东发展教众。而托名于吉，也必然是在前往江东之后，在北方地区，他定然是不能也不敢如此作为的。

于吉在江东活动的最早记录出自《江表传》："时有道士琅邪于吉，先寓居东方，往来吴会，立精舍，烧香读道书，制作符水以治病，吴会人多事之。"由此记录可知，于吉在江东曾设立精舍进行传道。又烧香读道书，以符水治病，与在北方流行的太平道、五斗米道颇有些类似。不同于北方太平道、五斗米道的是，于吉走的是上层路线，热衷结交士大夫阶层。从于吉在江东的表现来看，他的主要精力花费在结交上层人物上，以期融入上层社会，发挥影响力。可以想见，于吉在江东所图的并不是营造一个世间的理想天堂，他所求的不过是凡人的富贵荣华。

在医疗条件有限，卫生知识落后的时代，聚集大量人口的军队乃是疾疫多发人群。于吉在四处征战的江东军中颇受欢迎，与孙策关系也不算差，被邀请到军中为其帮忙，乃至被称为"吴军师于吉"。于吉多次出手，以符水之类为军中化解疫情，"助军作福，医护将士"，由此在军队上层中具有相当的影响力，乃至孙策用兵作战也要征询于吉，请其占卜吉凶。

在中外历史上，每当灾疫发生时，社会动乱的风险增大，掌握世俗权力的军事首领需要利用宗教领袖在民众中的影响力缓解矛盾，化解危机。于吉至江东时，战事频发，多有灾疫，作为军事领袖的孙策也要利用于吉的影响力来安抚底层民众。不想于吉爱走上层路线，广交各路军头，这就摸到了孙策的老虎屁股。

孙坚、孙策起兵之后，主要依赖部曲私兵军功集团起家，这一集团由大小私兵组成，其臣属对所领部队有巨大影响力。对军功集团的头面人物，孙策曾以意气加以笼络，如赵翼《廿二史札记》所云："曹操以权术相驭，刘备以性情相契，孙氏兄弟以意气相投。"有一次，孙策在郡城门楼上，集会诸将，设宴欢饮，以联络感情，也请了于吉前去赴会。

对于这场盛会，于吉很是重视，他身着盛装，持着称为"仙人铧"的杖，此杖类似张角的九节杖，表示掌握天地，通达仙界。杖上用漆涂画，约是表示神秘力量的符文。此次集会时，于吉仙风道骨，闪亮登场。东吴将领对于吉都是崇敬有加，甚至出现了尴尬的一幕，听闻于吉抵达后，"诸将宾客三分之二下楼迎拜之，掌宾者禁呵不能止"。

一民间方士居然抢走了手握雄兵、杀伐果断的孙策的风头，将他晾在了一边。孙策曾经领兵进入中原，目睹过黄巾军所带来的巨大冲击。于吉所属教门与黄巾军虽有区别，但都属道门，在江东影响深远，连其部将对其也加以顶礼膜拜，这让孙策大为警惕。

一贯杀伐果断的孙策，当即下令将于吉抓捕入狱。在场主将大为惊愕，纷纷遣了家中女眷去找孙策的母亲，为于吉说情。孙策的母亲被说动，劝告儿子："于先生亦助军作福，医护将士，不可杀之。"孙策却道："此子妖妄，能幻惑众心，远使诸将不复相顾君臣之礼，尽委策下楼拜之，不可不除也。"

诸将又联名上书加以解释，为于吉求情。将领们持续为于吉求情，反而让孙策下定决心，定要除掉于吉。孙策举了交州刺史张津为例，此人不读圣贤典训，不行汉家法律，每日鼓琴烧香，读邪俗道书，最终被杀。孙策认为，崇信于吉及宗教："此甚无益，诸君但未悟耳。今此子已在鬼箓，勿复费纸笔也。"他果断下令，将于吉斩首，传首示众。于吉被杀后，其门徒还不肯相信其已死，云其尸解，继续崇拜，祭祀求福。于吉在军队将领中拥有的威望与影响力无疑动摇了孙策的权威。对于政治人物而言，最为重要的是权威，孙策感受到了威胁，于是不顾将领们与其母吴太夫人的强烈反对，处死于吉。

于吉被杀后，其众多门徒自然不肯罢休，一方面造说于吉尸解，白日升天，已为仙人。尸解，即死而复生，飞升为仙。《太平经》云："尸解之人，百万之人乃出一人耳。"另一方面，因孙策不久后被刺客设伏，中创而死，于吉门徒遂利用此事加以造说。这些神乎其神的故事在当日及后世影响颇深。

干宝《搜神记》曾记载，孙策因为求雨杀了于吉。于吉死后，将士哀惜，将其尸体收藏起来，不想到了第二日，尸体不知所终。而孙策既杀于吉，每独坐，仿佛见于吉在左右。此后孙策中创，照镜子时见于吉在镜中时隐时现。孙策大怒，扑镜大叫，导致疮皆崩裂，须臾而死。

《江表传》《志林》《搜神记》等皆以为孙策杀道士于吉，招惹其以法术报复而死。但孙策之死并非因为于吉，而是被故吴郡太守许贡门客所袭击。兴平二年（195），孙策脱离袁术，经略江东，击败扬州刺史刘繇，平定丹阳郡、吴郡等地。吴郡太守许贡被击败后，投奔乌程山贼头目严白虎，此后又被孙策击败，二人投奔余杭许昭。孙策平定东吴后，对许贡等人并未赶尽杀绝。

建安元年（196），曹操迎奉汉献帝，迁都许昌。许贡暗中上表给汉献帝，云："孙策骁雄，与项籍相似，宜加贵宠，召还京邑。若被诏不得不还，若放于外必作世患。"许贡的上表被孙策截获，乃请许贡相见，加以责问。许贡推脱称并未上表，孙策哪里肯信，当即令武士将其绞杀。许贡死后，其门客潜伏民间，欲为许贡报仇。

建安五年（200），曹操与袁绍两军在官渡对峙，中原空虚。

孙策预备出兵，袭击许昌，迎接汉献帝。大军在丹徒驻扎，等待军粮。孙氏父子皆勇武过人，更喜欢狩猎。此时驻扎丹徒，闲来无事，孙策便带了步骑，出军营打猎。孙策所乘之马精良，一路疾走，随从护卫赶不上。路上孙策孤身遇到三人，即许贡门客。

　　孙策见三人形迹可疑，乃询问："尔等何人？"三门客答云："是韩当兵，在此射鹿。"孙策道："当兵吾皆识之，未尝见汝等。"当即开弓，先射一人，此人应弦而倒。余下二人情急，举弓射中孙策颊部。此时护卫骑兵赶到，将余下二人击杀。唐许嵩《建康实录》另有记载："策为许贡客许昭，伏刺伤面。"孙策之死，乃是中箭之后伤口未曾得到妥善处理感染而死，而不是于吉以法术报复而死。陈寿作《孙策传》时，认为于吉吓死孙策之类乃是妖妄之言，删去不书，足见其史识。

　　孙策性格暴躁，武力过人，喜亲自上阵冲杀。曹操阵营中的郭嘉早就看透了孙策："策新并江东，所诛皆英豪雄杰，能得人死力者也。然策轻而无备，虽有百万之众，无异于独行中原也。若刺客伏起，一人之敌耳。以吾观之，必死于匹夫之手。"陈寿评论孙坚、孙策父子二人时，也特意指出："然皆轻佻果躁，殒身致败。"

　　关于刺客的身份，后世有一说认为，刺客为太平道分子。此说以为，行刺者乃是于吉的忠实信徒，出手为于吉复仇。也有一种可能，刺杀孙策的刺客既为许贡属下，也为于吉门徒，盖于吉在江东结交上层社会，与许贡自然相熟，从许贡亲信之中发展出一两个门徒并非难事。

　　建安五年（200），孙策去世，弟孙权承摄大业，兼六郡之众。

孙权执掌江东，却一反乃兄的做法，推崇道教，追求成仙之法。东吴黄武二年（223），孙权派遣将军卫温、诸葛直率领甲士万人出海，至夷洲、亶洲寻求仙药。传秦始皇时，曾遣方士徐福率领童男童女数千人入海，求蓬莱神山及仙药，至亶洲不还。故老相传，亶洲上有其后裔数万家，不时还有人至会稽进行贸易。由会稽出海，曾有遭遇风暴，漂流至亶洲者。夷洲，据后人考证，应为台湾岛。亶洲，所在绝远，说法不一，有的说是日本，有的说是海南岛。此次航海远征，船队抵达夷洲后，因水土不服，"士众疾疫，死者十有八九"，不得不退回。

于吉虽死，其影响犹存，道士仍然活跃在东吴势力的上层，以其法术之类发挥影响力。如大臣吕蒙病重，"权自临视，命道士于星辰下，为之请命"。道士介象精通符文之术，深得孙权信赖，孙权还曾向介象学"隐形之术"。孙权尊称介象为"介君"，为其立宅，供给御帐，以御姬侍疾。方术道士左慈到东吴，孙权厚礼相待。各路方术道士也被孙权召入王宫，每日修炼丹药。如葛玄，时人称葛仙公，乃葛洪的从祖，因为精通炼丹求仙之术，深得孙权信赖。葛玄所展示的各类仙家幻术让孙权极为迷恋，故其以客待之，常共游宴。

孙权对于道家术士的态度也是对孙策政策的扭转，通过示好道士，稳定统治集团，也可满足孙权的私欲，即寻求长生不老之药。孙权的态度为道教的传播提供了较大空间，而道教在此后的历史中，也主动为政治服务，而不是以叛逆者的形象出现。

道教在江南得到了大发展。道士李宽由蜀地来东吴后，能用符水治病，自公卿以下，莫不云集其门。后渐骄贵，就是公卿贵人一般也不得见。李宽弟子转相传授，门徒遍布江表，动有千计。后来的葛洪见证了两晋时期各地道士行走于权势贵人之门的盛景："余周旋徐、豫、荆、襄、江、广数州之间，阅见流移俗道士数百人矣。"

这些道士不谦虚地自称已有四五百岁，谦虚些则云贫道还年轻，刚刚八九十岁，张口就自吹在泰山、嵩山、箕山等处修炼几十年，出手就是各类能诊治疫病的符水仙药。此类被葛洪痛斥为"庸人小儿"的道士在此后中国历史上，在达官贵人圈中，一直大受欢迎，他们业务忙碌，到处活跃，贩卖着长生之药、修仙之道。而在此后的中国历史上，道教以高端客户——王公贵族为主要目标，兜售修仙、炼丹、练气、双修等各类法门，频频奔走，影响着朝政与历史。

葛仙翁的辟疫方

任继愈认为，自东汉迄魏晋南北朝，道教的发展凡经三变："(1)东汉晚期，为原始道教从民间崛起和形成的时代。(2)三国两晋之际，民间道教发展转趋停滞。……(3)东晋以后，民间道教经过改造，进一步发展为以仙道为中心的、成熟的官方化的新道教。"在东晋道教的发展中，为道教完善理论体系的是号称"小仙翁"的葛洪。

　　葛洪，字稚川，自号抱朴子，丹阳郡句容（今江苏句容）人，出身方士世家，乃吴国大鸿胪葛奚之孙，其父葛悌曾担任邵陵太守。其祖父葛奚曾借着酒兴向吴主孙皓进言，得罪了孙皓，饮毒酒而亡。其父葛悌热衷修仙，世人称之为"仙公"。葛洪乃其第三子，最受宠爱，受乃父修仙问道影响，世称"小仙翁"。

　　葛洪在《抱朴子·外篇》的"自叙"中记录，他十三岁时丧父，此后家道败落，饥寒交迫，奔走劳作。其家又遭遇兵火，先人所藏典籍全数无存，葛洪负笈徒步，四处借阅书籍。他伐薪卖柴，以得到纸笔。二十余岁时，遭受战乱，葛洪流离失所，奔走各方。在战乱之中，他一度受义军大都督顾秘之召，领兵平乱，以功迁伏波将军。

　　战事平息之后，葛洪投戈释甲，本想前往洛阳，广寻异书，不想遇到八王之乱，无法北上。停留在洛阳时，葛洪与嵇含相识。嵇含乃名士嵇康侄孙，此时将去担任广州刺史。他邀请葛洪担任参军，葛洪也想避乱，就答应嵇含，并先行南下。不想嵇含途中在襄阳遇害，葛洪遂停留广州，继续流浪。在各地流浪漂泊十余年后，直到建兴四年（316），葛洪归还桑梓，此后潜心于修炼之术，并旁涉医学等领域。

　　葛洪涉猎极广，对养生、炼丹、医术、儒学都有一定的造诣，但生平不喜欢谶纬之术，"河洛图纬，一视便止，不得留意也"。他认为占星、风角、九宫、望气之类方术乃是旁门左道，根本无法预测吉凶。

　　当时江南地区的道教流派颇多，还流行李宽主持的"李家道"。李家道使用符水治病，公卿以下，莫不云集其门，弟子数千。葛洪的亲友多有见过李宽者，形容其人："衰老羸悴，起止咳噫，目瞑耳聋，齿堕发白，渐又昏耗，或忘其子孙，与凡人无异也。"后来吴地大疫，死者过半，李宽束手无策，自己也感染了瘟疫，"托言入庐斋戒，遂死于庐中"。葛洪对李家道很是鄙夷，称之为"妖道"。他虽然掌握符箓之术，可从不用此给人治病，而是总结经验，在当日尽最大可能以合理的手段为病人诊治疾病。

葛洪所处的时代瘟疫横行，医术成为道士们必须研究的内容，葛洪便说："古之初为道者，莫不兼修医术，以救近祸焉。"他系统地研究了各类医书，却发现其中弊端颇多，"浑漫杂错，无其条贯"，想要找个药方，遍索不得，且喜用贵药，穷人家很难一时间备齐。

葛洪搜集整理张仲景等各类医家之书近千卷，择取精要，汇成《玉函方》。《玉函方》根据各类疫病的状况分门别类，容易检索，所用药便宜易得，可救济苍生。因《玉函方》长达百卷，篇幅浩繁，葛洪又摘抄其中最常用的部分，取名《肘后备急方》，以求广为流传。此书书名"肘后"，乃随身携带之意；"备急"，是随时取用之意，欲使贫家乡居也能随时采用。

针对当日频发的各类疫情，葛洪进行了分析，就疫病的防治提出了意见。东汉末年至魏晋时期，伤寒乃是头号杀手，葛洪认为："伤寒、时行、瘟疫，三名同一种耳。"他分析，各类疫病乃是疠气所致，而非鬼神作怪，且认为养气、行气既可以养生，也可以治疗各类疫病。日常生活中，人应当饮食有度，起居有节，适度锻炼，增强抵抗力。他还推出了导引术，"或伸屈，或俯仰，或行卧，或倚立，或踯躅，或徐步，或吟，或息，皆导引也"。

葛洪提倡食疗，列出了丰富的食单，从水产品到家禽，再到动物肉类及果蔬等。同时他还列出了很多具有食疗效果的饵药，如茯苓、楮实子、枸杞子、熟地黄、麦冬、黄精等都具有提高免疫力，抵抗"邪毒之气"的效果。葛洪同时也列出了一些针对疫情防治的食疗方，如治伤寒的葱豉汤（葱白、豆豉）、治霍乱的黄米汁，预防瘟疫的赤小豆水、豆豉酒等。

葛洪很早就观察到了天花病，据他记录，此病疮发于头面及身体，须臾周匝，状如火疮，皆戴白浆，随决随生。天花也称"虏疮""豆疮"等，病情严重的患者，死亡率颇高，不死者痊愈后，疮瘢呈紫黑色，需要多年方才褪去。后世认为，葛洪所记录的乃是天花，这是中国历史上最早对天花病毒的记录之一。葛洪给出了两个治疗天花的药方，一方是用好蜜，通身涂抹，或者用蜜煎煮升麻，然后服用。一方是用水煮升麻，再用棉沾洗之，涂抹患处。

葛洪还记录了一种叫"尸注"的病，"其病变动，乃有三十六种至九十九种，大略使人寒热，淋沥，恍恍默默。不的知其所苦，而无处不恶，累年积月，渐就顿滞，以至于死。死后复传之旁人，乃至灭门"[1]。因"一人死，一人复得，气相灌注"，故称"尸注"，也称"传尸"，后世认为此病乃是肺结核。2009年，咸阳渭城区东乡汉墓出土的汉陶瓶，有"天李（理）子解尸注"文字，可知此病在汉代即已经流行。王利器认为：在两汉时代出现了令人恐惧的病症，只要有人感染上，就会一个一个地死去，乃至一家一家

1［晋］葛洪：《葛仙翁肘后备急方》卷之一，明《正统道藏》本。

地死绝。当时，人们观察出这其间的注连关系，就把这种可怕的病症叫作"注"。[1]

1973 年，长沙马王堆三号汉墓发现医书《杂禁方》，其中有"蜮毋射"药方，让后人很是费解。《说文》云："蜮，短狐也。似鳖，三足，以气射害人。"古人模糊地认识到，"蜮"是南方各地水中所生，能够伤害人，但多有神幻之类的描述。直到葛洪才清晰认识到"蜮"实际上是"水虫"，即血吸虫。他在《抱朴子·内篇》中称，吴楚之地，到了暑期，天气郁蒸，虽衡霍正岳，犹多毒邪。"又有短狐，一名蜮，一名射工，一名射影，其实水虫也。""蜮"一旦依附到人身上，身上便发疮，"其病似大伤寒，不十日皆死"。

葛洪观察到沙虱病，南楚之野"沙虱水陆皆有，其新雨后及晨暮前，跋涉必着人"。沙虱其大如毛发之端，初着人便入人之皮肤，周行人身，与射工虫相似，皆杀人。沙虱病现称"恙虫病"，恙螨幼虫由叮咬处侵入人体，在叮咬皮肤局部组织细胞内繁殖，导致皮肤损害，再进入血液，形成恙虫病。葛洪建议，感染沙虱病之后，可用蒜或斑蝥等敷治，用竹叶或茅叶将沙虱"抄挑去之"，"小伤皮则为佳，仍数涂苦苣菜汁，佳"。直到一千五百余年之后，美国医生帕姆才观察记录了"恙虫病"。

葛洪还记录了肝炎，"比岁又有虏黄病，初唯觉四体沉沉不快，须臾见眼中黄，渐至面黄及举身皆黄，急令溺白纸，纸即如檗染者，此热毒已入内，急治之"。针对此病，他载有"治卒发黄

---

1 王利器：《〈肘后方〉的贡献》，《成都大学学报（社会科学版）》1989 年第 3 期。

疸诸黄病方"。

对当日高发的疟疾，葛洪总结了它的不同类型，如老疟、温疟、瘴疟、劳疟等，并给出了三十余种救治方法。他还提出使用青蒿治疟疾，"青蒿一握，以水二升渍，绞取汁，尽服之"。当代科学研究表明，从青蒿中提取的青蒿素是一种高效、速效、低毒的抗疟药。

在世界历史上，葛洪最早注意到了脚气病："脚气之病，先起岭南，稍来江东。得之无渐，或微觉疼痹，或两胫小满，或行起忽弱，或小腹不仁，或时冷时热，皆其候也。不即治，转上入腹便发气，则杀人。"[1]针对脚气病，他提出用大豆、牛乳、蜀椒、松节、松叶等常见的食物与药材进行治疗，这些食物、药材对脚气病有极佳疗效。

针对狂犬病，葛洪提出，"仍杀所咬犬，取脑敷之，后不复发"[2]。狂犬病病毒会累及中枢神经系统，是急性传染疾病。直到19世纪，法国科学家路易·巴斯德才研究出以狂犬脑制成疫苗，而葛洪已领先一千余年。葛洪判断，狂犬咬人，潜伏期在百日之内，过了百日则得免，此点观察也与现代科学相符合。

葛洪之妻鲍姑也精通医术，擅长灸法，曾在广州治疗赘瘤，救人无数。葛洪的著作中有一些灸法急救术与鲍姑之灸术有关。如针对霍乱，初染病之时，将患者置于暖处，可以在床下放置炭火，或是浸在热水之中，或用铜器盛热水放在腹部，用大热减缓

---

1 ［晋］葛洪：《葛仙翁肘后备急方》卷之三，明《正统道藏》本。

2 ［晋］葛洪：《葛仙翁肘后备急方》卷之七，明《正统道藏》本。

症状。"如此而不净者，便急灸之，但明案次第，莫为乱灸。"

面对反复暴发的疫情，葛洪推荐服用辟瘟疫药干散、老君神明白散、度瘴散、辟温病散、屠苏酒等，在身上悬挂储有辟疫药材的香囊，在宅院内焚烧药材。如"虎头杀鬼方"，以蜡蜜将虎头骨、朱砂、雄黄等药物制成弹丸，置于香囊中，随身佩带，或悬挂于屋顶。随身佩带香囊后，哪怕是出入人群密集之地，也可以起到辟疫的效果。将白芷、冰片、防风等药材研成细粉，吹入或滴入耳鼻咽喉，可以发挥辟疫功效。将含有朱砂、硫黄等药材的太乙流金散、辟瘟杀鬼丸、虎头杀鬼丸等在庭院中焚烧，可使宅院清洁卫生。他认为，一旦发现有人感染传染病，则应当隔绝开来，避免传播疫情。"以绳度所住户中壁，屈绳结之"，在患者床四角处艾灸，以辟邪毒。

杜甫《赠李白》诗曾云："秋来相顾尚飘蓬，未就丹砂愧葛洪。痛饮狂歌空度日，飞扬跋扈为谁雄？"其中就提到了葛洪的炼丹术。葛洪曾师从祖父的弟子郑隐学习炼丹，后又拜炼丹家鲍靓为师，并娶其女为妻。在炼丹之中，葛洪对各类药物加以试验，有颇多发现，为传统药学的发展做了巨大贡献。虽然他炼丹目的是追求"长生不老"，但开拓了化学研究。他也是世界上第一个在矿物中提炼出汞的人。丹砂是炼汞的主要矿物原料，汞又称水银，在常温下呈白色液态状。葛洪云："烧之愈久，变化愈妙。……能炼人身体，故能令人不老不死。"在炼制水银的过程中，葛洪发现了化学反应的可逆性，将丹砂（硫化汞）加热，可以炼出水银，水银与硫黄化合，又变成丹砂。他在几种皮肤病的治疗上便使用了水银。

葛洪将药分为上、中、下三类，"上药令人身安命延，升为天神"，"中药养性，下药除病"。上药多为丹砂、云母、黄金、白银、雄黄之类。葛洪认为，金丹可助人延年增寿，但较难获得，且丹药品质良莠不齐。修仙增寿需要金丹，但平素养身防病，则离不开草木之药。草木之药有茯苓、白术、地黄、芝麻、石韦、楮实、枸杞、天门冬、麦冬、灵芝、五味子等，可以单独服用，或者与其他炼丹药材一起炼制。

对麻风、疥虫、急性淋巴结肿大、中风、精神病、外伤等病症的诊治，葛洪均有精辟论述。在医学、化学等领域，葛洪的成就超越于他所处的时代，让后人不由感叹，在当日他如何取得这些成就。葛洪自述，他自幼身体羸弱，身有多疾，性格木讷，形貌丑陋；因为身体多疾，故对时疫有更多的关注、投入；因为性格沉默，也有了更多地对社会、人生、疫疾的思考。葛洪所处的时代已有了相当的医学经验积累，他的祖父学无不涉，究测精微，在各个领域都有造诣。后来他离开了纷乱的中原，到了岭南，岭南不一样的风土人情又给了他新的思考。他承继了过去数百年的医学发展，又汲取了南北地区的经验科学，最终能集大成于一身。

葛洪既是过去千余年间中国传统医学的集大成者，更是系统的开创者。他对各类疫病的系统整理和经验归纳，摆脱了原先符水治病等巫术内容，为后世传统医学的进一步发展奠定了基础。葛洪之后，陶弘景盛赞《肘后备急方》："两百许年，播于海内，因而济者，其效实多。"由于时间流逝，《肘后备急方》流失颇多，陶弘景加以补缺，集成《肘后百一方》。葛洪"疠气"为患，形成瘟疫的观点，直接影响到后世名医孙思邈，并得到了进一步的发展。

葛洪在道教史上也具有特殊地位，"为道教历史上第一个提供了一个比较完整的宗教神学的理论体系"[1]。葛洪将秦汉以来的黄老之术加以总结，脱离了巫术的影响，发展完备了道教的神学体系，《抱朴子·内篇》被视为全面阐述道教宗旨、哲理、仪式的著作。继阮仓《列仙图》、刘向《列仙传》之后，葛洪撰写的《神仙传》也影响深远。通过此书，葛洪为道教构造了系列修炼成仙的方法，提出了神仙养生为内，儒术应世为外的主张，将儒道结合，丰富了道教的思想内容，影响着后世道教的发展。[2]此后千余年，道教能经久不衰，与佛教相抗，端赖于此。

咸和五年（330），干宝以葛洪"才堪国史"，推荐他出仕，被葛洪谢绝。此年葛洪携妻及子侄南下，隐居罗浮山。晋康帝建元元年（343），葛洪卒于罗浮山。一说卒于兴宁元年（363）。民间云，葛洪卒后升仙。

---

1 许抗生：《葛洪道教思想研究》，《北京大学学报（哲学社会科学版）》1981年第3期，第84页。

2 卿希泰、唐大潮：《道教史》，南京：江苏人民出版社，2006年，第49页。

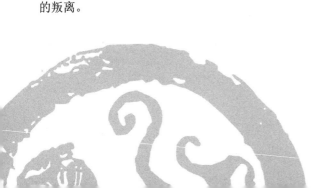

第六章

疾疫与魏晋风度

疫病的侵袭会给人带来心理压力，会引发言行的各种失调。在魏晋时期，政治高压，灾疫横行，朝不保夕，于是名士们沉浸在服散之中。服散，可以缓解身体疾病，可以让人兴奋，可以让皮肤潮红，虽然服散有各类后遗症，可当日的人们不在乎。服散之外，人们也酗酒，沉醉于酒成为名士的标志。名士们身着奇装异服，手持麈尾、如意，以示高洁，而这些器物，早先不过是防疫卫生的小器具。名士们沉浸山水，如陶渊明便在自然之中陶醉。虱蚤也成为名士们的标配，哪怕会带来各种疾病。服散、饮酒、裸奔、扪虱等，都是当日"身体属我"意识的流露，是对礼法的叛离。

服散：人的失调与背离

　　"瘟疫、饥荒和战争相互作用，造成了一连串后果。……而这三种都是疾病：瘟疫是人体的失调；饥荒是作物和牲畜的失调——或是恶劣天气导致的恶果，或是更直接的病虫害侵袭所致；而战争一般被认为是一种大众精神的失调，是对公认行为的一种背离。"[1]长期处于瘟疫威胁之下，魏晋时的名士表现出极端的人体失调，有各种奇怪言行。

　　"服食求神仙，多为药所误。不如饮美酒，被服纨与素。"魏晋年间，疫疠大起，士人凋伤，生命脆弱，加以政治高压，士人们多倾心于寻求精神与肉体的解脱。五石散既能缓解心理压力，也能释放情感，更可以满足修仙的梦想，备受追捧。因五石散所用药材，服用后身体反应燥烈，必须"寒衣、寒饮、寒食、寒卧、极寒益善"，故而又称"寒食散"。

　　鲁迅在一次演讲中谈到，何晏乃是第一个服食五石散之人。其实不然，五石散服食历史久远，《史记》载"齐王侍医遂病，自练五石服之"，此时即有服散的记录，齐王侍医所制"五石"，用了各种石药。"服金者寿如金，服玉者寿如玉"，自然服石者寿如

---

1 ［英］弗雷德里克·F.卡特赖特，迈克尔·比迪斯：《疾病改变历史》，陈仲丹、周晓政译，济南：山东画报出版社，2004年，第3页。

石了。马王堆汉墓出土帛书《养生方》就载，石药服后"令人寿不老"。

一般认为，五石散属"石药"，主要使用如石英、丹砂等物。甘肃省武威出土的汉代医药简牍中，记录有曾青、雄黄、丹砂、礜石、慈（磁）石等石药。《神农本草经》认为，丹砂、石钟乳、石胆、曾青、禹余粮、白石英、紫石英、五色石脂等石药，可以轻身益气、不老延年。[1]

曾经担任过敦煌太守的皇甫隆，经常服用石药之类，号称年过百岁，耳目聪明，体力不衰，颜色和悦。一向不喜方术的曹操，得知后大为心动，向皇甫隆求教："闻卿年出百岁，而体力不衰，耳目聪明，颜色和悦，此盛事也。所服食施行导引，可得闻乎？若有可传，想可密示封内。"[2]

东晋王恭，美姿仪，被赞为神仙中人，某次服食后出门行散，走到弟弟王爽门前，问乃弟："《古诗》中何句为最佳？"王爽尚在思考时，王恭道："所遇无故物，焉得不速老？"王恭这也是自己心意的表达，由服散而期盼不速老，得享长寿。

长寿延年之外，治疗疾病也是服五石散的主要目的。张仲景为王粲诊病时，曾劝他服用五石汤，也是以石药治病了。

名医皇甫谧自身是五石散的重度依赖患者，他二十三岁染上风痹症。三十二岁中风，耳聋百日，此后学习医术。三十五岁时，

---

1 《神农本草经》有一些错误的认知，如认为水银、雄黄等含毒药物"久服神仙不死"，天雄之类"强筋骨，轻身健行"。

2 ［三国］曹操著，夏传才注：《曹操集注》，郑州：中州古籍出版社，1986年，第195页。

开始服食"寒食散"，以治疗身体疾病。由于长期服散，副作用颇大，四十二岁时风痹症复发。后来晋武帝征他为官，他上疏推辞，称自己身体不好，也是实情。他曾自陈："久婴笃病，躯半不仁，右脚偏小，十有九载。又服寒食药，违错节度，辛苦荼毒，于今七年。隆冬裸袒食冰，当暑烦闷，加以咳逆，或若温疟，或类伤寒，浮气流肿，四肢酸重。于今困劣，救求呼吸，父兄见出，妻息长决。"[1]

皇甫谧与何晏是同时代的人，据他记录："近世尚书何晏，耽声好色，始服此药，心加开朗，体力转强。"[2]何晏好色，人又自恋，常服食五石散，可美容颜，又可补肾亏。五石散服下之后，身体剧热，皮肤细腻白皙，精神振奋，俗称"石发"。

何晏的祖父是东汉末年大将军何进，其父何咸死后，其母尹氏为曹操所收，何晏也成为曹操养子，深得喜爱，将金乡公主许配给他。曹丕登基后，对何晏很是不喜。至曹爽与司马懿争夺权力时，何晏很是恐惧，"常畏大网罗，忧祸一旦并"，也许服五石散是一种解脱。

五石散的方子，并不固定。皇甫谧所列五石散方，由赤石脂、白石英、紫石英、石硫黄、钟乳等五种石药组成。赤石脂主养心气，明目益精。白石英，益毛发，悦颜色，壮阳道。紫石英，令人悦泽。石硫黄，可治头秃，炼服可止虚损泄精，壮阳道。石钟乳，补虚损，壮元气，益阳事。

现代科学研究也表明，"紫石英中的氟可以兴奋神经和增强生

---

1 奕贵明主编：《皇甫谧集》，北京：新世界出版社，2015年，第1页。
2 ［隋］巢元方：《诸病源候总论》卷六，清《文渊阁四库全书》本。

殖能力。寒食散的矿物药中含有锌，尤以禹粮石含锌最为丰富"[1]。临床发现"用锌治疗男子原发性不孕症，使血浆睾丸素及精子数目成倍增加，治疗阳痿有效"[2]。五石散此方流行于当时，为何晏等所喜，壮阳之效也是主因了。

何晏乃当时士人首领之一，因其示范，五石散服用之风弥漫开来。而初服五石散也确有一定效果，但人们忽视了长期服用之后的副作用。至何晏死后，服食之风大振，"服者弥繁，于时不辍，余亦豫焉"。嵇康沉迷五石散，有诗云："采药钟山隅，服食改姿容。"为炼制出上好的五石散，嵇康曾亲自在山间寻找石药。

东晋葛洪《抱朴子》记载："五石者，丹砂、雄黄、白礜、曾青、慈石也。"[3]丹砂、雄黄、曾青、慈石、礜石分别为赤、黄、青、黑、白色，暗合道家五行之说。刘表在荆州，与王粲登障山，远见一冈，不生百草。王粲曰："此必古冢，其人在世服生礜石，热蒸出外，故草木焦灭。"[4]遂令凿看，果是大墓，礜石满茔。礜石，为硫化物类矿物毒砂的矿石。

五石散并不令人成瘾，强度也没有现代毒品成瘾性那样高，但副作用较多，长期服用对人体伤害较大。后世孙思邈《备急千金要方》中就说："凡紫石英、白石英、朱砂、雄黄、硫黄等，皆

1　雷志华、高策：《毒药还是良药？中国古代寒食散探析》，《自然辩证法研究》2012 年 4 月第 4 期，第 107 页。

2　孔祥瑞：《必需微量元素的营养、生理及临床意义》，合肥：安徽科学技术出版社，1982 年，第 11 页。

3　[晋]葛洪：《抱朴子内外篇》卷四，《四部丛刊初编》本。

4　[宋]洪迈撰，孔凡礼点校：《容斋随笔》，北京：中华书局，2005 年，第 678 页。

须光明映澈、色理鲜净者为佳。不然，令人身体干燥、发热，口干而死。"当代有学者认为："近代医学和药物学告诉我们，无机砷化合物如礜石、砒霜等，都含有剧毒。……超过一定的剂量，则会引起轻重不等的砷中毒。"[1]

医药和毒药，都是"药"，希腊字 Pharmakon 就含有医药和毒药两种意义。古代希伯来人用 Sam 一词表示医药和毒药两种含义，只不过在前面加一个生或死来加以区分。要区分一种物质具有治疗效果或是毒害作用，标准就是分量，良药长期服用，也会产生副作用。五石散既是"毒药"又是"良药"，所用矿物中含有氟、砷等微量元素，适量的微量元素对人体有益，过量摄入则会造成中毒。长期服用五石散后，人会出现头痛、目眩、腹胀、呕吐、耳鸣、遍身流肿、心脏刺痛、尸卧昏厥等症状。服石者必须借助散步，以至急行，发散药性。否则，就会危及健康，乃至性命，在当日，这被描述为"行药"。由于身体燥热，心中狂躁，需要寒衣、寒饮、寒食、寒卧、冷浴，这又引发了一系列的奇形怪状，而这又被称为"魏晋风度"。

皇甫谧描述了身边的亲友服散之后，或舌缩入喉，或痈疮陷背，或脊肉烂溃等惨状。他自己在服用寒食散后，也是各类疾病缠身。五石散的副作用影响长久，"远者数十岁，近者五六岁"，皇甫谧就被困扰长达七年，他感叹："竞服至难之药，以招甚苦之患，其夭死者，焉可胜计哉！"[2]

---

1 王奎克：《五石散新考》，《科技史文集》（第 14 辑），上海：上海科学技术出版社，1985 年，第 153 页。

2 [隋] 巢元方：《诸病源候总论》卷六，清《文渊阁四库全书》本。

五石散服用之后，人的身体会发热，狂躁时会满地打滚，而服石乃是权贵专享，被视为富贵象征。北魏时，有人在集市门前躺下打滚，佯装服散后药性发作。旁人问："君何时服石，今得石发？"此人答："我昨在市得米，米中有石，食之乃今发。"一时观者皆笑。

长期服用五石散，除了身体上的不良反应外，更会让人精神异常，喜怒无常，出现幻听、幻视，更有暴力的冲动。东晋时，殷景仁本宽厚之人，服五石散之后，精神恍惚，不时胡言乱语，性情也大变，苛暴异常。而五石散又受到帝王追捧，遇到性格扭曲、暴戾乖张的帝王，臣民就要遭殃了。

天赐六年（409）夏，一代雄主拓跋珪身体不适。拓跋珪此前长期服用寒食散，药性发作后，有太医令阴羌帮助，稍能遏制药性。自阴羌死后，药性频发，拓跋珪急躁多疑，动辄杀戮，至此年更甚。此年灾变屡见，拓跋珪忧懑不安，或数日不食，或整夜不寝，喜怒无常，云百僚左右人皆不可信。拓跋珪精神陷入了狂躁状态，整夜独语不停，如与鬼对谈。朝臣前来参拜，有脸色变化，喘息不均匀，走路失去步调，言辞慌乱者，都被视为怀恨在心，被拓跋珪亲手殴打致死，尸体陈列在天安殿前。一时间，群臣人人自危，更有逃跑被杀戮者，有谋叛被赐死者。恐惧氛围之中，此年冬十月，拓跋珪去世，满朝文武大臣全部松了一口气。拓跋珪一生，战胜攻取，未尝少挫，几并天下，不想却被五石散所毁。

为了克服服散带来的副作用，需要大量饮热酒，或者是用冷水浸泡。服散之后饮热酒，可让药气经行全身脉络。皇甫谧就提醒服散者要"常饮酒，令体中醺醺不绝。当饮醇酒，勿饮薄白酒也"，对于服散者而言，"热酒乃性命之本"。东晋王大，即王忱，小字佛大，闻名于当世，也是大名士。某日王大服散后已醉，往看桓玄，桓玄设酒款待，王大因不能冷饮，对左右道："温酒来。"对于服散后生命垂危，酒"不得下者"，则家人要从旁"斫齿以酒灌咽中"，这样可以帮助中毒者化解毒性，转危为安。在皇甫谧提出的服散"七急"中，其第三急就是"酒必醇清令温"。

若是热酒无效，则以冷水洗，但冷水洗有时也无效。西晋时，裴秀服寒食散，当饮热酒，却饮冷酒。泰始七年（271），裴秀服药失度，寒热累月，张口大呼，左右以冷水洗之，用水数百石，命绝于水中，年四十八岁。

有些名士借助服用五石散的各种狂态来避开杀身之祸。如河间王颙与成都王颖，谋诛齐王司马冏，竹林七贤之一、爱财如命的王戎怕卷入其中，"伪药发堕厕，得不及祸"[1]。西晋惠帝时，陈敏作乱，占据江东，逼迫豪杰出仕，贺循"服寒食散，露发袒身，示不可用，敏竟不敢逼"[2]。

魏晋时，人们服五石散也是想改变体质羸弱，增强免疫力，延缓身体衰老。曹植认为，疾疫"乃阴阳失位，寒暑错时"造成。东汉末年至魏晋，天气反常，寒冬凌厉，伤寒肆虐，"最为杀厉之气也"。五石散所用石药，如朱砂、石英、丹砂、硫黄等，在古人看来，具有辟邪驱疫之效。赤色的丹砂为阳，黑色的铅为阴，阴

---

1 ［唐］房玄龄：《晋书·列传第十三》，清乾隆武英殿刻本。

2 ［唐］房玄龄：《晋书·列传第三十八》，清乾隆武英殿刻本。

阳相济，合得至宝。在时人看来，丹砂能"杀精魅邪恶鬼，久服通神明不老"，雄黄可"杀精物、恶鬼、邪气"，礜石可祛除"腹中坚癖邪气"，石硫黄能"杀脏虫邪魅"。从药性上来看，这些石药性热，服用之后，服食者面红身燥，血气涌动，在古人看来，这是至阳之气入体，能驱逐阴寒之气。

东晋陈延之《小品方》中将五石散的药方加以变化，用来治疗各类疾病，如"若虚劳脚弱者，以石斛十分代栝蒌"[1]。东晋嵇含乃是嵇康之侄孙，或是受嵇康影响，或是与各路术士有过交往，对五石散也有所了解。嵇含之子年方"十朔"，也就是十个月，体弱多病，有一次接连呕吐数日，赢困危殆，命悬一线。嵇含"决意与寒食散，未至三旬，几于平复"。嵇含为此作《寒食散赋》，称寒食散："伟斯药之入神，建殊功于今世。起孩孺于重困，还精爽于既继。"[2]

五石散既为良药，也是毒药，这使后世如孙思邈这样的名医，面对它时也很是矛盾。孙思邈自己也服散，认为五石散疗效极大："五劳七伤，虚赢著床，医不能治，服此无不愈，惟久病者服之"，"能久服，则气力强壮，延年益寿"。可孙思邈也看到了颇多服散中毒后的痛苦案例："余自有识性以来，亲见朝野仕人遭者不一，所以宁食野葛，不服五石，明其大大猛毒，不可不慎也。"于是孙思邈发出警告，有识者遇此方，即须焚之，勿久留也。

魏晋南北朝时期，五石散一直被追捧。服散具有一定的医疗

---

1 ［隋］巢元方：《诸病源候总论》卷六，清《文渊阁四库全书》本。

2 ［唐］欧阳询：《艺文类聚》卷七十五，清《文渊阁四库全书》本。

功效，能振奋精神，躲避政治祸乱，但长期服散，对身体有严重侵害。且服散所需石药价格昂贵，人们在五石散中消耗了太多的财富。至隋唐之后，五石散的副作用被人们所认识，所以逐渐消失。苏轼对于服散深恶痛绝，将服散之风与商鞅、桑弘羊之术，并称为"破国亡宗"之物。

疫病、美酒与名士

酒，是礼的组成部分，酒以成礼，酒以为乐，兴于诗，立于礼，成于乐。

在上古时期的巫术活动中，酒是巫师进入通灵状态，沟通神与人的重要媒介，在各类祭祀场合被广泛使用。《周礼·春官宗伯》中有关于郁的记载，"郁人掌裸器，凡祭祀、宾客之裸事，和郁鬯以实彝而陈之"。郁人者，专门负责制作郁鬯酒。鬯，即用郁金草酿黑黍而成的酒。郁鬯之酒乃用芳草熏煮而成，古人将此种芳草名为郁草，也即郁金草。裸器，是举行祭祀与赐宾客饮用的礼器。周人祭祀时，特别注重烟气。将祭神的牲畜放在柴上焚烧，使烟气上达于天。在正式祭祀前，以玉器盛放芬芳的郁鬯酒灌地，再出庙门迎接祭祀用牛。周人认为，通过灌地礼，能将芬芳的酒气直通地底，向阴间的鬼神传达重要信息。

酒被视为五谷之精，能导热流，舒经脉，充元气，如《礼记》

云"凡饮养阳气"。酒与医的关系较深，被视为可以克制邪气，避开疫病，自古有"医源于酒"之说。医的繁体字便是"醫"，"医（醫），治病工也，从殹从酉，殹，恶姿也。医（醫）之性然，得酒而使。故从酉"。如《潜夫论》云："夫生饭粳粱，旨酒甘醴，所以养生也。"[1]《汉书·食货志》云："酒，百药之长。"《素问》云："邪气时至，服之万全。"[2]

西汉时，济北王得了病，召淳于意前去诊脉。淳于意道："风蹶胸满。"风蹶，也就是寒气上侵，热气下流，使人胸口胀痛。淳于意乃调出药酒，令其饮了三石，汗出伏地，病即痊愈。受酿酒技术制约，汉代的酒度数很低，故而饮酒常以石计。汉代一石十斗，一斗十升，当日的一升约相当于今日四两，三石则有一百二十余斤，却是夸张之词了。

以酒入药的方式颇多，《神农本草经》指出："药性有宜丸者，宜散者，宜水煮者，宜酒渍者，宜膏煎者，亦有一物兼宜者，亦有不可入汤酒者，并随药性，不得违越。"在长沙马王堆三号汉墓中出土的医学方书《五十二病方》中，载有酒煮法、酒服法，治疗疽、疥瘙等疾病。武威汉代医方简中，多有医方以酒为药引："以醇酒和饮一方寸匕，日三饮。""温酒饮之，日三四。"[3]居延汉简中有"取药一置杯酒中饮之"，张仲景《伤寒论》中也记录了用酒煎药、酒水混合煎药、酒浸药、用酒送服药丸等各类用法。

酒被视为可壮阳气，而各类疫病被视为是阴邪之气所致，故

1 ［汉］王符：《潜夫论》卷第二，《四部丛刊》景述古堂景宋写本。

2 ［唐］王冰：《重广补注黄帝内经素问》卷第四，《四部丛刊》景明翻宋本。

3 张延昌：《武威汉代医简注解》，北京：中医古籍出版社，2006年，第83页。

古人常以酒克疫。东晋葛洪在《神仙传》中讲述了一个故事，虽然怪诞，也可见时人眼中酒与大疫的关系。其中记载有一人叫刘根，字君安，长安人。少时明五经，在绥和二年（前7）举孝廉，后遁入山间石室中修道。颍川太守高府君到任，民间大疫，郡中死者过半，太守全家大小悉得病。高府君遣人找到刘根，寻求消灾除疫之术。刘根教他在"太岁宫气上穿地作孔，深三尺，以沙着中，以酒沃之"。高府君当即照办，"病者即愈，疫气登绝，后常用之，有效"。[1]西晋《博物志》中记载了一个故事，有王肃、张衡、马均三人，冒雾晨行。三人之中，一人饮酒，一人饱食，一人空腹，然后空腹者死，饱食者病，饮酒者健。作者发出感叹："此酒势辟恶，胜于作食之效也。"

酒在东汉至魏晋，因其具有防治疫病之功效而被当时社会所重，常见的避邪驱疫酒有椒酒、茱萸酒、屠苏酒之类。

唐代以前没有红曲，所饮乃是米酒，质地纯净者为上乘。古人在酒中添加各种药材如郁金、花椒、茱萸、屠苏、雄黄等，既取其芳香，也可辟邪病。郁金根黄赤，可用作黄色染料，也可用来入药。中国南方各地多有郁金出产。很多记载认为，蜀地所产郁金品质最高，以郁金所浸之酒，色如琥珀，被视为可以通神。

花椒是三香之首，也是中国历史上较早使用的辛辣调料。屈原《九歌》中记载了花椒泡醋饮食的习俗。《诗经》中载："有椒其馨，胡考之宁。"花椒气味芬芳，以花椒酒献祭于祖先，可以得到祖先的庇佑，能让人安宁长寿。花椒在先秦两汉时期常被用来

---

1 ［东晋］葛洪：《神仙传》卷八，清《文渊阁四库全书》本。

酿酒。以花椒酿成的酒称"椒酒"或"椒浆"。在汉代之前，王室饮用"六饮"，即水、浆、醴、凉、医、酏。其中，"水"就是常饮用的水。"浆"是用谷物或乳制品发酵而成、口味较酸的饮品，如各种酸浆、米浆和酪浆。"醴"是经过过滤的米酒。"凉"是一种酒、水混合物。"医"是用粥酿造的醴。"酏"是稀而清的粥。六饮中，椒浆是正式场合使用的饮品。

椒浆在祭祀活动中发挥着引神、降神、飨神的重要作用。在后世，椒浆酒常被用于祭祀的场合，如《汉书》中载："勺椒浆，灵已醉，灵既享（飨），锡吉祥。"至正月时，饮上一杯椒酒，其中寄托着除旧迎新、身体健康的祈愿。正月喝椒酒，很早就已成为民俗。西晋成公绥《椒华铭》中云："嘉哉芳椒，载繁其实，厥味惟珍，蠲除百疾。"南北朝时期，正月初一，荆楚一带，全家老小必定要着正装，依照次序来拜年，同时"进椒酒"。民间饮用椒酒，其中的蕴意不外躲避灾异，远离疫病。

古人有元日饮屠苏酒之俗，后人难以猜测，屠苏到底为何物？一说屠苏乃草庵之名，有人居草庵之中，"每岁除夜遗闾里一药贴，令囊浸井中，至元日取水置于酒樽，合家饮之，不病瘟疫"。因不知其人姓名，故称之屠苏。东晋葛洪《肘后备急方》则记录了"正朝屠苏酒法"，饮之可"令人不病温疫"。所选药材有"大黄五分，川椒五分，术、桂各三分，桔梗四分，乌头一分，拔楔二分"等。"屠苏饮之于东向，药置井中，能迎岁，可世无此病。"[1]

---

1 [东晋] 葛洪：《葛仙翁肘后备急方》卷之八，明《正统道藏》本。

屠苏酒常在冬春转换之际饮用，此期间节气变化，伤寒多发，饮酒可以辟邪气。元日（春节）是冬春季节转换的标志，各地又形成了在此日饮屠苏酒之俗。东晋《小品方》云，屠苏酒乃是华佗所传，元旦饮之，辟疫病及一切不正之气。

荆楚地方，每年正月初一，老少皆要在拜年之后，"进椒柏酒，饮桃汤，进屠苏酒"[1]。到了唐代，孙思邈云："屠苏酒，辟疫气，令人不染温病及伤寒，岁旦之方。"[2]饮用屠苏酒之俗，在后世一直传播下来，每至正月初一，全家欢聚畅饮屠苏酒，期待着幸福健康。苏轼《除夜野宿常州城外》中云"但把穷愁博长健，不辞最后饮屠苏"，却是另外一番心境了。

魏晋南北朝时期，动乱频发，人的寿命普遍较短，在有的墓志上，活到四十岁的人就被称为高寿。当人长期处于动乱之中，或是面对疫病的威胁时，对于动乱无能为力，对于疫病无法抗拒，人的精神也会陷入焦躁等负面情绪，此时人所需要的乃是解脱。这种解脱，既可以是宗教的皈依，也可以是沉溺于五石散。五石散昂贵，且不能常服，于是，名士们在酒中寄托自己的灵魂。东汉至魏晋时期，上流社会之中饮酒成风。曹丕《酒诲》云："孝灵之末，朝政堕废，群官百司，并湎于酒，贵戚尤甚，斗酒至千钱。"王粲《酒赋》也说："暨我中叶，酒流犹多。群庶崇饮，日富月奢。"

饮酒已经脱离了本身，被赋予了更多意象。因为政坛险恶，

---

1 ［南北朝］宗懔：《荆楚岁时记》，民国景明《宝颜堂秘籍》本。

2 ［唐］孙思邈：《备急千金要方·伤寒方》卷二十九，清《文渊阁四库全书》本。

人们朝不保夕；又因为大疫频发，人们难以逃避，于是士大夫们转而在酒中找到了释放之途。孔融云："坐上客恒满，樽中酒不空，吾无忧矣。"孔融与曹操理念分歧，日益不满，可又无力挽回汉室，只好在酒中寻找些许快乐，他的饮酒态度尚是积极的，还未曾将自己完全沉溺在酒中。至曹操颁布禁酒令后，孔融如何能忍，难以控制，遂写下了《难曹公表制酒禁书》，加以嘲讽。

在饮酒与政治之间产生碰撞时，名士若孔融还是饱含酒神精神的，无视残酷的政治环境，高声呐喊，捍卫饮酒的自由。孔融之后，大批名士死于刀下，于是酒从慰藉之所便成了避难之所，士大夫们借助酒消极地麻醉自己、保护自己。阮籍的饮酒，可以称之为狂饮，是用生命在饮。他远离官场，可听闻步兵校尉空缺，厨中贮有酒数百斛，乃求为步兵校尉。他"嗜酒荒放，露头散发，裸袒箕踞"，此时他虽遭母丧，仍"饮啖不辍，神色自若"。大醉之后，他散发坐床，箕踞不哭。借助饮酒，阮籍掩饰自己心中的痛，他不是不爱其母，正因为深沉的爱，他才纵酒麻醉。葬母时，他蒸了一只肥猪，饮酒二斗，吐血废顿良久。他曾被动卷入政争，有生命之虞，他只能以酒宣泄抑郁，以酒掩盖痛楚。王忱曾经评价他："阮籍胸中垒块，故须酒浇之。"[1]

嵇康也好饮，曾自云："时与亲旧叙阔，陈说平生，浊酒一杯，弹琴一曲，志愿毕矣。"嵇康醉后，"傀俄若玉山之将崩"。东晋王忱，"裸体而游，每叹三日不饮，便觉形神不相亲"。刘伶常乘车，携一壶酒，使人带把铁铲随行，云："醉死便埋我。"张季

---

1 ［南北朝］刘义庆：《世说新语》卷下之上，《四部丛刊初编》本。

鹰放荡不羁，友人劝告他："卿乃可纵适一时，独不为身后名邪？"张季鹰答："使我有身后名，不如即时一杯酒。"山涛儿子山简担任荆州刺史，每日在池边痛饮酒，醉了便云："此是我高阳池也。"张华云"宁得醇酒消肠，不与日月齐光"，被民间传唱。

阮咸以大瓮盛酒，与阮氏兄弟一起围坐痛饮，酒香四散，吸引了群猪来饮。阮咸"直接去其上，便共饮之"，也就是将被猪喝过的部分舀去，继续畅饮。阮咸之子阮孚在军中任职，不顾军纪，蓬发饮酒，终日酣纵，曾以金貂换酒。

胡毋辅之家贫时节酒自厉，成名后为乐安太守，与郡人光逸昼夜酣饮，不视郡事。一次胡毋辅之与毕卓等酒友，"散发裸祖，闭室酣饮已累日"。光逸来晚了，守卫不让进，便于户外脱衣露头，于狗洞中窥之而大叫。胡毋辅之听到有人在狗洞中大叫，知道肯定是光逸，赶紧让他进来畅饮。酒友毕卓后来担任吏部郎，常饮酒废职，曾半夜到酒瓮中盗酒而饮。毕卓曾有豪语："一手持蟹螯，一手持酒杯。拍浮酒池中，便足了一生。"周颤能饮酒一石，曾以两石酒宴客，导致客人醉死。

魏晋时期，名士沉溺于酒中，饮酒成瘾，由饮酒，恣肆着狂态，表演着荒诞，背叛着礼法。若是在清醒状态之下，如此行为，必然要被指责，要被官方镇压。可借着饮酒，依托狂醉，名士们的一切不经行为都可成为美谈，成了常态。由狂而病，而病则可以远离政治旋涡，可以保全性命，由此饮酒伴狂成为名士们的一张护身符。大将军王敦召阮裕为主簿，阮裕看出他有谋反之心，于是沉溺于酒中。后阮裕担任溧阳令，日日醉酒终被罢官。至王敦叛乱后，阮裕却得以保全。

能饮酒，成为名士的标志，被当时所重，于是饮酒也成为一种表演，以博取名利。《世说新语》载，东晋王恭云："名士不必须奇才，但使常得无事，痛饮酒，熟读《离骚》，便可称名士。"北魏正始年间，陆昶"无他才能，唯饮酒为事"，能饮酒成为才能，于是有了进阶之梯。后世名士纷纷效法，痛饮酒，读《离骚》，可又有几人能常无事，且得享自由？

颇多沉醉于酒的名士，带有浓郁的表演色彩，被后人视为深通老庄。只有陶渊明的沉醉才是第一流的饮酒沉醉，没有矫情饰貌、满口清静无为、满脑子声色名利，而是自然流露。陶渊明饮酒沉醉，他醉于自然，醉于生命，如同他祖父一般，"好酣饮，逾多不乱，至于任怀得意，融然远寄，傍若无人"。

名流雅器：麈尾、如意的特殊意义

在研究敦煌及魏晋墓时，研究者发现，一些画像中的人物，常手持一种类似扇子的器物。在一些古画中，也可看到人们手持此物，如东晋《列女图》中的楚武王、《洛神赋图》中的曹植和洛神、唐代《历代帝王图》中的孙权。此物，即麈（zhǔ）尾，乃是魏晋名士的标配。

《埤雅》释"麈"曰："麈，似鹿而大，其尾辟尘。"司马光《名苑》中称："鹿大者曰麈，群鹿随之，视麈尾所转而往，古之谈者挥焉。"麈尾用麋鹿之尾制成,初时不过取其尾可以避尘,用来驱逐蚊蝇。麈尾形制在历史上不断变化。汉代的麈尾比较简单,其上装一些麋鹿尾毛,此后形状不断变化,至隋唐时发展成类蒲扇之状。

麈尾能生风,可驱逐蚊蝇。由古至今,蚊蝇一直是传染病的传播体,古人也认识到"蚊蚋如雾致瘴"。《说文解字》释"蚊","啮人飞虫"。唐元稹《长庆集》云:"蜀中小蚊名蚋子,又小而黑者为蟆子,微不可见,与尘相浮上下者,为浮尘子。"蚊蚋能透入人的肌肤,啮成疮毒,人极苦之。为了避开蚊蚋,古人使用各种方法,如用中药制作香囊,《医心方》引《灵奇方》载:"桂屑若楝叶屑若蒲,以一升和一斗粉中,以粉身,则避蚊。"

名士清谈时,若是蚊蝇叮咬,颇让人心烦,故而以麈尾驱逐。麈尾在东汉出现后,本是生活中的小器物。随着名士们追捧,小小麈尾被赋予了很多象征意义,成为名流雅器,如东汉中期的李尤《麈尾铭》云:"拟成德柄,言为训辞,鉴彼逸傲,念兹在兹。"[1]魏正始以降,名士执麈清谈,渐成风气。晋以后士大夫尚清谈,凡清谈时,必持麈尾,以增加气势。放覆麈尾,是清谈中甘拜下风的表现。

魏晋时期,麈尾乃是身份地位的象征,一般人为了装酷,也会效法。陈显达的儿子曾持麈尾,被乃父教训:"麈尾扇是王、谢家物,汝不须捉此自随。"[2]

---

1 [唐] 虞世南:《北堂书钞·服饰部三》卷第一百三十四,清《文渊阁四库全书》本。

2 [南北朝] 萧子显:《南齐书》卷二十六,清乾隆武英殿刻本。

庚亮领江州刺史时，将名士孟嘉辟为庐陵郡从事。孟嘉从郡里回来，庚亮问他地方情况，孟嘉回道："具体情况我不知道，等我问问随从小吏。"孟嘉如此回答，庚亮以为乃是名士风范，乃以麈尾掩口而笑。孟嘉的外孙在后世鼎鼎有名，其人即陶渊明，后来陶渊明给孟嘉作传时，特意写入了这个细节。

中军殷浩乃庚亮麾下长史，至都城后，丞相王导办了个宴会，加以欢迎。当日来了很多名士，如桓温、王濛、王述、谢仁祖等，出自王谢之家。王导起身，解下帐带上的麈尾，对殷浩道："今日当与君清谈。这麈尾甚好，今以遗汝。"这一谈就谈到三更，二人谈兴甚浓，其他人都没法插口。这次清谈，王导心满意足，叹道："正始之音，正当尔耳。"[1]桓温则对席上的王家二子很是不满，骂二人陪衬一旁如同野狗。

王导曾特意作《麈尾铭》云："道无常贵，所适惟理。谁谓质卑，御于君子。拂秽清暑，虚心以俟。"在日常生活中他也是手执麈尾，何充前往其住所拜会时，他以麈尾指座，曰："来，来，此是君座。"

晋时，麈尾在僧侣中也很流行。和尚庚法畅（康法畅）拜访庚亮，所握麈尾十分漂亮。庚亮笑着说："这把麈尾如此之好，怎么还能留到现在？"法畅道："廉者不求此物，贪者我也不肯给他，故得在耳。"

清谈时，主与客都手执麈尾，以助谈锋。一次宴席上，孙盛与殷浩清谈，二人言语激烈，彼此碰撞。桌上的饭菜顾不上吃，

1　[南北朝]刘义庆：《世说新语》卷上之下，《四部丛刊初编》本。

冷了再去加热，前后四次。二人都挥舞麈尾，增加气势，不想麈尾上的毛脱落，弄得满桌皆是。二人辩论到天黑，也未曾分出胜负。因为清谈时，手执麈尾，故而也称"麈谈"。

名士王濛官至司徒左长史，平时麈尾不离其手。后来王濛病入膏肓，寝卧灯下，转动麈尾，视之叹道："如此人，曾不得四十。"及王濛去世，刘惔前来祭吊，将犀柄麈尾放入棺中随葬，因悲痛而昏厥。

南朝时，有张孝秀，不好浮华，常手执棕榈麈尾，服寒食散，盛冬便卧于石上。棕榈麈尾乃是用棕榈树中的褐色纤维制成，也有用白鹭羽制作麈尾的，道士陆修静曾赠送张融一把白鹭羽麈尾扇。

麈尾的手柄极为讲究，通常选用白玉、竹木之类制成。王衍出身于琅邪王氏，长相俊雅，人称玉人，少时拜访山涛，其风度就令山涛倾倒，感慨："然误天下苍生者，未必非此人也。"王衍容貌整丽，妙于谈玄，手中常持白玉柄麈尾，参与清谈。王衍清谈，喜欢乱扯，故而得了个戏称"口中雌黄"，后来王衍在政坛上的表现果然是一塌糊涂。南朝时，张悦曾使用玳瑁制作手柄。宋泰始中，吴苞过江聚徒教学，冠黄葛巾，手执竹麈尾，侃侃而谈。

南北朝时，梁简文帝特意作《麈尾扇赋》称："（麈尾扇）既可清暑，兼可拂尘。"唐阎立本《历代帝王图》中孙权也手执麈尾，可见此物也类似权杖，象征权力。石勒出身贫苦，后来成为一方霸主。王浚遣人送了石勒一柄麈尾，表示承认其权力。石勒喜出望外，将麈尾挂在墙上，对之下拜。

佛教传入后，受名士影响，僧众们也喜使用麈尾。南朝徐陵《麈尾铭》云："既落天花，亦通神语。用动舍默，出处随时。扬斯雅论，释此繁疑。"[1] 高僧执麈尾口谈佛理也是当日一景。在佛教中，麈尾还被赋予了特殊意义，宋元嘉冬，僧人竺道生在庐山上讲法，神色开朗，德音俊发，议论数番，穷理尽妙。法席将毕，忽见麈尾纷然而坠，竺道生端坐正容，隐几而卒。

敦煌莫高窟中有颇多与麈尾相关的维摩诘绘画、造像。维摩诘是梵文音译，意译为"无垢"，指以洁净无污而著称者，在当日不管是清谈，还是讲道，麈尾是必备工具。僧人支遁讲解佛法时："每举麈尾，常领数百言，而情理俱畅。"

麈尾，常被混淆为拂尘，但二者并不是一物。拂尘在古印度已被使用，《摩诃僧祇律》中记载：比丘坐禅时为蚊蝇所苦，世尊遂规制僧众用拂尘驱除，且可执之侍佛。印度气候炎热，多有蚊虫，故立于尊者身旁的侍者以拂尘驱逐，也可显示尊者的威仪。在古印度的佛教造像及敦煌佛教造像、绘画中，多见弟子手持拂尘听法的场景。

从外形上看，麈尾毛短柄短，其形扁平，可以扇动，故有"拂秽清暑"功效。拂尘柄长毛长，形似马尾，魏晋时多用牛尾毛制成。唐代之后，清谈之风淡去，麈尾不再流行，拂尘大行其道，多用麻绳、棕榈为之，持续至今。余嘉锡在《世说新语笺疏》中引《正仓院考古记》云："麈尾有四柄，此即魏晋人清谈所挥之麈。其形如羽扇，柄之左右傅以麈尾之毫，绝不似今之马尾拂麈。此种麈尾，恒于魏、齐维摩说法造像中见之。"

麈尾也不同于羽扇。羽扇使用的材质主要是羽毛，与麈尾所

1［南北朝］徐陵：《徐孝穆集》卷八，《四部丛刊》景明屠隆本。

用的鹿尾毛不同。吴楚之士喜欢"执鹤翼以为扇"。在王敦之前，每把羽扇上装有十根羽翮，"王敦始省改，止用八毛"。羽扇的主要功能是战时指挥作战，而非名士清谈。羽扇指挥作战，很早就有记录，楚国令尹孙叔敖高枕而逍遥，会理忘言，执羽扇而自得，使敌国不侵，折冲千里之外。

羽扇主要是白色，麈尾则有黑白二色。使用白羽扇，战时清晰可见，而挥舞羽扇，类似旗语，"是皆特持羽扇，以自表异，而令军众瞻求易见也"。[1] 诸葛亮"挥白羽扇，指麾三军"，堪为羽扇代言人。

《晋书》记载，顾荣与陈敏作战，"荣以白羽扇麾之，敏众溃散"。《北齐书》记载，陆法和与任约作战，"法和执白羽麾风，风势即反"。《陈书》也说，陈霸先作战时，"公赤旗所指，祆垒洞开，白羽才挥，凶徒粉溃"。《魏书》录，傅永于豫州击败齐将裴叔业，缴获"伞扇鼓幕甲仗万余"[2]。

与麈尾类似的还有一物，即如意。如意，古称爪杖，用以搔抓，如人之意，故称如意。如意是佛教传入中国后的产物。《释氏要览》说此物"梵名阿那律，秦言如意"。如意在印度为僧人所持物，柄端呈手指形或呈心形，《释氏要览》："如意之制，盖心之表也。"[3]

佛教传入中国，如意也随之传入，佛教徒将经文抄在其上，功效如同中国笏板。三国时期，贵族多手持之，取其"如意"之

---

1 [宋] 程大昌：《演繁露》卷八，清《学津讨原》本。

2 [南北朝] 魏收：《魏书·列传第五十八》，清乾隆武英殿刻本。

3 [宋] 释道诚：《释氏要览》卷中，《大正新修大藏经》本。

名。吴国孙和醉酒，"尝于月下舞水精如意，误伤邓夫人颊"。魏晋名士流行服用五石散，服用后浑身燥热，奇痒难耐，故而要物件搔痒，如意自然是首选。竹林七贤中，嵇康曾自云"性复多虱，把搔无已"，王戎也曾手执"如意"挠痒。

手执如意如同麈尾一般，可提升气势，可表胸襟。《晋书·王敦传》中记载，王敦有问鼎之心，酒后高歌曹操《龟虽寿》："老骥伏枥，志在千里，烈士暮年，壮心不已。"并以如意打唾壶为节拍，壶口尽缺。陈逵在牛渚山聚会时，以如意支腮，遥望鸡笼山长叹："孙伯符志业不遂！"孙伯符，即小霸王孙策也，霸业未建而身已陨，让后人惆怅。

如意堪为名士的日常标配，也是上流社会之间馈赠的佳品，其材质也多样，如白玉、金、水犀等等。席阐文随萧衍起兵代齐，后萧衍赠以金如意。萧统曾获赠水犀如意一柄，白玉照采。韦睿领兵时，乘素木舆，手执白角如意指挥千军万马。北魏拓跋宏欲观诸子志向，大陈宝物，任其所取，拓跋恪唯取骨如意而已。

在各个文明中都可见持物，如权杖等，以增加握持者的威仪。不管在世俗文化，还是在宗教文化中，都有大量持物，如佛教中的持物，最常见的如念珠、金刚杵等。一些持物原本是世俗的，如麈尾、竹杖、如意等，随着其被赋予了更多的意象，也被宗教采纳。麈尾在后世逐渐淡出历史舞台。近代苏州盂兰盆会上有骑马者六，各背瓶钵、麈尾、锡杖之类，招摇过市，却是麈尾的遗响了。

隐逸：陶渊明的田园世界

因为政治险恶，因为大疫横行，因为战乱频仍，因为世间压抑，一些人躲入山野隐居，以求生存，以得自适。渐渐，隐居山水在魏晋被视为一种社会常态，成为社会风气。魏晋名士崇尚虚无，轻蔑礼法，纵酒昏酣，遗落世事。环境的险恶，内心的压抑，在名士们悠游山水自然中得到了释放，如曹植《五游咏》云："九州不足步，愿得凌云翔。逍遥八纮外，游目历遐荒。"

嵇康不时游于山泽，流连忘返："乘风高游，远登灵丘。托好松乔，携手俱游。朝发太华，夕宿神州。弹琴咏诗，聊以忘忧。"在山泽之中，嵇康看到游鱼，看到飞鸟，心中大悦。身外荣华，全数抛开，他有身心俱释的快感，游心于寂寞，以无为为贵。

王羲之同样乐于山水，《兰亭集序》云："天朗气清，惠风和畅。仰观宇宙之大，俯察品类之盛，所以游目骋怀，足以极视听之娱，信可乐也。"忘情于山水，又与避世隐遁相连。在山水中，可躲开世间的纷争，苟全性命。此外，当时人也以为，在大疫频发的时代，远离人群密集区域，可以降低感染疫病的风险。

山水田园之乐乃当日所尚，而将其推向高峰的，却是低调的陶渊明。梁启超评陶渊明：他是一位极热烈极有豪气的人，他是一位缠绵悱恻最多情的人，他是一位极严正，道德责任心极重的人。他在玄学氛围中成长，但其成长的环境与一生的际遇，让他偏向于儒学。对于魏晋时期的谈玄人物，他是极为厌恶的，称之为"狂驰子"。也正因此，他与当日狂放不羁的名士有很多不同。名士狂放，他内敛；名士浪荡，他讲礼；他虽饮酒，却有度；他最爱的是投身自然，而非纵酒高歌，放浪形骸。所谓的"少有高趣"，不过是后世将他塑造成了特立独行合于老庄的形象。

陶渊明是浔阳柴桑人，此地在江西庐山附近。他的祖上也曾阔绰过，晋大司马陶侃乃是他的曾祖父，祖父陶茂曾任过武昌太守，他八岁左右丧父，因家道中落，不得不艰难求生。他所成长的时代是中国历史上最为混乱的时代，战争、灾疫弥漫。

太元五年（380），陶渊明十二岁时，地方上遭到大水灾，民众多饿死，他的庶母也在此年去世。他的成长环境是艰难的，"少而穷苦，每以家弊，东西游走"。太元二十年（395），二十七岁时，为了养家糊口，陶渊明初仕为江州祭酒，"不堪吏职，少日自解归"。他后来回忆，自己家贫，耕织不足以自给，亲友多劝他出仕。虽然他不喜欢官场，可养家的压力迫使他只能出仕，求以五斗米供养家人。

吕思勉曾总结，自秦以后，中国社会治理有两个主要内容："一个是生计，一个是教化。"[1]在陶渊明所处的时代，生计与教化都是大问题，而生计则优于一切。隆安四年（400）前后，陶渊明在桓玄身边任职。

此次出仕，缘由还是为了生计，他颇是不适，想念园林生活，

---

1 吕思勉：《中国通史》，上海：上海人民出版社，2015年，第331页。

"静念园林好，人间良可辞"。隆安五年（401）冬，渊明丁母忧，再次去职回到故乡浔阳。归隐之后，生计又成了问题："劲气侵襟袖，箪瓢谢屡设。萧索空宇中，了无一可悦。"

元兴元年（402），桓玄攻下建康，次年废晋安帝，自立为帝，国号楚。元兴三年（404），陶渊明出任镇军将军刘裕的参军。刘裕出兵讨伐桓玄，得到文武官吏拥护。陶渊明对刘裕也是充满期待，但他发现，刘裕所作所为不过是为了个人权力，官场如往昔一般黑暗，他心灰意冷，"目倦川途异，心念山泽居"。此后陶渊明作为建威将军刘敬宣的参军，奉命使都，他期待着早日返回田园，"田园日梦想，安得久离析"。

义熙元年（405）八月，为了谋生，陶渊明一度担任彭泽令。任彭泽县令时，陶渊明曾就一百五十亩公田上种什么谷物，与其妻产生分歧。陶渊明想将公田全部种上秫谷（高粱），"令吾常醉于酒足矣"，但"妻子固请种粳，乃使一顷五十亩种秫，五十亩种粳"。粳，乃是稻米。

郡太守遣督邮至县检查，陶渊明应束带拜见。督邮一职，代表郡太守督察县乡，宣达教令，考校官吏善恶及称职与否，兼司狱诏捕亡等，职务重要。当年刘备担任定州中山府安喜县尉时，就曾被督邮敲诈过。陶渊明不愿阿谀奉承督邮："吾不能为五斗米折腰，拳拳事乡里小人邪！"乃辞职而去。有人认为这里的五斗米指五斗米道，江州刺史王凝之（王羲之次子）是五斗米道徒，陶渊明辞职是不屑于侍奉王凝之。此说有误，王凝之早在隆安三年（399）就死于会稽内史任上，且彭泽县从未归属于会稽郡。而五斗米也只是个略说，代表官员俸禄而已。

　　孔子提倡"无道则隐"，陶渊明所处的时代被称为"道丧千载"之时。他在《感士不遇赋》的序文中说，"真风告逝，大伪斯兴"。为了生存，为了养活一家老小，期待着达则兼济天下，陶渊明曾一度出仕，可官场处处让他觉得不自由，且与之格格不入。"帝乡不可期"，于是他转而退去，归隐茅下，以善自名，独善其身。

　　"理想的合作型社会是一个这样的社会：每一个个体在这个社会中都会拥有他最适合的位置，各尽所能、各取所需。这样一个社会在今天看来，似乎是一个乌托邦。"[1]乌托邦遥不可及，在当日的社会中，陶渊明也很难找到合适他的位置，不能取得自己所需，他转而用文字为自己描述了一个超脱于世俗的桃花源。

　　陶渊明在诗中描述了入仕的压抑和离开官场后的惬意："少无适俗韵，性本爱丘山。误落尘网中，一去三十年。羁鸟恋旧林，池鱼思故渊。开荒南野际，守拙归园田。方宅十余亩，草屋八九间。榆柳荫后檐，桃李罗堂前。暖暖远人村，依依墟里烟。狗吠深巷中，鸡鸣桑树颠。户庭无尘杂，虚室有余闲。久在樊笼里，复得返自然。"此次归隐田园之后，陶渊明的生活还是宽裕的，衣食无忧，不时邀请邻人通宵欢宴。

　　人的存在方式可以分为"本真状态"与"非本真状态"，人在世俗之间，常处于"非本真状态"，但魏晋名士的这种佯狂、酣醉、高歌、裸奔等行为，很多只是一种伪装，并不是真我状态。反倒是陶渊明山水田园诗中的那种恬淡自然、随意心境，却是回

1　[美]亨利·欧内斯特·西格里斯特：《疾病的文化史》，秦传安译，北京：中央编译出版社，2009 年，第 61 页。

归真我后的本真状态。

离开官场后，有三四年，他生活状况较好，但此后他的家庭遭遇了一次大火，损失惨重，导致生活状况恶化。陶渊明内心无比焦灼，这在诗词中也有体现。"行行向不惑，淹留遂无成。竟抱固穷节，饥寒饱所更。""自我抱兹独，僶俛四十年。形骸久已化，心在复何言。"

身体健康、幸福充实，这些都远离陶渊明，陪伴他的是疾病、孤寂及贫困，能慰藉他的唯有大自然，唯有自由与尊严。如梁启超所云："自然界是他爱恋的伴侣，常常对着他微笑。他无论肉体上有多大苦痛，这位伴侣都能给他安慰。"[1]

归隐田园之后，陶渊明的生活状况每况愈下。他坐吃山空，家中继续穷困，他只好在酒中寻求释放，"得欢当作乐，斗酒聚比邻"。他长叹："又不营生业，家务悉委之儿仆。"早年他的出仕正是生计所迫，此时他回顾自己的仕途生涯时说："畴昔苦长饥，投耒去学仕。"

义熙十四年（418），陶渊明作《怨诗楚调示庞主簿邓治中》云："夏日长抱饥，寒夜无被眠。造夕思鸡鸣，及晨愿乌迁。"元嘉三年（426），他作《乞食》云："饥来驱我去，不知竟何之？行行至斯里，叩门拙言辞。"

但陶渊明的贫困并不是底层社会的赤贫。"贫中也有等级"，陶渊明出身望族，且一度出仕，又在文坛享有盛名。他的贫困只是相对而言，文字中的牢骚并不能代表他就是一贫如洗。哪怕他诗

---

1 梁启超：《陶渊明》，上海：商务印书馆，1929 年，第 21 页。

词中呐喊着饥贫，但并不是长期陷入饥饿之中。他出游之时，能有门生相随，乘坐肩舆。他每至一地，高士无不予以馈赠，故而鲁迅说他："纵使陶公不事生产，但有人送酒，亦尚非孤寂人也。"

江州刺史王弘想要与陶渊明结交却不得，听闻他前往庐山，王弘令其友人庞通之备好酒肉，在路上等他。陶渊明脚有毛病，故而坐竹轿而来，"潜有脚疾，使一门生二儿举蓝舆"。遇到庞通之，便欣然共饮。俄顷王弘赶至，也一起畅饮。陶渊明的脚疾，很有可能是风湿麻痹病。他自述："躬耕自资，遂抱羸疾。"《晋书》曾载，王导也有羸疾，不得不坐车入宫，"导有羸疾，不堪朝会。帝幸其府，后令舆车入殿，其见敬如此"。

陶渊明身体状况一直不佳。在《答庞参军·序》中，陶渊明曾说："吾抱疾多年，不复为文，本既不丰，复老病继之。"五十岁左右，陶渊明应当感染了一次严重疾病，他在《与子俨等疏》中说："吾年过五十……疾患以来，渐就衰损。亲旧不遗，每以药石见救，自恐大分将有限也。"由此可知，陶渊明大约也曾试过石散之类，但他财力有限，所服石散主要来自亲旧馈赠，也不能多服。

陶渊明大约是太率性了，生活无着时，他直接叩门求食，可有时为了尊严，他又拒绝施舍。元嘉元年（424），江州刺史檀道济听到他的大名后，前去探望他。陶渊明已卧床多日，檀道济劝他出仕，被陶渊明拒绝；赠他粮食与肉，他也不接受。

贫病之下，外部的大环境又极为恶劣，战争、疫情交织，人人自危。压力与困苦中，他的性格更加孤僻，与世益发不容。"他因任性而导致的与社会格格不入，却又被以'无适俗韵'及'孤生松'这类美辞自诩为超俗性格。"[1]

他曾解释自己的性格，"性刚才拙，与物多忤"，其实他是与世多忤。他一生抑郁不得志，身体又羸弱多疾，苦难与清贫伴随了他一生。他倨傲的一面，不若说是他负气的表现。檀道济征召他出仕，他说："潜也何敢望贤，志不及也。"

慧远法师与诸贤在庐山结莲社，曾致书招陶渊明前来。陶渊明道："若许饮，则往。"慧远法师答应了，陶渊明遂至东林寺，没有任何缘由，"忽攒眉而去"。也正是这种孤僻性格，故不为人所喜。

刘义庆作《世说新语》，记录了大量魏晋名士言行，却只字不提陶渊明，约是觉得他过于古怪，过于冷傲。陶渊明的交游其实甚广，与许多朋友有赠答诗，如《答庞参军》《酬刘柴桑》等，可只有颜延之在他去世后写了一篇《陶征士诔》，同时代再无一人也无一字提及陶渊明。

在玄学之风大盛，名士鼓噪于世的时代，他有些格格不入。乃至有学者认为，陶渊明不仅不受魏晋玄风影响，相反，他是十足的儒者。他的态度十分严正，不像当时一般人落拓不羁；他律己甚严，不像当时一般人恃才傲物。[2]他的不合于世，他的率性，他的孤高，也让当日的名士不是很喜欢。名士们自有圈子，也有自己的规则，他不玩圈子，也融不进去。也正因此，苏轼认为他"真"："陶渊明欲仕则仕，不以求之为嫌；欲隐则隐，不以去之为高。饥则扣门而乞食，饱则鸡黍以延客。古今贤之，贵其真也。"

---

1 [日]冈村繁：《陶渊明李白新论》，上海：上海古籍出版社，2002年，第119页。

2 韩连琪：《陶渊明之思想》，《励学》1935年第4期，第89—94页。

　　陶渊明去世后，颜延之在《陶征士诔》中记录："年在中身，疢维痁疾。"中身，也就是五十余岁。《说文》曰："痁，有热疟。""疟，寒热交作病。"《释名》："疟，酷虐也。凡疾，或寒或热耳。"古人清晰描述了疟疾的病发症状，即寒热交替。疟疾分为间日疟、三日疟、恶性疟等。痁，乃是多日之疟疾，也就是恶性疟。古人对于疟疾的原因并无认知，初期认为是邪魅所致，后来意识到可能是瘴气所致。魏晋南北朝时，随着经验的积累，对于各类疾病有了更多的了解，如葛洪就给出了合理的治疗方法。

　　原来，元嘉四年（427）夏五月，大瘟疫流行，京师建康出现疫情，宋文帝派出使臣了解民间疫情，赈济医药救治患者，对那些合家染疫死绝户者，由官府出资购买棺材掩埋。此时，陶渊明于田园之间，虽远离俗世，避开了战火，却避不开这场大疫，他感染上了恶性疟疾。陶渊明早就做好了死亡的准备，"视死如归，临凶若吉。药剂弗尝，祷祀非恤"。他安排好了身后之事，平静地迎接最后一刻。九月，陶渊明去世，"近识悲悼，远士伤情，冥默福应，呜呼淑贞"。直至元嘉五年（428）春正月，疫病仍在危害民间。司徒王弘描述了灾疫的情况："而顷阴阳隔并，亢旱成灾，秋无严霜，冬无积雪，疾厉之气，弥历四时。"依据"汉故事，人民病疾，责之司徒"，司徒王弘引咎辞职。

　　陶渊明虽去，其文字与形象却万古常新，如辛弃疾《水龙吟》所云："须信此翁未死，到如今凛然生气。"袁行霈则认为："作为一个文化符号，陶渊明以及他的诗文、事迹代表着清高、自然、萧散、隐逸、脱俗，最符合士大夫的生活习气，因此其影响主要是在士大夫中间。……古代绘画中的陶渊明，主要是属于士大夫的，是他们的精神家园，是他们借以表示其理想人格的一种符号。"[1]

虱蚤：身体的反抗

英国诗人多恩在《跳蚤》中写道："你不是已猛地狠心一掐，让无辜的血染红你长长指甲？除了吮过你一点点的血，这跳蚤还能够造下什么罪孽？"多恩心存慈悲，可跳蚤、虱子之类在历史上造下的罪孽颇多，曾诱发各类传染病。

虱蚤之类在中国的黄金时代应是魏晋，当时名士好扪虱而清谈。魏晋南北朝文献之中，有大量与虱相关的记录。扪虱、觅虱、择虱、搏虱也是名士们生活中的重要组成部分。虱又多与虮并列，《说文》曰："虱，啮人虫。"虮，则指虱卵。蚤与虱同为寄生虫，但在文献中出现的频率没有虱高。

在古代落后的卫生条件之下，虱虮多发，上至王公贵族，下至平民百姓，都被虱虮所袭。虱子寄生于人体，吸血之后，寄主的皮肤会发痒红肿，一些人畜疾病如流行性斑疹伤寒、回归热等也会通过虱子传染。

与虱子一起困扰人们的还有跳蚤。跳蚤畏光，白日里主要躲在房屋内的被褥、床缝、衣服之中，待夜间人熟睡之后，出来叮

---

1 袁行霈：《古代绘画中的陶渊明》，《北京大学学报（哲学社会科学版）》2006年第 6 期。

咬人体吸血，分泌唾液注入皮肤或血液中，刺激寄主免疫系统，造成过敏性反应，使人奇痒难忍。跳蚤吸血，也是鼠疫、地方性斑疹伤寒、野兔热等传染病的传播媒介。

寄生虫让人不悦，会带来疾病，古人很早就加以处置。如秦代竹简中记录："一室人皆养（痒）体，疠鬼居之，燔生桐其室中，则已矣。"[1] 室内中人身体瘙痒，自然有寄生虫出没，通过"燔生桐其室中"，可以清除寄生虫。

不想魏晋之时，虱蚤却成为名士的标志，这让后人很难理解，而古人并不是对公共卫生与个人卫生一无所知。事实上，中国古代很早就注意到公共环境问题，如《韩非子》中就记载："殷之法，弃灰于公道者断其手。"这乃是最早的环境卫生法。汉代天子将出，也会先令人将道路扫洒干净。就家庭卫生，《礼记》也说："凡内外，鸡初鸣……洒扫室堂及庭。"即鸡鸣之后，就要打扫宅院卫生。

对于个人卫生，古人也是相当重视。《礼记》记载："日五盥，沐稷而靧粱。"也就是每天用高粱水洗头洗脸五次。沐浴也是礼的一个部分，祀神祭祖都要提前沐浴净身。臣子上朝也要沐浴，"孔子沐浴而朝"。《礼记》载有"头有创则沐，身有疡则浴"。骊山温泉具有"吞肿去毒"之效，"后人因洗浴"。张衡《温泉赋》说："六气淫错，有疾疠兮。温泉汩焉，以流秽兮。"

古人也知道，多洗澡能远离污秽与疾病。为了让个人搞好卫

---

1 睡虎地秦墓竹简整理小组编：《睡虎地秦墓竹简》，北京：文物出版社，1990年，第221页。

生，汉代乃至为此放假。《汉宫仪》云："五日一假洗沐，亦日休沐。"汉律，官吏每五日休假一天，以便沐浴，这是以沐浴为目的的休假。汉代沐浴乃是常态，在夏季，汉人"就清泉以自沃"。就如何对付虱蚤，《淮南子》曾说："汤沐具，而虮虱相吊。"也就是勤洗澡，处理好个人卫生。到了寒冬，人们沐浴较少，或者不洗澡，冬日在骄阳下晒太阳、捉虱子也是当日生活中的一景。

班昭《女诫》中强调"妇容"，要"盥洗尘秽"。蔡邕《女诫》也告诫女子"面一旦不修饰，则尘垢秽之"。随地吐痰能导致细菌传播，古人已限制随地吐痰。汉武帝时以专人执掌唾壶，日后的孙思邈则提出"常习不唾地"，就是不要随地吐痰。东汉时期，人们开始用扫帚状的柳枝牙刷蘸食盐刷牙。敦煌经变画中有不少画面表现洁齿习俗。

至于虱蚤给人们带来的瘙痒，人们本能上也是极为厌恶的。如汉代焦赣在《易林》中云："乱头多忧，搔虱生愁。膳夫仲年，使我无聊。"王充《论衡》也说："蚤虱食人，贼人肌肤。"《太平经》中记录："今疥虫蚤虱小小，积众多，共食人，蛊虫者杀人，疥虫蚤同使人烦懑，不得安坐，皆生疮疡。"[1]由此可见，人们早已意识到虱蚤会带来疮疡之类的疾病，必须加以清理。

为此，古人特意准备了梳与枇以对付蚤虱。"头中之虱，不可胜数，共食人，头皆生疮矣，然后得梳与枇，已穷矣。"[2]为了小儿的健康，古人会将小儿头发剃光。东汉马援击寻阳山贼，上书说：

1［汉］佚名：《太平经》卷四十五，明《正统道藏》本。
2［汉］佚名：《太平经》卷七十二，明《正统道藏》本。

"除其竹木，譬如婴儿，头多虮虱，而剃之荡荡然，虮虱无所复依。"书奏递上，皇帝读了很有感触，乃至将宫中小黄门凡头上有虱者皆剃光。除了勤洗澡之外，古人还用药烟熏衣，或用药液浆洗衣服，进行虱蚤的杀灭。西汉《淮南子》记录，可以用菖蒲去蚤虱，此外还有其他各类香料也可用来扑灭虱蚤。

就人类而言，对于污秽的东西，尤其是会传播病毒的虱蚤，是从本能上加以排斥的。但在东汉末年至魏晋时期，虱蚤成了名士们的装饰，随手捐虱子成为名士的标志，赵仲让、嵇康、阮籍、顾和等都与虱结缘，又因虱而闻名。

东汉末年，赵仲让在大将军梁冀身边担任从事中郎，冬月坐于庭中，对着太阳解衣裘捕虱。大概是捕虱太有成就感，"因倾卧，厥形悉表露"。梁冀夫人襄城君不巧看到了，大为不满："不洁清，当亟推问。"此处所言的"不洁清"，既是指肮脏，也指人的伦理道德上的不足。但梁冀将此视为是高士之举，叹曰："是赵从事，绝高士也。"[1]

嵇康《养生论》曰："夫虱处头而黑，麝食柏而香。"又在《与山巨源绝交书》中云："性复多虱，把搔无已。而当裹以章服，揖拜上官，三不堪也。"由文字可以看出，嵇康身上虱子颇多，对虱一点也不排斥，反有欣喜之感。身上多虱也被嵇康作为挡箭牌，以躲避进入官场。

王导任职扬州时，顾和在他手下担任从事。一次在官衙门前遇到周颛，顾和只顾捉虱，丝毫不理会上官。周颛路过时，指着顾

---

1 ［汉］应劭：《风俗通义·十反第五》，明万历《两京遗编》本。

和心口问道："此中何所有？"顾和徐徐应道："此中最是难测地。"周颉见到王导后，盛赞道："卿州吏中有一令仆才。"[1]

咸阳王猛，隐居华山，胸怀大志，期待明主。桓温北伐，进入关中，王猛得知后，被褐往见。桓温出自谯国桓氏，掌握天下兵权，乃最有实力的士族。南渡之后，当日的第一流士族由于盛行内婚制，各个望族长期进行联姻，结果导致近亲成婚，引发系列问题。近亲婚配会增加群体中的各类先天性疾病，且早期死亡率也较高，南渡后，越往后期，望族中的早卒、早夭现象也越加高发。谯国桓氏因为所谓"刑门"出身，以军功而崛起，被其他高门士族鄙视，不愿与之通婚，反而导致后人身体素质更好，人才辈出。

面对桓温这样的大人物，王猛一面纵论当代之事，一面扪虱，旁若无人。二人一番剧谈，王猛终究不曾追随桓温，而是继续隐居华山，后出山辅佐苻坚，成为股肱大臣，统一北方，立下不朽功业。此段轶事，让后人夸赞不已，宋人李流谦赞曰："云翻雨覆不须论，扪虱何妨坐对温。"

在当日的环境下，人们不常换洗衣服，冬日又不大洗澡，所以容易滋生虱子。虱子常寄居在衣服夹缝和人的头发中。在头发中的头虱，主要是通过头皮吸取血液，症状是瘙痒。如葛洪《抱朴子》中云："虱群攻，则卧不得宁。"在人身体、毛囊上的为体虱，会带来红斑、丘疹等症状。此外还有阴虱，寄生在阴处，叮咬后也会带来剧痒。

---

1 令仆：尚书令、仆射的合称，此处指高官。

贫困之家，居住环境恶劣，最容易滋生蚤虱。曹植记录建安二十二年（217）的大疫时也提到，染疾者均为"被褐茹藿之子，荆室蓬户之人"。穷人家在被中填充柳絮、芦花、稻草等，富人家盖貂裘，或充鸭绒、羊绒等，穷人家的被子中多有虱蚤，容易感染各类疫病；"殿处鼎食之家，重貂累蓐之门"因条件较好，则相对少有沾染疾疫。

酷寒之中，人们为了御寒，穿上厚厚的衣服，如果不注意保持卫生，熏杀虱蚤，衣服中寄生的虱蚤也会带来斑疹伤寒等疫病。《南齐书》曾记载，齐卞士才华出众，喜好饮酒，放浪形骸，曾作《蚤虱赋序》。齐卞士云，自己家贫，衣服寒暑不换，生性懒惰，也不勤洗澡，导致臭秽，"故苇席蓬缨之间，蚤虱猥流……探揣攫撮，日不替手"。贫穷、不讲卫生、恶劣的居住环境，导致了蚤虱多发。魏晋时，一些士人常年不洗澡，不换衣，遍体油垢，满是虱蚤，严重的会染有毒疮，脓血淋漓，虫蝇聚集，龌龊不堪，却被名士奉为特立独行。不洁的背后体现的是整个时代的混乱，如英国学者玛丽·道格拉斯在《洁净与危险》中认为，污秽从本质上是混乱无序的状态，"污秽就绝不是一个单独的孤立事件，有污秽的地方必然存在一个系统"。[1]

在古代，身体乃是"礼"的组成部分，古人通过对身体的各方面规范，将人的身体异化，身体属礼，受礼制约。在魏晋时期，人们开始反思，希望回归自我，也开始有了"身体属我"的个体

---

1 ［英］玛丽·道格拉斯：《洁净与危险》，黄剑波、柳博赟、卢忱译，北京：商务印书馆，2020年，第65页。

意识的觉醒。此种觉醒伴随的是对礼的背叛，服散、饮酒、裸奔、扪虱等都是"身体属我"意识的流露。魏晋时期，将叮咬人体、造成不适与疾病的虱蚤视为名士的标配之一，实是当日环境异化、个体意识回归所致。

对正常人而言，被虱蚤叮咬造成的瘙痒是极为不适的，从皇帝到朝臣，如前述的梁冀、王导、周颢等，不会有谁愿意每日里被虱蚤叮咬，他们避之唯恐不及哩。曹操一度禁止在家中焚烧香料，就连身上也不许佩带香囊之类，但"房室不洁，听得烧枫胶及蕙草"，此举就是为了避免虱蚤叮咬。

那些不得志的文人生活落魄，精神抑郁，或是为了佯狂，或是生活中的真实状态，于是懒得或无法清洗换衣，浑身虱蚤，每日被叮咬，在瘙痒苦痛之下，反而要借此狂呼狂叫，他们在阳光之下，露出阴处，再细心将虱蚤扪出，然后或是送入嘴中，或是把玩，以彰显高义与出尘。

至于曹操、梁冀、王导、周颢这些贵人们，他们自身不会承受虱蚤之痛，看到所谓的名士喜欢把玩虱蚤，那就恭维再三，浑身虱蚤乃是大名士、真名士，您再多些虱蚤可好？

名士只是魏晋社会的一个缩影，当日落后的卫生条件，健康知识的缺乏，恶劣的居住环境，使虱蚤横生，困扰人们。不必成为名士的普通人，每日绞尽脑汁，用各种草药、烘烤等方式去除着虱蚤，而大名士们则不得不忍耐着虱蚤的叮咬，还要狂呼、狂叫、狂笑、狂啸，显出名士的风流。使人得以宣泄的不是远方的高山大河，而是裤裆里的阴虱、跳蚤。

苏珊·桑塔格认为："把一场政治事件或一种政治状况比作一

种疾病，就是在把罪恶归咎于它，为它开出惩治的药方。"[1]政治病了，带来了混乱，杀戮横行，疫病暴发，道德沦丧，人人恐惧，名士惊悚，只能努力在身上扪虱。在高压政治之下，人们抑郁痛苦；在大疫威胁之下，人们惊慌无措。在魏晋时代的波动之中，面对高压的政治，残酷的环境，个体无力反抗，苦痛中的抑郁转而演变为忧惧怨恨，此种忧惧怨恨又无从发泄，只能郁结在心。社会病了，服散、奇行、酗酒、扪虱等都是社会病的表达，也是社会病的宣泄。

而在后世，扪虱这种不雅动作也被文人们拔高、赋予了颇多意象。如李白云"披云睹青天，扪虱话良图"，"扪虱对桓公，愿得论悲辛"。王禹偁说："失志罢屠龙，佯狂遂扪虱。"陈元晋也说："刺手拔鲸何偶傥，剧谈扪虱自风流。"徐渭云："杀鸡饭贤者，扪虱傲诸侯。"

在时光之中，一切事物被消解，一切形态被打破，曾经的污秽肮脏被视为脱俗清雅，让人厌恶的虱蚤被描绘为珍珠玉饰。这正如法国哲学家利科所云："污秽本身微不足道，唯其表象令人困顿，身处其中鲜能反思，因之遁入恐怖之境。"痛痒之感，也只有当时的名士们才能感受，后人的一切美好想象在虱蚤叮咬下马上就会烟消云散。若不信，大可以试一下。

---

1 ［美］苏珊·桑塔格：《疾病的隐喻》，程巍译，上海：上海译文出版社，2014年，第90页。

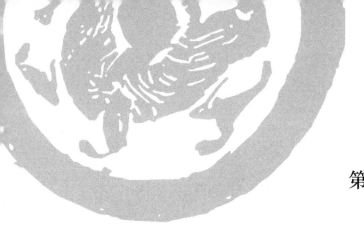

第七章

大疫的文学叙事

　　医学是一部认识疾病、治疗疾病的历史，文学是一部体验疾病、想象疾病、书写疾病的历史。在瘟疫蔓延的年代，人们通过文学来抒发情感，记录历史。张衡在《髑髅赋》中表达了对生与死的深刻思索，《古诗十九首》充斥着焦灼与失落。在建安二十二年（217）的疫情中，建安七子有五人死去，曹操、曹丕、曹植也通过文学方式加以记录，慨叹有限生命与无限时光。对瘟疫的恐惧，也产生了中国文学中的志怪小说，此后鬼怪神异之谈长盛不衰。东晋永和九年（353），大疫之下，王羲之于兰亭雅集留下了不朽的《兰亭集序》。

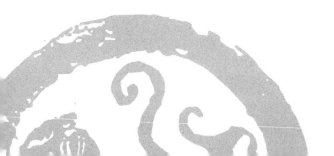

《髑髅赋》中的挽歌意识

中国历史上，常有一些才华卓著、超越同时代的人物，或因他们的思想，或因他们的诗文，或因他们的技术，影响着当日及后世。张衡正是这样的人物，他在天文、阴阳、历算等领域都有杰出成就，他的诗文也是东汉末期在大疫威胁下人们心理的文学表现，其中的挽歌意识，更是对生命流逝的无奈悲歌。

张衡一生经历五朝，目睹汉室从中兴走向衰败，他生于南阳，此地文风沛然，刘秀在此举兵，又称帝乡。张衡的家族乃是地方望族，祖父张堪曾担任过蜀郡太守，为官清廉，未为子弟留下什么家产。虽为望族，到了张衡时已经家道中落，他便发奋苦读，敏而好学。

张衡少年出名，他的早年处在和帝刘肇治下，此时天下承平日久，他一度游历于三辅。三辅，即关中地区，乃是繁盛之地，张衡在此游览，开阔眼界，此时他的精神处于激扬状态。和帝永元七年（95），十八岁的张衡作《温泉赋》赞山水之美。在赋中，他认为气候变化会带来瘟疫，"六气淫错，有疾疠兮"。而泡温泉，可以保持清洁，也可以休养身心，对避疫有一定功效。他写道："温泉汨焉，以流秽兮。蠲除苛慝，服中正兮。熙哉帝载，保性命兮。"

他在关中游历三年，之后入京师前后五年，"观太学，遂通五经，贯六艺"。在京期间，张衡交了一些朋友，其中就有书法家崔瑗，此时他年十八，恰至京师，从侍中贾逵学习，与扶风马融、南阳张衡，特相友好。在学术上，张衡广采博取，不拘一格，既宗法儒家正统，又陶醉于扬雄的《太玄经》，对天文学显示了浓厚的兴趣。

京师游学之后，张衡放弃举孝廉入仕的机会，返回南阳，在南阳太守鲍德身边任主簿，前后长达九年。鲍德素有名望，当时各地多灾荒，他主政的南阳却能丰饶，备受父老爱戴。担任九年主簿后，因鲍德被拜为大司农，张衡回籍读书，前后四年，其间大将军邓骘多次召他为官，邓骘属外戚，张衡对他很是排斥，自然不应。张衡对鲍德是真心佩服的，在鲍德去世之后，素来不溢美别人的张衡，给予了他极高风评。

安帝听闻张衡精于天文阴阳及历算之学，公车征召，拜其为郎中，再升为太史令。太史令乃六百石小官，执掌天时、星历，凡国有瑞应、灾异，皆掌记之。这一职位非常适合张衡，他可以全心观测天象、修订历法、记录灾情。对于官职的升迁他没有兴趣，乃至被人讥笑缺乏进取之心。在太史令任上，张衡记录了当时大疫的肆虐。延光四年（125）冬，京都大疫。为此张衡上奏："臣窃见京师为害，兼所及民多病死，死有灭户，人人恐惧，朝廷焦心，以为至忧。臣官在于考变禳灾，思任防救，未知所由，夙夜征营。"[1]

---

1 ［明］黄淮、杨士奇等：《历代名臣奏议》卷二百九十六，清《文渊阁四库全书》本。

虽不得志，可他本就无心功名，他对自己的才华很是自信，他的眼界早就超脱了功名，投入到浩瀚的宇宙苍穹。顺帝阳嘉四年（135），在《思玄赋》中他流露抱负："御六艺之珍驾兮，游道德之平林，结典籍而为罟兮，驱儒墨而为禽。"

五十六岁时，张衡才升迁为侍中，此时外戚、宦官掌权，张衡备受排挤。顺帝年间，朝局溃败，外戚与宦官弄权。张衡被形容为从容淡静，不好交接俗人。在此乱局之中，他也深感痛苦，曾写有《二京赋》，希望劝谏为政者能体谅民情，为政节俭。奈何他的话语没有任何作用。他知晓乱局就在眼前，可他微弱的声音无法改变一切，只能长叹："时有遇否，性命难求。"

担任侍中不到四年，张衡被贬为河间相，约在汉顺帝永和二年（137），他写作了《髑髅赋》。在《庄子·至乐》中有一段寓言，写的是庄子通过与髑髅的对话，探讨人生的终极问题。在庄子所处的战国时代，"争地以战，杀人盈野；争城以战，杀人盈城"。现实中的苦难迫使人们去思考生与死的问题，去与髑髅对话，去寻求灵魂的解脱。

到了张衡所处的时代，他又借着与髑髅的对话，寄托自己的超脱隐逸之情。他描述了自己想要祷告于五岳神祇，使髑髅五内皆还，六神尽复。不想髑髅听了后，立刻加以谢绝。髑髅自称，它现在的状态是："以天地为床褥。以雷电为鼓扇，以日月为灯烛。以云汉为川池，以星宿为珠玉。合体自然，无情无欲。澄之不清，浑之不浊。不行而至，不疾而速。"

死亡的髑髅享受着终极的自由，快活地翱翔于无限之中，超越了时间与空间。红尘中的人却处处不自由，被各种外界因素羁绊束缚，又有内在良知的挣扎痛楚。此时的张衡是苦闷、厌世、消极的，他借骷髅之口来言志，来表达自己的挽歌意识。

顺帝永和三年（138），张衡作《归田赋》。在此文中，他表达了浓郁的厌世情绪，希望早日隐逸，追寻大道："谅天道之微昧，追渔父以同嬉；超埃尘以遐逝，与世事乎长辞。"《归田赋》创作后，张衡一度上书"乞骸骨"。不想汉顺帝反拜他为尚书，第二年张衡逝于尚书任上，终年六十二岁。

张衡在世时便流露出浓郁的挽歌意识，当日的权贵名士阶层也流露着同样的意识。汉顺帝永和六年（141）三月上巳，梁商大会宾客，宴于洛水，与亲朋故旧酣饮极欢，"酒阑倡罢，继以《薤（xiè）露》之歌，坐中闻者，皆为掩涕"。《薤露》乃是挽歌，于欢宴之上高唱挽歌，也是当日精神气质流变所致。

在晚年，张衡表达了对生与死的深刻思索。他希望能超越现实束缚，在精神世界和未知世界中得到心灵的自由，得到彻底的解脱。什么荣华富贵，什么虚名利益，都可以抛开，"苟纵心于物外，安知荣辱之所如"。

张衡的《髑髅赋》影响极为深远，在他之后，从东汉晚期至魏晋，面对着混乱的朝政，处于大疫威胁下的人们更加需要心灵的依托与解脱，文人们在张衡的文字之中找到了源泉，三国李康作有《髑髅赋》，曹植则作有《髑髅说》。这些"髑髅赋"中，髑髅成了物化的标志，死亡成了心灵的解放，人在现实中不能得到自由，转而在不可知中，在玄而又玄之中，得以解脱自己的心灵，获得另一种形式的解放。

"士生一世，但取衣食裁足，乘下泽车，御款段马，为郡掾史，守坟墓，乡里称善人，斯可矣。致求盈余，但自苦耳。"[1]这是桓、灵之前士人的形象与行为准则。至桓、灵两朝，面对乱局，面对着即将到来的颓世，士人们一度也想有所作为，有所改变，希望能扭转溃败的局面。

东汉中期之后，士人集团曾想以清议等形式来反对宦官干政，结果引发了两次党锢之祸。延熹九年（166），第一次党锢之祸。大臣们向桓帝进言，导致天子震怒，昭告天下，逮捕党人。此次牵连者二百余人，或有逃遁不获，皆悬金购募。使者四出，相望于道。第二年，尚书霍谞、城门校尉窦武上书为士人求情，桓帝意稍解，乃皆赦归田里，禁锢终身。建宁元年（168），第二次党锢之祸。此次因为反对宦官，各级官员百余人，皆死狱中。党锢将起时，乡人劝李膺逃亡。李膺慨然道："吾年已六十，死生有命，去将安之？"

汉末党锢之祸，致使"海内涂炭，二十余年，诸所蔓衍，皆天下善士"[2]。两次党锢之祸后，敢言的士大夫被镇压，宦官大权在握。士大夫集团开始分裂，部分士人远离朝堂，隐居山野。陈留张升去官返归乡里，道逢友人，二人说起宦官陷害忠良，贤人君子去朝时，抱头痛哭。

部分士人则选择了依附宦官，趋炎附势，谄媚以求富贵。此时朝局混乱，朝廷公开售卖官爵，有钱者则居高位，财少者也可混个低等职位。哪怕四世三公的显赫世家袁氏也小心翼翼逢迎宦

1 ［南北朝］范晔：《后汉书·马援列传第十四》，百衲本景宋绍熙刻本。
2 ［南北朝］范晔：《后汉书·党锢列传第五十七》，百衲本景宋绍熙刻本。

官，以免生祸。原来，袁绍因对宦官不满，曾暗中收养死士。宦官赵忠得知后，怒问其叔父袁隗："不知此儿终欲何作？"袁隗大惊，责备侄儿袁绍："汝且破我家。"

经历了两次党锢之祸后，世人都意识到大变在即，各类谶言纷纷流传："汉行气尽，黄家当兴。"赵壹《穷鸟赋》云："有一穷鸟，戢翼原野。罩网加上，机阱在下。前见苍隼，后见驱者。缴弹张右，羿子彀左。飞丸缴矢，交集于我。思飞不得，欲鸣不可。举头畏触，摇足恐堕。内独怖急，乍冰乍火。"当日的士人如同穷鸟一般，落网之下彷徨无措，此赋将大时代背景下个人的无奈、痛苦、彷徨表现得淋漓尽致。

人有郁结之气，便会通过各种方式加以释放，而在文字中故述往事，以思将来，也是之一。东汉末期，天灾频起，大疫屡发，朝局混乱，面对不可知的命运，底层民众在太平道中去寻求解脱，文人则在诗赋之中抒发自己的情感，最能代表东汉末期文人心态的乃是《古诗十九首》。[1]

《古诗十九首》一改以往以四言为主的诗歌形式，只增一字，却拓宽了诗的空间，利于作者有周转回旋的余地，充分发挥自己的才情。沈德潜曾说："《古诗十九首》，不必一人之辞，一时之作。……无奇僻之思，惊险之句。"精确地概括了《古诗十九首》来自民间集体创造以及文风质朴、贴近下层的特征。

正如英国诗人雪莱在《诗的辩护》中云："诗人是一只夜莺，栖息在黑暗之中，用美妙的歌喉唱歌来慰藉自己的寂寞。"生命

---

1 梁启超认为《古诗十九首》大多产生在建安时代，甚至更晚。

短暂，人生无常，唯诗歌以慰藉，乃是《古诗十九首》的主旋律。《古诗十九首》的第一首，表达的是夫妻亲人分离，相遇遥遥无期，唯有无尽哀思寄存："行行重行行，与君生别离。相去万余里，各在天一涯，道路阻且长，会面安可知？胡马依北风，越鸟巢南枝。相去日已远，衣带日已缓。浮云蔽白日，游子不顾返。思君令人老，岁月忽已晚。弃捐勿复道，努力加餐饭！"

在当日出行，远离亲友，旅途中充满了未知的威胁，更有各类疫病的侵袭。一次远行，可能就是一次生离死别。当日的人们在告别之际，于难舍离别之中，寄托着无尽的祝福与期待，希望他多多加餐饭。古诗十九首中，如第二首"青青河畔草"，其中寓意大体类似。

第三首则描述了一名远游者，漂泊京师，"人生天地间，忽如远行客"。功名富贵，渺不可及，于是寄情于声色之中，"斗酒相娱乐，聊厚不为薄"。第四首描述了宴饮欢歌，良辰虽好，美酒虽酣，筝声入神，却难掩寂寥，"人生寄一世，奄忽若飙尘"。

大疫之后，行走于道路之上，白骨露于野，千里无鸡鸣，末日意识弥漫。当时颇多士人选择了服食金石丹药以避大疫，以求长生，以得安慰。第十三首中，描绘了人在黄泉之下，千载不寤，心境凄凉。但诗的作者对于金石丹药，求神仙得长生之类的做法，却是不屑，"服食求神仙，多为药所误。不如饮美酒，被服纨与素"。

从这些诗中也可以看出，部分士人虽在乱世之中，却不畏长路漫漫，希望能建功立业。当功业难就，幻想落空后，留下的就是焦灼与失落，"所遇无故物，焉得不速老。盛衰各有时，立身苦不早"。这种焦灼与失落弥漫在东汉末年，既有所求不得的失落，亦有人生无常、生命脆弱的焦灼。失落与焦灼是此时士人阶层们的共同心态，他们再借挽歌予以表达。

往昔所宣扬的那套伦理道德、鬼神迷信、谶纬宿命、烦琐经术等规范、标准、价值，都是虚假的，都是值得怀疑的，它们并不可信或并无价值。既然人必然是要死的，短促的人生充满了生离死别、哀伤不幸，那么为什么不抓紧时间享受生活呢？

颇多文人在酒与歌中去释放自我，去寻求解脱。《古诗十九首》中多有对时光流逝的慨叹，人们深感在苦闷之世应当及时行乐。如第十二首中，诗人对人世间的一切已经看淡，决定放纵声色："荡涤放情志，何为自结束！燕赵多佳人，美者颜如玉。"第十五首更是不朽名篇，传诵千古："生年不满百，常怀千岁忧。昼短苦夜长，何不秉烛游？为乐当及时，何能待来兹？"

行乐之时，弥漫着悲凉；欢歌之中，浸透着落寞，这在当日文士诗赋之中很常见。因为外界的环境太过恶劣，太过压抑，人们觉得人生就是悲哀。哪怕是欢宴场合，觥筹交错反而往往引发他们的悲思，慨叹欢乐苦短，忧愁实多。

在东汉灵帝年间，时京师宾婚嘉会，皆作《魁𠌡》，酒酣之后，续以挽歌。《魁𠌡》乃是丧家之乐，曹丕《大墙上蒿行》就是如此，文中言"排金铺，坐玉堂。风尘不起，天气清凉。奏桓瑟，舞赵倡。女娥长歌，声协宫商。感心动耳，荡气回肠。酌桂酒，鲙鲤鲂。与佳人期，为乐康。前奉玉卮，为我行觞"，何其欢快，但笔锋一转，"今日乐，不可忘，乐未央。为乐常苦迟，岁月逝，忽若飞，何为自苦，使我心悲"，又何其悲凉。

酒与歌中，有消极的，避世的；也有积极的，慷慨的。如曹操，满怀建功立业的抱负，慷慨高呼："对酒当歌，人生几何。譬如朝露，去日苦多。"奈何，世间如曹操这般慷慨高歌的英雄人物，能有几人？在时代的洪流之中，绝大多数人无声无息。文人尚能有文字传世，表达他们的思绪，底层社会的民众则无处可鸣，偶尔也会有一些底层民众的文字传世，如当代考古发现，在曹家大墓从事劳役的民众在墓砖之上偷偷刻写下了自己的心声："为将奈何，吾真愁怀。""成壁但冤余。""仓（苍）天乃死，当搏！"

建安七子的陨落

十九世纪丹麦著名诗人索伦·克尔凯戈尔自幼羸弱多病，身体残疾，因家庭问题还患有严重的抑郁症。他自陈："我只有在写作的时候感觉良好。我忘却所有生活的烦恼、所有生活的痛苦，我为思想层层包围，幸福无比。假如我停笔几天，我立刻就会得病，手足无措，顿生烦恼，头重脚轻而不堪负担。"[1] 在古希腊，神话中的阿波罗既是医药之父又是诗歌之父，他通过诗歌来缓解病症。东汉末年至魏晋时期，现实中痛楚的中国士人，也通过文字来舒缓自己的苦痛、忧虑，在文学中抒发情感，获得心灵寄托。

---

1 ［丹麦］索伦·克尔凯戈尔：《克尔凯戈尔日记选》，晏可佳等译，上海：上海社会科学院出版社，1996 年，第 46 页。

　　后世论及魏晋风骨时，总为其中的慷慨之气而赞叹有加。鲁迅在《魏晋风度及文章与药及酒之关系》中云："慷慨就因当天下大乱之际，亲戚朋友死于乱者特多，于是为文就不免带着悲凉、激昂和'慷慨'了。"汉代人的"筋骨"经过汉魏之际"风力"的淬砺，变成了"结言端直""意气骏爽"的建安风骨。汉人朴茂，正始超脱，建安风骨处于朴茂与超脱之间。慷慨任气再向前发展，其"任气"之风便转化成"识鉴"之神，并入于虚无难言之域。[1]

　　处于朴茂与超脱之间的建安风骨，其代表性人物即建安七子。曹丕《典论·论文》说："今之文人，鲁国孔融文举、广陵陈琳孔璋、山阳王粲仲宣、北海徐幹伟长、陈留阮瑀元瑜、汝南应玚德琏、东平刘桢公干。"建安七子的生年，只有孔融、徐幹、王粲三人可考，其余四人难以确考。

　　孔融是建安七子中最年长的人，他具有天生的政治资本，少年成名，家世显赫，"昂昂累世士"。孔融一生，志大而论高，才疏而意广。董卓专权时，孔融大力反对，董卓欲借刀杀人，置孔融于死地，将他外放为北海相。在北海地区，孔融与黄巾军、袁绍作战。只是孔融书生将兵，负其高气，与袁绍交战接连失败，最终妻儿被俘，狼狈出逃。

　　建安元年（196），孔融投奔曹操，他性情"宽容少忌"，喜"诱益后进"，为曹操推荐了大量人才。狂士祢衡就得到了他推荐，不想却因狂而被杀。孔融初时对曹操抱有极大希望，歌颂"从洛到许巍巍，曹公忧国无私"。他梦想曹公归来，安定天下、澄清寰

1　袁峰：《魏晋六朝文学与玄学思想》，西安：三秦出版社，1995年，第50页。

宇、匡扶汉室，奈何渐渐失望，转而对其加以嘲讽。孔融效忠的是汉廷，可曹操却将汉廷视为傀儡，二人的矛盾终于不可避免。孔融意图反抗曹操，却缺乏计谋，只能嬉笑怒骂、放浪形骸。曹丕曾指出，孔融理不胜辞，言语之中杂以嘲戏。现实中难以实现的抱负，使他对生命的困境看得更加清楚，在《杂诗二首》中他叹道："人生有何常，但患年岁暮。"闻听爱子夭折，他又哀叹："孤魂游穷暮，飘摇安所依。人生图嗣息，尔死我念追。俯仰内伤心，不觉泪沾衣。人生自有命，但恨生日希。"

孔融心有猛虎，期盼虎步龙腾，可现实中，却只能发出几声微弱的呐喊。他想要回归正统，想要整肃礼制，奈何他的声音何其无力，对现实政治的失望，加上思想上的分歧，使得孔融屡屡讥讽曹操，"时年饥兵兴，操表制酒禁，融频书争之，多侮慢之辞"。至建安十三年（208），曹操寻了个借口，云孔融有讪谤之言，将其弃市。

阮瑀初期不想为官，曹操几次征召都被他拒绝。据说他曾躲进山中，曹操放火烧山，他才肯出山为官，其子阮籍、其孙阮咸在文学上均有较高成就。阮瑀的诗存世十三首，多咏叹年华易逝，生命苦短，后人评价："读其诸诗，每使人愁。"如其诗云："常恐时岁尽，魂魄忽高飞。自知百年后，堂上生旅葵。"在《七哀诗》中他咏叹："丁年难再遇，富贵不重来。良时忽一过，身体为土灰。"《怨诗》云："民生受天命，飘若河中尘。虽称百龄寿，孰能应此身。犹获婴凶祸，流落恒苦辛。"虽面对佳肴美酒，他也无心享用，"出圹望故乡，但见蒿与莱"。

阮瑀死于建安十七年（212），是孔融之外七子中死得最早的一个。《搜神记》说到阮瑀死因说："阮士瑀伤于虺，不忍其痛，数嗅其疮，已而双虺成于鼻中。"此记录虽有神怪色彩，然也可推测，阮瑀死于传染性疫病。阮瑀去世后，曹丕与吴质通书信，感念节同时异，物是人非："元瑜长逝，化为异物，每一念至，何时可言。"

建安二十二年（217）正月，气候寒冷异常，导致疫病大暴发。当年曹魏东征孙吴，在居巢时，军中大疫蔓延，司马懿之兄司马朗在军中派放医药，结果自己也感染身死。曹操大军中的疫病蔓延开来，如狂潮一般肆虐，吞噬着人们的生命，在医疗技术落后的当日，人们根本无法抗拒，也无法防疫。

从社会顶层到社会底层，人口大量死亡，精英也不能避免。曹植发出长叹："建安二十二年，疠气流行，家家有僵尸之痛，室室有号泣之哀。"随曹操大军出征东吴的"建安七子"之一王粲，也在此年春死于大疫之中，时年四十一岁。东吴方面，横江将军鲁肃也于此年去世，时年四十六岁。

王粲之外，徐幹、陈琳、应场、刘桢等人也在建安二十二年去世。曹丕《与吴质书》说："昔年疾疫，亲故多离其灾，徐、陈、应、刘，一时俱逝，痛可言邪！"建安七子中，有五人在同一年感染疫病去世。

王粲在七子之中年龄最小，天赋最高，家世最盛，乃是秦川的公子王孙。蔡邕（yōng）听闻王粲在门外，倒屣相迎，赞他为异才，又云："吾家书籍文章，尽当与之。"十七岁时，王粲在长安本可应司徒征辟，拜为黄门侍郎，但他以西京扰乱，决定逃离，前往荆州依附刘表。当时荆州民稍富足，地方稳定，独为乱世一方绿洲，四方贤杰之士竞往归之。王粲前往荆州，时间在初平四年（193），此年各地灾疫并发。夏五月，大雨倾盆。六月，华山崩裂。冬十月，京师地震，整个冬季，灾疫弥漫。到了次年，也就是兴平元年（194），地震、干旱、蝗灾并发，灾疫横行。

王粲至荆州后，回忆一路所见各类苦难惨象，作《七哀诗》云："百里不见人，草木谁当迟？""出门无所见，白骨蔽平原。"他看到"路有饥妇人，抱子弃草间"，也正是看到了各种人间惨象，王粲更加有现实的迫切感，想要参与政治，改变混乱的时局，安定天下。至荆州后，因其名气，刘表初时对王粲寄予厚望，一度想将女儿嫁给他。不想刘表看到王粲相貌后很是失望，便改以族兄家的女儿下嫁。王粲怀抱大志，想要澄清四海，推行王道。但在荆州十六年，刘表以其其貌不扬，身体虚弱，对他不甚重视。刘表死后，王粲说服刘表之子刘琮归顺曹操。在曹操属下，王粲初期未得到重视，他只能慨叹"惧无一夫用"，等到他得到曹操的赏识，可以一展身手时，不想却英年早逝。

建安二十二年（217），寒暑错时，王粲死于此年。王粲的死法比较离奇，让后世颇多猜测。早在建安二年（197），张仲景遇到王粲，预言他未来眉毛掉落，便将死去。"后至三十，疾果成，竟眉落，其精如此。"后世认为眉毛掉落乃是麻风病的症状之一。据已有记录可知，建安二十年（215）、二十一年（216）、二十二年（217），王粲随军，西征张鲁，东征孙权，从其诗歌可知，他的精神和身体状态俱佳。到了建安二十二年（217）正月，王粲突然去世，当为感染疫疾而死。王粲在《七哀诗》中描述了在长期战乱与惨烈瘟疫之下的残酷景象，不想自身也难以幸免。

王粲之外，其他文人对持续的灾疫也有记录。汉献帝兴平二年（195），文士许靖前往交州避难。至交州后，许靖又准备北上荆州避难。后来许靖在写给曹操的《与曹公书》中描述：前往交州途中，"漂薄风波，绝粮茹草，饥殍荐臻，死者大半"。从交州北上荆州，途中"复遇疾疠，伯母陨命，并及群从，自诸妻子，一时略尽。复相扶持，前到此郡"[1]。

"七子"中的陈琳原先在朝中供职，后来躲避董卓而投奔袁绍，在其帐下做一文吏，负责写一些军国檄文和章表类的文章。陈琳的梦想是立下功名，因此他三易其主，希望能建功立业，"庶几及君在，立德垂功名"。他在《饮马长城窟行》中描绘了长城边关条件的艰苦，"饮马长城窟，水寒伤马骨"。牲口比人耐寒，尚且会被冷泉伤害，人之困苦更是不言而喻。这样的环境，也是致命疫病多发的地区。长城守护者多有死伤，陈琳描述："君独不见长城下，死人骸骨相撑拄。"陈琳一腔抱负，只是未曾得到大用，即使三易其主，也主要不过负责文书工作。他的郁结，他的不快，也在文字中流露，当宴饮之时，他起身而去，"投觞罢欢坐，逍遥步长林。萧萧山谷风，黯黯天路阴。惆怅忘旋反，歔欷涕沾襟"。建安二十二年（217），陈琳因大疫而死。

徐幹在政治上颇有抱负，认为王者当以仁智取天下，仁则万国怀之，智则英雄归之。仁智之王，御万国，总英雄，以临四海，其谁与争。他有万千抱负，只是身体状况不佳，"（幹）以发疾疢，潜伏延年"。也正因身体羸弱，所以他被人视为性格恬淡，不沾

---

1 ［晋］陈寿：《三国志·蜀书》，百衲本景宋绍熙刊本。

名高，不求苟得。在被曹操征辟后，徐幹在其军中任职，但又被身体状况所限，无法一展身手。建安时期，曹操特加旌命，令其以疾休息，后再加提拔，又以疾不行。[1]建安二十二年（217）二月，徐幹因大疫而死。在七子之中，徐幹存世的作品最少，他不喜当时的华丽辞藻，认为无益于世，便"废诗赋颂铭赞之文"。从徐幹《中论·亡国》中也可见当日战乱、瘟疫的冲击："苟粗秽暴虐，馨香不登，谗邪在侧，佞媚充朝，杀戮不辜，刑罚滥害，宫室崇侈，妻妾无度，撞钟舞女，淫乐日纵，赋税繁多，财力匮竭，百姓冻饿，死莩盈野，矜己自得，谏者被诛，内外震骇，远近怨悲。"

关于七子中的应场，留下的历史记录不多。他出身于官宦世家，曾在袁绍军中任职，后投奔曹操。曹操认为其才学足以著书，但评价其作品"和而不壮"。应场前半生经历东汉年间的大动荡，生活清苦，不时迁徙，漂泊四方，其诗作多有漂泊之叹。如《别诗》云："朝云浮四海，日暮归故山。行役怀旧土，悲思不能言。悠悠涉千里，未知何时旋。"《报赵淑丽》云："朝云不归，夕结成阴。离群独宿，永思长吟。有鸟孤栖，哀鸣北林。嗟我怀矣，感物伤心。"

刘桢留下的记录也较少，他少时成名，机警善辩。建安初年，刘桢应曹操之召，随军北征，参与赤壁之役。在太子之争最为激烈时，刘桢依然与曹植交往，致书曹植"始垂哀怜，意眷日崇"。曹丕对此不以为意，仍将刘桢视为挚友。刘桢为人孤傲，曹丕宴请文士，酒酣，命夫人甄氏出拜。座中众人咸服，唯独刘桢平视。

---

1 [晋] 陈寿：《三国志·魏书》，百衲本景宋绍熙刊本。

曹操以"不敬"之罪将他罢职，曹丕不以为然，仍然视刘桢为知己。刘桢身患疾病，在诗中他将患病后的心理状态表现得极为贴切："余婴沉痼疾，窜身清漳滨。自夏涉玄冬，弥旷十余旬。常恐游岱宗，不复见故人。"忧愁与悲伤在诗中蔓延："逝者如流水，哀此遂离分。追问何时会，要我以阳春。"

建安时代（196—220），只有二十四年的时间，在如此短暂的时间内却产生了璀璨的文学，上承两汉四百年，下开六朝三百年。在此期间，一批士人雄姿英发，慷慨激昂，行走于世间。他们想用才华挽救危局，改变社会；他们拿起文笔，描述当日苦难，寄托才情。他们不假良史之辞，不托飞驰之势，而名声自传于后世。他们以才情与文学在当日已被世人所重，在建安年间的大疫中，他们生命飞逝，可他们的文字与气概却长存于历史之中。

曹氏父子的人生追问

曹操一生，南征北战，统一北方，结束乱局，奠定曹魏基业，所谓："摧袁氏于官渡，驱孙权于江外，逐刘备于陇右，破乌丸于白登。其余枭夷荡定者，往往如神，不可胜计。"他对自己的功业也很自得，曾说："设使国家无有孤，不知当几人称帝，几人称王。"他也曾借助诗歌表达自己的雄心："山不厌高，海不厌深。周公吐哺，天下归心。"曹操文采武功兼备，其诗歌创作开一代风气，直接推动了建安风骨的形成，如胡应麟所云："魏武雄才崛起，无论用兵，即其诗豪迈纵横，笼罩一世，岂非衰运人物。"

曹操的文学作品中有较多涉及人生的作品，如《精列》："厥初生，造化之陶物，莫不有终期。"这是说造化生万物，均有终期。如《秋胡行》："天地何长久，人道居之短。"这是说天地长久，人生于其中不过短暂的瞬间。又如《步出夏门行·龟虽寿》："神龟虽寿，犹有竟时。腾蛇乘雾，终为土灰。"这是说神龟虽寿，也有终结之时，生命短暂，死亡是必然的结局。

建安九年（204），曹操击败袁绍父子，攻克邺城，北方局势稍稳定。曹操之父曹嵩为宦官曹腾收养，作为一名宦官后裔，曹操的形象并不理想，故而他大力招徕名士，作为自己的文学侍从。曹氏父子一时笃好斯文，大批文士前来投奔。对此，清人吴淇曾加以评价："盖一厢口中饮酒，一厢耳中听歌，一厢心中凭空作想，想出这曲曲折折，絮絮叨叨，若连贯，若不连贯，纯是一片怜才意思。"[1] 吴淇意识到，"魏武看诸子，俱是书生无济。然不收之，则失人望，故用之以充文学"[2]。他认为，曹操胸狭好妒，招徕文人不过是用来作装饰的花瓶，为曹操的名望与征战服务。一旦这些文人敢于违背曹操心意，则以雷霆手段除去，如边让、孔融、崔琰等文人就被诛杀。

面对战争的残酷，曹操也曾发出慨叹："白骨露于野，千里无鸡鸣。生民百遗一，念之断人肠。"他认为时光易逝，年寿有时而

1［清］吴淇：《六朝选诗定论》，扬州：广陵书社，2009 年，第 101—102 页。
2［清］吴淇：《六朝选诗定论》，扬州：广陵书社，2009 年，第 122 页。

尽，荣乐止乎其身，文字却可永存，"日月逝于上，体貌衰于下，忽然与万物迁化，斯志士之大痛也"。对生命与时光的感悟，也使他的文字融入有限生命与无尽时空的思索，有着深沉的厚度："天地无终极，人命若朝露。""人生处一世，去若朝露晞。"

曹操的诗词中弥漫着时光飞逝、霸业未成的急迫感，紧随曹操文学笔调的则是将文学视为与经国大业同等重要的，可为不朽事业的曹丕。曹丕成长的环境正是天下大乱、战事频起之时。他从小学武，善于骑射，又能贯通古今经传、诸子百家之书。建安九年（204）后曹丕长期坐镇邺城。在邺城时期，曹丕生活相对安定，与建安文人交游，组织各类文学活动，觞酌流行，丝竹并奏，酒酣耳热，仰而赋诗。曹丕与文人交往时，不似乃父的高压，而是平等的文学交往，故而双方情谊深厚，天下向慕，宾客如云。

在邺宫，邺下文人们朝日乐相乐，酣歌不知醉，后来曹丕回忆当年与建安才子们的共游时光："昔日游处，行则连舆，止则接席，何尝须臾相失。"虽然曹丕曾劝告身边的文人游玩要有所节制，但他还是喜欢游乐，"不及世事，但美遨游"。可见，建安文人在追求功名事业的同时，不忘及时行乐。正是在生命苦短的感悟之中，曹丕对人世的看法也更重于及时行乐，他吟诵："今日乐，不可忘，乐未央。为乐常苦迟，岁月逝，忽若飞。何为自苦，使我心悲？"

曹丕与建安七子交往密切，关系极深。对被乃父处死的孔融，曹丕多有褒赞："孔融体气高妙，有过人者。"他的表现让后世称赞不已，明代张溥就认为，曹丕好贤知文十倍于曹操。

建安二十二年（217），暴发大疫。也正是在大疫的背景下，此年十月，曹操以五官中郎将曹丕为太子。大疫之中，建安七子之中的五子徐幹、陈琳、应玚、刘桢、王粲一时俱逝，这予尚在东宫的曹丕以较大冲击。此时，曹丕是极为哀伤的，他曾说"回头四向望，眼中无故人"，回忆往昔在一起时的欢愉，当清风夜起，悲笳微吟，乐往哀来，怆然伤怀。王粲生前好驴鸣，去世之后，举办葬礼时，曹丕亲临其丧，提议："王好驴鸣，可各作一声以送之。"前来吊丧者，一起作驴鸣以纪念。

建安文士在大疫中的陨落，让曹丕更加有深深的迫切感，他极力追求文学上的成就，以实现声名的不朽。曹丕在与王朗的书中云："生有七尺之形，死唯一棺之土。唯立德扬名，可以不朽，其次莫如著篇籍。疫疠数起，士人凋落，余独何人，能全其寿？"[1]

为了转移现实的苦痛，建安文人们转而将精神寄托在修仙问道之上。曹操早年并不信神仙，也不信人会长生不老，他曾云："痛哉世人，见欺神仙。"但人都会发生改变，到了晚年，曹操期待，"思得神药，万岁为期"，"传告无穷闭其口，但当爱气寿万年"。

对于求仙之事，曹丕并不相信，在《芙蓉池作》中他云："寿命非松乔，谁能得神仙？""追思昔游，犹在心目，而此诸子，化为粪壤，可复道哉？"他知道人终有一死，对于死亡，他的态度是淡然客观的。

不过曹丕也写了系列游仙诗，其主题如唐人吴兢所云："伤人世不永，俗情险艰，当求神仙，翱翔六合之外。"诗中也可见曹丕

1［晋］陈寿：《三国志·魏书》，百衲本景宋绍熙刊本。

当时的心境，他虽身为太子，却需要处处克制，需要小心谨慎，"九州不足步，愿得凌云翔"，"昆仑本吾宅，中州非我家"。在曹丕的文字中，可以看到他对生命流逝的哀痛和充溢着的真实感情。曹丕族弟文仲早夭，年仅十一岁。曹丕以"宗族之爱"，作《悼夭赋》以悼之，开篇便云"气纡结以填胸，不知涕之纵横"。

与乃兄曹丕相比，弟弟曹植的文字更为慷慨。曹植乃曹丕的同母之弟，小曹丕五岁。曹植"文才富艳"，很得乃父欣赏。十四岁起，曹植随曹操出征，长于军旅之中，参与了北征乌桓、柳城，南征刘表，西征张鲁及赤壁大战，所谓"南极赤岸，东临沧海，西望玉门，北出玄塞"。随曹操南征北战，曹植见闻颇广，当然他也看到了大疫给人们带来的巨大冲击。在曹植的《七哀诗》中，他谈到了南方的"障气"，"南方有瘴气，晨鸟不得飞"。

他的成长经历充满快乐，纵马、斗鸡、娱戏、宴饮乃是曹植早年诗赋中的主体，在他的《名都赋》中便有体现："名都多妖女，京洛出少年。宝剑直千金，被服丽且鲜。"青春年少时，曹植颇有抱负，欲图建功立业："吾虽薄德，位为藩侯，犹庶几戮力上国，流惠下民，建永世之业，留金石之功，岂徒以翰墨为勋绩，辞赋为君子哉。"对邺下文人，曹氏兄弟均保持着交往，如曹植《赠徐幹》："惊风飘白日，忽然归西山。"

曹植才华横溢，"性简易，不治威仪，舆马服饰，不尚华丽"，备受曹操宠爱，认为是"儿中最可定大事"，故可与乃兄曹丕竞争继承人资格。只是曹植最终未能争得太子之位，一则因其任性而行，不加约束，饮酒不节。二则受司马门事件影响。原来，有一次曹操外出，曹植在邺城时，曾乘车行驶驰道，又从司马门外出。

驰道乃帝王行走之道，司马门乃王公所用正门。此事发生后，曹操大怒，将曹植随从斩首，对曹植的评价降低："自临菑侯植私出，开司马门至金门，令吾异目视此儿矣。"

建安二十五年（220），曹操在洛阳去世。作为继承人的太子曹丕尚在邺城，此时洛阳地方士民被劳役所苦，又有疾疠暴发，一时军中骚动。在一番忙碌之后，曹丕巩固了地位，开创了曹魏王朝，此年十一月，汉献帝禅位给曹丕，东汉灭亡。

曹丕登基后，对曹植加以限制打击，铲除其亲信丁仪兄弟。黄初二年（221），曹丕一度以曹植醉酒、劫胁监国使者为名，想要将曹植除掉，乃母卞太后出面，曹植方才得免一死，由临菑侯贬为安乡侯。

失势之后，曹植内心苦涩，在高压之下有可能患有抑郁症。曹植在《九愁赋》中叙述了自己的苦痛。他学会了明哲保身，告诫自己"要忘言"，他献镫献马，缴纳战具，以求得乃兄宽心。

诗文之中，曹植"忧伤慷慨，有不可胜言之悲"。《野田黄雀行》乃是悲凉心境的表达："高树多悲风，海水扬其波。利剑不在掌，结友何须多。不见篱间雀，见鹞自投罗。罗家见雀喜，少年见雀悲。拔剑捎罗网，黄雀得飞飞。飞飞摩苍天，来下谢少年。"此诗作于曹植亲友被杀，自己却无力救援之时，于是他自比黄雀，语悲而调爽。可曹植内心还是不甘，还想有所作为。太和年间，侄子魏明帝曹叡求贤，他献《求自试表》，希望领兵征战。奈何明帝对他保持警惕，并未加以任用。

乃兄曹丕自称不信鬼神，可当了皇帝之后，却迷信谶纬，喜听吉利的话，喜闻祥瑞。抑郁之中的曹植写了一堆阿谀奉承的文字，声称发现祥瑞之类。他曾上表称，在邺城发现九尾狐，斯诚圣王德政所应也。不久，他又上表称，邺南有祥瑞黄龙出现，乃是"圣德至理，以致嘉瑞"。偶尔他也会流露自己的心声，在《赠白马王彪》中，他说："太谷何寥廓，山树郁苍苍。霖雨泥我涂，流潦浩纵横。"

魏黄初三年（222），曹丕在《车驾临江还诏三公》中对战争引发的灾疫有描写："穷兵黩武，古有成戒。况连年水旱，士兵损耗，而功作倍于前，劳役兼于昔。"黄初四年（223）三月，是月洛阳暴发大疫，大司马曹仁卒。洛阳乃是当日的中心，人口密集，官员、名士、军队频繁来往，也使疫情更容易在此传播。

黄初七年（226）五月，曹丕死于洛阳，年仅四十岁。太和六年（232），曹植死，年仅四十一岁。兄弟二人均英年早逝，虽无其死因的记录，但在大疫蔓延的当日，不排除二人感染疫病而死。曹操死后，曹丕为魏王时便定下规矩，宦官只可为奴仆，余职一概不许染指；登基之后，曹丕又下令外戚一律不得参与政事。可由魏至晋，在大疫之下，皇帝早死屡见不鲜，为宦官、外戚弄权提供了契机。

人之生命有限，时光无限，有限生命在无限时光之中何其渺小，这引发了人们的追问与思索。在曹氏父子所处的时代，时局混乱，天下分裂，建功立业、混一天下之念充斥于心，他们迫切要有所作为，可往往受制于现实，于是紧迫感日益加深，咏叹生命与时光成为曹氏父子文学中的主题。建功立业，开拓王朝，自然可以留名于史，而文学上的成就同样也是不朽之业。曹氏父子一度也曾接触过修仙，但终究不曾迷信于此，他们将自己对生命与时光的感悟寄托于文学咏叹中。"神龟虽寿，犹有竟时。腾蛇乘雾，终为土灰。老骥伏枥，志在千里。烈士暮年，壮心不已。盈缩之期，不但在天；养怡之福，可得永年。幸甚至哉，歌以咏志。"

志怪小说的疾疫幻想

无数个夜晚，幽暗的油灯跳动，南窗之下，书生苦读之余，遐想着美丽狐精与穷酸书生的故事；炎炎夏日，竹林之中，豆棚之下，清风吹拂，村人纳凉，闲谈漫漫，茗碗自持，探虚论玄，讲述着各类精怪的故事，他们幻化成人形，行走于世间。古人或是在旅途，或是于山居，或是约闲饮，所谈不外乎妖物幻化、人鬼相恋、死而复生、神仙下凡等志怪故事。千余年来，志怪一直是中国人经久不息、常谈不衰的主题。

东晋时期是中国文学史上小说创作开始兴盛的时期。被视为不入流的志怪小说此时兴起，主要原因是东晋巫风盛行、佛道传播，产生了描述鬼神报应、生死轮回、仙俗二界故事的志怪小说。"魏晋南北朝志怪小说，正处于中国小说的蜕变时期。它一手牵挽着光怪陆离的神话传说，一手挽牵着'凄婉欲绝'的唐人传奇。……魏晋南北朝志怪小说既是古代宗教信仰下，鬼神怪异之谈长盛不衰，递相传承的结果，又是道、佛教传布的产物。"[1]

志怪小说中充斥着对超自然力量的幻想，这种幻想来源于现实。频发的疫情和人们的忧惧是六朝志怪小说大行其道的现实背景。在疫病多发的魏晋南北朝，鬼神观念深入人心，幽冥世界就在眼前，各类神仙异人使用术法禳灾疗疾、拯救世人的描述经过口耳相传，成为恐慌中民众的心灵寄托，也是瘟疫时代的文学表达。

在内外骚动、人情忧惧、大疫频发的动荡背景下，道教、佛教乘势而传播，为了扩大影响、获取信徒，两教纷纷自夸神术，各类鬼神之说被炮制而出，也为志怪小说提供了养分。"后世神怪之迹，多附于道家，道家亦自矜其异，如《神仙传》《道教灵验记》是也。"《搜神记》的作者干宝笃信神仙术数，其写作目的就是宣扬道教，"明神道之不诬"。

志怪小说中有对各类不可知黑暗力量的描述，这些黑暗力量常常作祟，带来厄运。如《搜神记·疫鬼》中记录："昔颛顼（Zhuānxū）氏有三子，死而为疫鬼。"三个疫鬼儿子，一居江水为疟鬼；一居若水为魍魉鬼；一居人宫室，善惊人小儿，为小鬼。之所以云其三子变为疫鬼，约是三子比较叛逆，故而后世加以编排。如《左传》载："颛顼氏有不才子，不可教训，不知话言。"

志怪小说的内容来源于民间，其中多有流行病的记录，也可补正史记录的不足。如《齐谐记》载："太元元年（376），江夏

1　张庆民：《魏晋南北朝志怪小说通论》，北京：首都师范大学出版社，2000年，第60页。

郡安陆县薛道询，年二十二，少来了了，忽得时行病，差后发狂，百治救不痊。""有一人姓郭名坦，兄弟三人。其大儿忽得时行病，病后遂大能食，一日食斛余米。"时行病，指流行疾病。由此也可推断，太元元年（376），安陆县曾有疫情发生。与时相关的，还有时气，也指流行病。又如《搜神后记》云："襄阳李除，中时气死。"现在山东一些地方仍称"身体不好"为"时气不济"，当是古语的遗留。[1]

古人认为，大疫乃是疠鬼、妖物之类作祟，人类如果作恶，则天降灾疫予以惩戒，而行善者必定有回报。《搜神记》中有一个"蛇蛊"的故事，有一妇人在大缸中发现一条大蛇。妇人烧了滚开水，将蛇烫杀。此后"其家疾疫，死亡略尽"。又有"猿母"故事云，有人入山，捕得猿子。猿母求此人放其子不得。人将猿子束于庭中，母猿哀伤致死，此事之后，"未半年，其家疫死，灭门"。

此两则故事明显受到佛教的影响。佛教戒律中有五戒十善，第一戒即为戒杀生。《大智度论》有云："诸余罪中，杀罪最重；诸功德中，不杀第一。"在魏晋南北朝的混乱时局之中，随意杀戮乃是常态，而这在乱局之中又得不到制裁。两则志怪故事受佛教"因果报应"影响，告诫人类不可作恶，不可杀生，作恶之后，必有报应。

东晋郗超著有《奉法要》，其中谈及因果报应，认为十善则生天堂，十恶毕犯则入地狱。《搜神记》中"庾衮"的故事云，咸宁

---

1 王云路：《汉魏六朝语言研究与古代疾疫》，《杭州大学学报（哲学社会科学版）》1992年第3期。

中大疫，庾衮以大无畏的精神毅然留下，侍奉染病的哥哥，非但自身没有传染上瘟疫，最终还和家人一起奇迹般地逃过了劫难。作品颂扬了道德和亲情的伟大力量，在困局之中，不抛弃亲人，得到了上天的庇佑，渡过了难关。通过志怪故事的讲述，既告诫人们不可作恶，也鼓励人们去积极行善，即使在疫情之中，也不要抛弃患者。在当时的乱局中，行善必有善报的信念予人以鼓舞，从而帮助人们走出困境。

自佛教传入后，中国早先落后的幽冥世界体系得到了完善。志怪小说中，鬼魂们寄居于幽冥世界中，一如阳世，不希望被打搅，相应地在志怪中也有一些亡魂守卫坟墓，破坏坟墓者感染疾疫的故事。如《搜神后记》中，有王伯阳夷平鲁肃之墓而葬其妻，后鲁肃作祟，使王伯阳疽溃而亡。此外，因随意挖掘坟墓也容易导致疾疫传播，故作者以此类故事告诫世人。

中古时期的中国道士，修炼的最终目标是成为神仙。而修炼成为神仙，除了拥有各种仙术异能外，更能免除疾病或疫疠的侵害。志怪小说中，既有道人成仙之后再化为凡人，行走人间，替人治病的故事；也有普通的江湖术士因为机缘具有异能，为世人辟邪治病、驱逐邪疫的故事。《神仙传》中记载了张天师、樊夫人、刘根等神仙术士，他们用符水、咒语等治病救灾，驱疫辟邪。

不过各路神仙、异人抗击疫情的术法千奇百怪。《神仙传·茅君》载，江南句曲山中有山洞，乃神仙茅君居所。当有人感染疫病时，送入煮熟的鸡蛋祈求庇护，茅君于山洞中不露面，将鸡蛋抛掷出，却完好无损。"归家剖而视之，内无黄者，病人当愈；中有土者，不愈。"远近居民，仰仗茅君，无水旱疾疠、蟆蝗之灾，山无刺草毒木及虎狼之厉，时人称此山为茅山。

又有异人王遥，其消灾治病与众不同。王遥治病，既不祭祀，也不用符水、针药，"但以八尺布帕敷坐于地，不饮不食，须臾病愈，便起去"。其有邪魅作祸者，王遥画地作狱，因招呼之，邪魅被抓入狱中，皆是狐狸龟蛇之类，乃斩而焚烧，病者即愈。

也有异人在修炼道术时，帮助大疫中的民众最后成功飞升。如异人尹轨晚年奉道，服食黄精，腰中常带漆竹管，其中有药可救疫病患者，又为百姓除虎患、绝鸟怪。尹轨修炼多年，后到南阳太和山升仙而去。

值得注意的是，在六朝志怪中，能预言并治疗疫病的神仙异人，颇多兼具佛道巫三类身份者。如《幽明录》中载，太元年间，临海有巫李，不知来由，礼佛读经，能卜相作水符，治病多愈。巫李语人云："明年天下当大疫，此境尤剧。"到第二年，县内病死者数千。疫情之下，民众彷徨无措，既在佛道之中寻求心理寄托，也在巫术中寻求救助。

立祠祭神乃是魏晋六朝江南地区巫觋信仰的主要特色之一，而在三国争雄时，曹操、诸葛亮都曾颁发禁令，严禁设祠祭祀。但在江南地区，一则保留了早先的巫觋传统；二则孙权深受神仙术的影响，神祠遍地，享受民众祭祀，志怪小说《搜神记》对此也有记录。有蒋子文者，死后在江南显灵，要求给他建立祠庙，不然就降下灾疫，此后各地果然屡发灾疫。蒋子文再三显灵，孙权也开始重视起来，为他建立庙宇，将钟山改为蒋山。此后经过不断加工，蒋子文更成为十殿阎罗的第一殿秦广王。

《搜神记》《神仙传》《幽明录》等书中记录有大量水旱灾害、

瘟疫战乱之事，其中多有神仙下凡解救疫病中的民众的故事。林富士分析《神仙传》《搜神记》等六朝志怪小说后认为，疾病是早期道士修道的重要因缘，利用大疫的社会背景，医疗乃是当时道士传布信仰、度化弟子、吸引信徒、凝聚教团的主要手段之一。[1]

魏晋南北朝的乱世中，在战争与天灾的双重打击下，农业生产十分落后，导致饥荒不断。人们没有粮食，便入山林中直接采摘食用一些花果草木来抵抗饥饿。《南史·侯景传》载："时江南大饥，江、扬弥甚，旱蝗相系，年谷不登，百姓流亡，死者涂地。父子携手共入江湖，或弟兄相要俱缘山岳，芰实荇花，所在皆罄，草根木叶，为之凋残。"

这些用以果腹的植物中，有某些在正常社会生活中具有医疗、强身效果者，如松叶、桃葩、茯苓、灵芝、黄精之类，而在各种仙道故事中则被赋予了修仙功效，成了"服饵术"。这也是大疫蔓延之下人们惊慌无助心理的反应，人们想象着各类得救的方式，于是具有医疗、强身效果的食物也被纳入想象体系。如《搜神记》中有偓佺吃松实、彭祖用桂芝、师门食桃葩之类的记载，《神仙传》中有凤纲食百草花、王兴采菖蒲、王烈服黄精、甘始用天门冬的记录，由此或者得高寿长生，或得道飞升。如《抱朴子内篇·仙药》载，上党有赵瞿者，病癞多年，无法治疗，垂死之际，子孙将他送入山洞中等死。赵瞿在山洞中哀哭时，恰好有仙人路过，赐给松脂，将癞病治愈。此后赵瞿身体转轻，气力百倍，登

---

1 林富士：《东汉晚期的疾疫与宗教》，《"中央研究院"历史语言研究所集刊》1995年第六十六本第三分册，第729页。

危越险，终日不极，年百七十岁，齿不堕，发不白。

而在各地民俗之中，都有用食物及其他物品禳除瘟疫的风俗。如《荆楚岁时记》云："冬至日，量日影，作赤豆粥以禳疫。"疫鬼"畏赤豆，故冬至日作赤豆粥以禳之"。葛洪也曾云："正月旦吞鸡子、赤豆七枚，辟瘟气"，"旦及七日，吞麻子、小豆，各二七枚，消疾疫"。魏晋间以赤豆粥、红线、朱墨、朱笔等辟邪，此外，还有以土逐除瘟疫的志怪故事。禳除瘟疫的活动中使用了食物、药物、生活用品、自然物，这些本来都是普通物品，经由志怪小说的加工，附加了辟疫功效。

六朝各类志怪并非出于士大夫系统的加工，而是大众心理的文学表述。志怪小说的作者多为文人、官员及方士信徒，但志怪小说中的神仙基本上出身平民，地位稍高者如蒋子文，不过是汉末的秣陵尉。这些出身低微的异人经过修炼，最终成仙。或是在修炼过程中，或是得道成仙后，或是成为鬼后，这些底层人物转而庇佑民众，享受民众祭祀，这也加强了他们神奇故事的传播。

弗洛伊德说："幸福的人从来不去幻想，幻想是从那些愿望未得到满足的人心中生出来的。换言之，未满足的愿望是造成幻想的推动力，每一个独立的幻想，都意味着某个愿望的实现。"[1]志怪小说是对现实生活苦痛的文学想象，当天下太平之时，人们幻想的多为长生与神仙，想象的是蓬莱瑶台与飘忽仙境。至战争、疾疫频发，命悬刀俎时，人们终岁如履薄冰，此时人们口耳相传的

1　[奥] 弗洛伊德：《性爱与文明》，滕守尧等译，合肥：安徽文艺出版社，1987年，第147页。

是妖魔鬼怪，是幽冥地狱。在当日，一方面人们在宗教中寻求安慰；另一方面，他们讨论着涉及现实生死的志怪。

在志怪中，有恶鬼，有善鬼；有邪魔，有高人；有疫疾，有解脱，苦难故事在民间口耳相传之中，不断被加以演绎。志怪小说题名多含"异、怪、神"等词语，这说明当时的人们认识到，此类事件与真实生活不同。但在当日，人们对于志怪小说却是偏爱的；对迷离故事，是炽热的；对荒诞内容，也是真诚的。

志怪小说在以诗和散文为主题的魏晋文学史上未曾占据过主体地位，后人一直将它归入"另册"，《隋书·经籍志》将所有的志怪小说纳入杂史杂传类，并贬损道："杂以虚诞怪妄之说，推其本源，盖亦史官之末事也。"尽管如此，志怪小说仍然发挥着它诱人的魅力，魏文帝曹丕就以浓厚的兴趣，亲自创作了《列异传》。

神仙鬼怪、幽冥感通、灵怪变异、宿命因果乃是中国后世小说的主线。在后世的中国文学史上，从唐传奇到宋人白话本，再到志怪小说的最高峰《聊斋志异》，都可以看到志怪小说经久不息的独特魅力。在终日谈论义理、强调经世致用、横议国事的话语之下，总是需要一些新鲜奇特的文字以满足人们内心中在任何时代都不曾消退的好奇猎异心理。

王羲之的兰亭雅集

绍兴有一座山，相传越王勾践在此种过兰花，故称"兰渚山"。汉时设有驿亭，名为兰亭。此地风景佳绝，山峦叠翠，竹影摇曳，古木萧萧，柯韵悠扬，清流飞溅，石桥流水，天地萧爽，清韵入心，洗涤灵魂。东晋永和九年（353）三月三日，名士王羲之等四十二人集于兰亭，这是中国书法史和文学史上的盛事，此后千余年，无数人仰慕着高士，临摹着《兰亭序》。

王羲之的父亲王旷曾任淮南太守、丹阳太守、会稽内史等职，"元帝之过江也，旷首创其议。"晋永嘉三年（309）夏，太傅司马越遣淮南内史王旷，将军施融、曹超将兵，与匈奴刘聪等对峙。王旷长驱而前，与刘聪遭遇，战于长平之间。王旷大败，不知下落，后世推测，王旷战败后投降，此生再未回江南。

王旷在长平全军覆没时，王羲之尚年幼。后来王羲之《祭墓文》曰："羲之不天，夙遭闵凶，不蒙过庭之训。母兄鞠育，得渐庶几。"王旷投降匈奴后，王羲之为其从伯王导收养。他深得从伯王敦、王导器重，从伯们对他也多有栽培。两个从伯王导、王敦权倾一时，史称"王与马，共天下"，乃是琅邪王氏势力的极盛时光。

史载，王羲之少时木讷，很晚才开口说话，他身体也有缺陷，"王右军少尝患癫，一二年辄发动"。一说以为，王羲之东窗袒腹不是什么超逸脱俗，而是因为身体疲劳所致。因王羲之体弱，周颚举办宴席时，特意让他吃牛心补身体。年少丧父，身体有缺，给王羲之的成长环境蒙上了阴影，也使他日后向往隐逸，并通过服散缓解身心压力。

永昌元年（322），王羲之十六岁。此年，东晋发生巨变，王羲之从伯王敦发动兵变。闰十二月，元帝驾崩。太宁元年（323），王敦屯于姑熟，亲领扬州牧，王导为司徒。此年王敦再叛失败，王导依然得到重用，王羲之出任秘书郎，进入官场。

咸和元年（326），王导召葛洪为官。此时葛洪四十余岁，闻名江左，王羲之二十余岁，作为王导从子，二人当有所交往。咸和九年（334），王羲之参征西大将军庾亮军事，迁长史。此时名士殷浩也在军中任职，二人为同僚。在官场上，王羲之先后任临川太守、宁远将军、江州刺史、永嘉太守等职。

永和年间，王羲之先后担任步军将军、右军将军、会稽内史，故而后世得名王右军。会稽郡在当日以难治而闻名，王羲之任会稽内史期间，受战乱及官方横征暴敛影响，百姓流亡，户口日减。会稽郡虽难治，但对于南渡的士人来说，却有发展的空间。陈寅恪曾论及于此："新都近旁既无空虚之地，京口晋陵一带又为北来次等士族所占有，至若吴郡、义兴、吴兴等皆是吴人势力强盛之地，不可插入。故惟有渡过钱塘江，至吴人士族力量较弱之会稽郡，转而东进，为经济之发展。"[1]

---

[1] 陈寅恪：《金明馆丛稿初编·述东晋王导之功业》，北京：生活·读书·新知三联书店，2011年，第69页。

王羲之到任后，开仓赈贷、断酒节粮、宽省刑罚、举荐贤才。他在会稽内史任上五年，至咸康二年（336）辞官隐退。辞官之后，王羲之全心投入到修炼道家仙术、服食五石散的大业之中。《晋书》载："羲之雅好服食养性，不乐在京师，初渡浙江，便有终焉之志。"羲之既去官，尽山水之游乐，又与道士许迈共修服食，采药石不远千里，穷诸名山，泛渡沧海，寄情于此中，他曾叹曰："我卒当以乐死。"

在历史上，于吉、宫崇都来自琅邪地区，天师道由此发端。琅邪王氏深受影响，世代信奉五斗米道，族人多迷恋五石散。《晋书》云，王氏世事张氏五斗米道。陈寅恪认为："王氏子孙之为五斗米教徒，必其地域熏习，家世遗传，由来已久。"王羲之的始祖是王子晋，据传修仙成功，号"白云先生"，往来金庭。此后王氏子孙世代喜神仙之术。王羲之伯父王导、叔父王廙都信奉天师道，南朝陶弘景《真诰》记载，王廙乃"部鬼将军"。

不仅如此，王羲之的岳父郗鉴家族也信奉道教。内弟郗愔信奉天师道，"与姊夫王羲之、高士许询并有迈世之风，俱栖心绝谷，修黄老之术"。王羲之之子王凝之更是痴迷于五斗米道。他在家中设有静室，遇有恶事，便入静室祈祷思过。后孙恩发动起义，攻打会稽，王凝之也不作防卫，只是入静室祈祷，并对诸将云："吾已请大道，许鬼兵相助，贼自破矣。"如此危难时刻，竟不设防，王凝之遂为孙恩所杀。

早在东晋永和二年（346），道士许迈居临安西山，王羲之便多次造访，弥日忘归。许迈向王羲之传授了道家修炼法："但能养精神，调元气，吞津液，液精内固，乃生荣华。"最让王羲之沉迷的则是采药石，服五石散。唐人张彦远《法书要录·右军书记》中所录王羲之信札，多见其服食之事。

服散之后，负面作用颇多，在王羲之的文字中可见诸如失眠、烦躁之类的记载："昨紫石散未佳，卿先羸甚，羸甚好消息，吾比日极不快，不得眠食，殊顿，勿令合阳，冀当佳。""吾服食久，尤为劣劣。"

他还认识到，服散之后不可用冷药，冷热交加下，对肠胃更加不利，可让他戒掉服散却又不能。王羲之妻郗璇崇信道教，常年服散，导致身体不适。服散之后，有烦躁、失眠、无食欲乃至呕吐等症状，王羲之在给内弟的尺牍中云："小妹亦故进退不孤，得散力，烦不得眠，食至少，疾患经日，兼燋劳不可言。""贤姊大都转差，然故有时呕食不已。"

王羲之沉迷服散，一则因少年时即体弱，体有顽疾；二则因当日大疫威胁，服散可辟邪气。他患有严重的风湿病："吾涉冬节，便觉风动，日日增甚，至去月十日，便至委笃，事事如去春，但为轻微耳。"一遇到阴雨天，他脚部肿胀，不能下地，"十五年无由奉展"。此外他还有心痛、肩周炎、面肿、耳痛、胃痛、偏头痛等毛病，可以说是百病缠身。

由于身体多病，每至节气变更，特别是夏季炎热或冬季酷寒时，王羲之很是苦恼。他抱怨："今年此夏，节气至恶，当令人危。幼小疾苦，故尔忧劳不可言。"王羲之描述了病发时的苦楚："吾顷胸中恶，不欲食。……且风大动，举体急痛。"王羲之有病，却不求医，而是服散。两晋时期，医生地位很低，人们不乐为医。王羲之曾向谢安建议，以罪犯充医生，医者地位之低，可见一斑。

五石散对于预防瘟疫、治疗伤寒等疾疫具有一定功效，对某些顽疾也有疗效。王羲之有风湿等顽疾，服用之后，初期效果显著，他曾云："服足下五色石膏散，身轻，行动如飞也。"行动如飞，自然是夸张的说法，但也可知，五石散对王羲之的病症具有一定效果。王羲之长期服散，消化功能不好，时常腹泻，要服用陟厘丸、樊劫丸。有一年他服用了橡屑丸，觉得效果极好，特意向人推荐。

从王羲之的记录可以看到，他与妻子及友人服散之后引起的弊病颇多，可人们还是兴致勃勃投入于服散之中。从魏晋至唐天宝年间，服散之风盛行，"五百年间，以散发致死者，无虑数十百万人矣"[1]。

1965年，在南京考古出土的王羲之堂妹墓中，有二百多枚丹药。检验之后发现，其中成分多为汞。在炼制丹药时，还要放入丹砂等物品，这些物质对人的身体伤害极大。王献之服散之后，颇多不良反应，如恶气、面部疼重、脚急痛、尿频、极热闷、口气重等等。王羲之自己也意识到服散的问题，"追恨近日，不得本善，散无已已"。他的朋友谢尚服散之后，身体羸弱，至为可忧，他甚至发出疑问，服散"此当何益？"

服散之后，其副作用被称为"石发"，为了应对此病，王羲之还总结了经验，如以纯酒渍豉，以鹰嘴爪灰入麝香煎酥等。他曾让妻子服地黄汤以清热，也向朋友求取狼毒，以治疗水肿腹胀。狼毒以根入药，在中国北方、西南乃是常见植物，但在当日东南

---

1 余嘉锡：《余嘉锡论学杂著》上册，北京：学苑出版社，2009年，第186页。

很难见到，故不得不求助朋友。

益州刺史周抚赠他特产旃罽、胡桃药，此外还送了戎盐。戎盐是卤化物类矿物石盐的结晶，味咸，性寒，无毒。服散后，吃戎盐可以治目痛、除积聚、疗痈疮等。后世多有王羲之爱鹅之说，但其爱鹅，约是为了化解五石散的毒性，鹅"与服丹石人相宜"，可以化解丹毒。

永和六年（350），东晋发生大疫。永和七年（351），山东大乱，因疾疫死者甚众。永和九年（353）五月，东晋又发生大疫。永和末，疾疫多发。朝廷规定，如果家中有三人以上感染疫病，虽自己没有感染，百日之内也不得入宫。王羲之记录了亲友感染疟疾一事："小奴在此忽患疟，比数发，今日最为大，都轻疟耳。"小奴，王导之子王荟小字也。

永和九年（353），王羲之四十七岁。此年三月三日，他与太原孙统等共四十二人雅集于山阴兰亭，挥毫作《兰亭序》。之所以选在三月初三，因为此日乃是"修禊"之日。三月初三日，正逢冬去春来，气温上升，古人到水边用水洗净身体，涤除污秽，祈求健康，称为"修禊"。至魏晋时期，在原先的祈福内容之外，三月初三又发展出水边雅集宴饮的内容。

兰亭雅集是在大疫之下的一次聚会。欢乐之中，包含着沉思。此前王羲之所疼爱的两个孙女因为暴疾去世，让他悼痛切心，伤惋之甚，不能已已。兰亭雅集中，可以看到王羲之对时光流逝的思考，对生命无常的慨叹："夫人之相与，俯仰一世。或取诸怀抱，晤言一室之内；或因寄所托，放浪形骸之外。虽趣舍万殊，静躁不同，当其欣于所遇，暂得于己，快然自足，曾不知老之将至；及其所之既倦，情随事迁，感慨系之矣。向之所欣，俯仰之间，已为陈迹，犹不能不以之兴怀，况修短随化，终期于尽！古人云：'死生亦大矣。'岂不痛哉！"

兰亭雅集，杯觥交错，曲水流觞，却难掩其中的悲伤。欢乐不常有，王羲之在《频有哀祸帖》中长叹："频有哀祸，悲摧切割，不能自胜。奈何奈何，省慰增感。"东晋穆帝升平五年（361），王羲之去世，享年五十九岁，葬于会稽剡县金庭乡瀑布山。

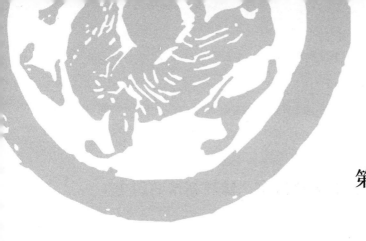

第八章

佛教的传入与影响

东汉年间，佛教初传入中国时，被误认为是道教分支。道教与佛教彼此借鉴，彼此竞争，乃至有了老子化胡的传说。佛教的传入改变了中国人的生死观与幽冥观，此后有了因果报应、轮回转世、地狱等造说。行医是佛教得以在华传播的重要因素，初期入华的西域僧侣都具有医学知识，他们借医弘佛，如东汉佛教翻译家安世高就是名医。借助医学，佛教得到了传播，并与中土医学彼此交融，共同形成了传统医学。医学之外，佛教通过写经祈福、斋戒等形式，祈祷能辟邪辟疫。

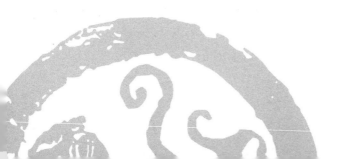

从误解到信受：佛教初传的历史

仓央嘉措曾写道："印度东方的孔雀，工布谷底的鹦鹉。尽管生地不同，同在拉萨会晤。"其实何止于此，曼陀罗与牡丹可以共相交辉，东方的毛笔书写着佛陀的智慧，桑门渡过恒河水也渡过了黄河，梵文的诵唱飘荡在洛阳上空。

佛教是由古印度迦毗罗卫国（今尼泊尔境内）王子释迦牟尼创立的宗教，至阿育王统治时期（约前 268—前 236）得到大发展。阿育王孔雀王朝的版图，北起喜马拉雅山麓，南迄迈索尔，东达阿萨姆西界，西抵兴都库什山。经过阿育王大力推广，佛教在印度得到扩张，同时向外部世界进行传播。佛教对外传播分两条路线，一路通过斯里兰卡，经海路向东南亚传播，称南传佛教；另一路以克什米尔、白沙瓦为中心，经陆路向大月氏、康居、大夏、安息和于阗、龟兹传播，称北传佛教。

约公元前 2 世纪上半叶，佛教传入希腊人统治的大夏。前 2世纪中叶，大夏衰落，被来自东方的大月氏征服，由此大月氏开始受佛教的影响。约公元前 1 世纪，佛教经由罽宾（迦湿弥罗）向东越过葱岭，传入于阗（今新疆和田），于阗成为佛教传入内地的一方重镇。汤用彤认为："佛教东渐，首由西域之大月支、康居、安息诸国。其交通多由陆路，似无可疑。"[1]

对佛教传入中国的时间，历史上有各种说法，如张骞通西域佛教入华说、刘向发现佛经说、大月氏王使伊存口授《浮屠经》说、楚王刘英奉佛说、东汉明帝永平十年（67）佛教东来说等，此类传说都具有较大争议。[2] 值得注意的是，佛教初入中国的记录都不是东汉年间的直接记录，而是后世的记录，其中有部分内容是可信的，但夸张成分颇多，充斥着各类神话内容。

佛教初传入的记录之中，多是上层贵族信奉浮屠。实际上恰恰相反，佛教最初入华时，是由下而上的，主要在民间传播。盖当日的交流，乃民间交流，不显于史。在文化、经济的交流中，最初的开拓者都非官方力量，无数不曾留名于史的民间个体频繁穿行于东西方之间。由于这些民间个体，中国的商品被运到了印度、罗马，而文化的交流也在同时进行。又因在大疫之下，无望而苦痛的底层民众更加迫切地需要精神上的慰藉，此时由民间交流入华的佛教，吸引了底层民众的注意，故人们对其加以崇奉皈依。又因佛教初入中土，被人与黄老之术相混淆，此后才吸引了上层贵族如刘英等人的信奉，故留存于世的记录多为上层贵族。

佛教之所以得到底层民众的接受与欢迎，还有一个因素，即佛教从西域而来，本身就具有一定的神秘性。在中国的文化中，西方世界是神秘的，那里有浩瀚的昆仑山，有仙人西王母，传言老子出函谷关，向西而去，孔子也云西方有圣人。"在中国人的想

---

1 汤用彤：《汉魏两晋南北朝佛教史》，北京：商务印书馆，2015 年，第 68 页。
2 此外，还有各种牵强附会的说法，如孔子闻西方有圣人、秦始皇年间禁不得（佛陀）祠等，均无实证。

象中，凡在西方发现新地方，西王母神话就会向更西移动。在古代几个时期，这些传说占据中国人所知世界之西部边界以外，以及更远的未知之地。"故而异域宗教入华之初，虽被人与道教相混淆，但当人们得知真相，佛教是由西而来后，人们的内心不是排斥，而是接纳；不是厌恶，而是欣喜。

据目前所存历史资料来看，最早来华的印度僧人为迦叶摩腾和竺法兰，蒋维乔认为，"迦叶摩腾等之来，仅可谓为天竺（僧）人来华之始"[1]。永平七年（64），蔡愔、秦景率使团西行，迎请天竺高僧迦叶摩腾和竺法兰。至永平十年（67），竺法兰、迦叶摩腾随使团入中土，并从事翻译工作，译出《四十二章经》。但此事仍有争议，如任继愈便认为，"关于摄摩腾（迦叶摩腾）的名字，刘宋以前不见记载，到底有无此人？""至于说竺法兰，则可以明显看出是伪造的。"[2] 不过他也认为，《四十二章经》虽不能确定译本，但它是在汉地早期流行的佛经之一。[3]

虽有争议，但佛教此时无疑已经传入中国，乃至吸引了楚王刘英的注意，并修建"浮屠祠"。永平十三年（70），刘英被人诬告谋逆，徙于丹阳，至丹阳后自杀。当佛教传入后，因为被误认为黄老道术之类，又由于楚王刘英事件的影响，此后有百余年间不见记录。至汉桓帝延熹九年（166）时，又在宫内立黄老、浮屠之祠，此记录出自《后汉书》，具有相当可靠性。由此记录可知，佛教传入中土后，一方面因其教义中的空、无相等内容，被误认

---

1 蒋维乔：《中国佛教史》，长沙：岳麓书社，2010年，第4页。

2 任继愈主编：《中国佛教史》，北京：中国社会科学出版社，1993年，第100页。

3 任继愈主编：《中国佛教史》，北京：中国社会科学出版社，1993年，第156页。

为类似道教的无为自然；另一方面，此时道教在民间大为发展，佛教也有意识地借鉴道教中的内容。

至于桓帝崇敬浮屠、黄老，不外是为了求福祥、致太平，进一步凌云成仙。襄楷得知桓帝在宫中立浮屠祠后，特意上奏反对："此道清虚，贵尚无为，好生恶杀，省欲去奢。"襄楷是道士，曾向桓帝献《太平经》，对佛教也有所了解。就襄楷兼通佛道一事，汤用彤认为，东汉佛教流行于东海，《太平经》出于琅邪，"壤地相接，故平原湿阴之襄楷，得读浮屠典籍，并于吉神书，则此经造者如知桑门优婆塞之道术，固不足异"[1]。

桓帝、灵帝时期，大疫频发，而疫疾与宗教的传播有着密切关系，疫疾的流行有利于宗教的传播。麦克尼尔在《瘟疫与人》一书中认为，基督教与佛教能在罗马帝国与汉帝国境内吸引众多信徒，关键就在于当时正流行传染病，基督教、佛教能针对当时人们遭到的痛苦提出解释，予以慰藉。灾难性瘟疫所导致的结果是，在大部分社会组织（如政权）丧失信誉之时，基督教会的势力却得到了增强。基督教是一套完全适应于充斥着困苦、疾病和暴死的乱世的思想和感情体系。[2]

汉学家许理和的研究认为，虽然西域联系着东西方交通，但是它在将近两个世纪中仅仅扮演了一个中间通道的角色。洛阳教团的创始者既不是库车人，也不是和阗人，而是来自遥远西方的僧人。汉代佛教从某种意义上讲是一种反常的现象，它不是接触

---

1 汤用彤：《汉魏两晋南北朝佛教史》，北京：商务印书馆，2015 年，第 85 页。

2 [美] 威廉·麦克尼尔：《瘟疫与人》，北京：中信出版社，2018 年，第 99—100 页。

传播的结果，而是远程传递的结果。接触传播具有近似性、连续性、反馈性，它带来的是各个要素之间紧密联系在一起的整个宗教体系，它有完整的教义、成套的经文、复杂的宗教组织等。所有这些，都与原传播地的宗教传播地保持一致。远程传播则有不同特征：它的接触是偶然的、断断续续的，相互交流十分困难，没有什么反馈。宗教传播不完善，很容易变成没有系统地吸收某些宗教成分，而实际上却已脱离了原来的背景，在新的文化环境中变得面目全非。[1]

所以在汉代时，佛教表现为一个高度的混合体，自身没有连贯系统的教义或者经文，在译经中也加入了很多中国本土的内容。当然，宗教的接触传播带来的问题是，在全面系统地接触中，原本被隔离的疫病会传播到他地。印度地处热带，各类疫病多发，难免会传入中土，而佛教的远程传播则避免了此问题。

佛教初传中土，通过吸纳道教中的系列元素不断发展。至东汉末年黄巾起义后，道教受到牵连，东汉朝廷严禁太平道："光和七年，张角等谋，诛其逆党内外姻属。诸事老子妖巫医卜，并皆废之。"[2]道教被打压，这为佛教的发展提供了契机。而在宗教的组织系统化、理论体系的完善上，道教俱不及佛教。任继愈说："道教的命运不济，错过了大发展的机会，让佛教占先了一步。一步落后，步步落后，二千年来，（道教）一直没有能超过佛教。"

在中土扎根之后，佛教开始被上层贵族所认可，乃至得到官

---

1 ［荷］许理和：《汉代佛教与西域》，《国际汉学》（第二辑），吴虚领译，郑州：大象出版社，1998 年，第 309 页。

2 ［唐］释道宣：《大唐内典录》卷一，清《径山藏》本。

方力量扶持。《三国志》曾记载：东汉末年笮融被任命督管广陵、下邳、彭城三地的粮食运输，曾大起佛寺，开浴佛法会。"（笮融）大起浮屠祠，课人读佛经，招致旁郡好佛者至五千余户。"[1] 每浴佛时，多在路旁设酒饭，长数十里，吸引大量民众前来旁观。

　　曹魏时期，一度严禁黄老方术，佛教也受到牵连。到了曹魏中期，禁令松弛，又由于政局混乱，大疫频发，佛教得到了广阔的发展空间，此时人们意识到中土佛教理论上的不足，迫切需要系统引入佛经。朱士行是第一个到西域求法、从事译经的汉地僧人，比东晋法显西去天竺取经要早一百四十年。史载，他在"魏甘露五年（260），发迹雍州，西渡流沙"，在西域各地寻觅经文。一说还认为，朱士行乃是中土第一名皈依佛教的僧人，盖因当日在中土禁止汉人出家，只有在异域方能出家。朱士行在于阗寻到《放光般若经》，在西晋太康三年（282），遣弟子十人护送，前往洛阳。朱士行因为高龄留在了于阗，后于此地去世。

　　在两晋时期，也有一批中国僧人西行取经，学习梵文，回国之后便开始从事译经工作。国内如洛阳、长安、建康等地也有了专门的译经场所。此一时期，统治阶层中流行佛教，佛教译经事业从民间走向了官方，译经的数量与质量都得到了提升。经由系统的经文翻译，佛教的内容更加完备，又以适合中土的形式加以传播，对处于动荡不安之中的人们无疑更有吸引力。

1　[宋] 司马光：《资治通鉴》，《四部丛刊初编》本。

化干戈为玉帛：佛道之争及其融合

在中土，华夷之辨深入人心。"中国有礼义之大，故称夏；有服章之美，谓之华。"又由于文化体系的成熟，形成了中国人高高在上的优越感，并排斥异文明，管仲就直斥戎狄为豺狼："戎狄豺狼，不可厌也；诸夏亲昵，不可弃也。"班固则认为："夷狄之人，贪而好利，被发左衽，人面兽心，……是故圣王禽兽畜之。"作为一种外来宗教，佛教来华后，面临着中国本土儒家、道教的挑战，需要在教义和组织形式等方面适应中国的现实，完成"佛教的中国化"。

汉末魏晋时期，僧人被称为道人、道士，曾被视为方士一类。汤用彤观察到，佛教传入中国之初，曾被视为道教，被人称为"佛道""释道"之类。佛也被人视为仙，被描述为具有飞行虚空等神力。"两汉之世，鬼神祭祀，服食修炼，托始于黄帝老子，采用阴阳五行之说，成一大综合，而渐演为后来之道教。浮屠虽外来之宗教，而亦容纳为此大综合之一部分，自楚王英至桓帝约一百年，始终以黄老、浮屠并称，其时佛教之性质可推想也。"[1]当然，佛教传入中国之后，也有意借助道教的外衣，汲取道教中的法术之类等内容，利用大疫时代的现实背景，在民间迅速传播，由此

---

1 汤用彤：《汉魏两晋南北朝佛教史》，北京：商务印书馆，2015年，第40页。

也激起了本土宗教道教的不满。

传说，永平十年（67），迦叶摩腾、竺法兰抵达洛阳后，五岳十八山道士联合上奏，请求与僧人论理斗法，以辩正邪。汉明帝便派遣尚书令宋庠，传谕佛道两教，到白马寺斗法。五岳十八山派出道士六百九十人，在白马寺南门外修建了三个法坛，将道教经典二百三十五卷置于中坛，奠祀百神置于东坛，佛舍利经像置于道西。"十五日斋讫，道士等以柴荻和檀沉香为炬……纵火焚经。"[1] 经道士们一把火焚烧之后，所有东西都被焚成灰烬。这时，佛舍利却射出五色光芒，飞于空中，仙乐大作。据记载，目睹此景，道士们纷纷倒戈，出家为僧。此后佛教大传于东土。又云南岳道士费叔才，以斗法失败，法力不及佛僧，羞愧而死。此记录纯属后人所撰，内容光怪陆离，但也可窥见佛教初入中土时，与道教之间的竞争关系。

对于佛教，道士们的态度是复杂的，有的视为同道，加以接纳；有的视为异类，加以排斥；有的模棱两可，骑墙观望。如《太平经》就诋毁佛教，其中认为："四毁之行，共污辱皇天之神道。"而此四种人，乃道之大瑕，病所由起，大可憎恶，名为"天咎"。四毁之行，其中所指便是佛教出家，远离世俗，不生子嗣，与中国传统不合。

东汉末期，中国进入了混乱时期，处于苦难中的人们迫切需要精神上的安慰，此时已对中国文化深入了解，并借鉴了道教中的颇多内容之后，佛教进入了快速扩张期，不但被底层社会所信

---

1 ［唐］释道宣：《广弘明集》卷第一，《四部丛刊》景明本。

仰，在上流社会中也有信徒，佛教在华得到了大发展。

面对佛教的扩张，为了在竞争中胜出，道教也开始汲取佛教中的内容。如任继愈所云："道教又是一个善于实行'拿来主义'的宗教，佛教的现成教规、教义及教团组织形式正可为其所用。道教徒一方面攻击佛教，另一方面又剽取佛经，大量制作道书，吸取佛教轮回、劫运、慈悲等教义，用以充实自身。正是由于佛教的介入与影响，道教才在汉末魏晋崛起。"[1]

佛教与道教，二者虽有某些相似之处，但也有很大区别。佛教认为有情世间存在因果报应，众生生死轮回，有生必有死，进而指责道教追求长生乃是愚惑欺诈之谈。道教则加以回击，指责佛教是"修死之道"。眼看着佛教抄袭了道教中的各类法术等内容后得到蓬勃发展，道教徒自然不甘心，乃至产生老子化胡说，将老子说成是佛陀的老师。

三国鱼豢云："浮屠所载，与中国《老子经》相出入。盖以为老子西出关，过西域，之天竺，教胡。浮屠属弟子别号，合有二十九。"西晋惠帝时，道士王浮作《老子化胡经》，云：老子西出函谷关，经西域至天竺，化身为佛，教化胡人，因此产生佛教。

佛教紧急回击，作《正诬论》等回击，主张孔子、老子乃是佛祖的学生，"夫尹文子，即老子弟子也，老子即佛弟子也"，依据此说，佛教才是正统所在。《佛说灌顶经》则云："阎浮界内有震旦国，我遣三圣在中化导，人民慈哀，礼义具足。"佛道两教彼此互掐，反而将两教距离拉近，由此导致了后世中国佛道两家在

---

1 任继愈主编：《中国道教史》，上海：上海人民出版社，1990年，第18—19页。

各类神怪故事中错综复杂的关系。

至南朝宋明帝时，有道士顾欢撰写《夷夏论》，认为佛教是"西戎之法"，华夷不两立，故而不能"以中夏之性，效西戎之法"，这一下子说到根本上。信佛者袁粲、谢镇之、朱昭之、朱广之及僧愍等人群起驳之，声称"从道不从俗……华夷一轨……天竺即中国"等，论证佛教入中土，佛光普照，并无华夷之区别。同时佛教信徒下狠手，深挖东汉末年道教与黄巾起义结合的黑历史，给道教扣上了一堆罪名，如"凶逆""群妖""挟道作乱""左道惑众"等，加以打击。

佛道之争在魏晋南北朝的志怪小说中也有体现。此类故事大多遵循了同样的范式，人在感染疫病之后，或是道，或是佛，出手祛病除魔。如《灵鬼志·南郡议曹掾》[1]中云：晋朝南郡的议曹掾，得病经年，骨消肉尽；巫医备至，却无计可施。某夜，其子梦中见到有沙门来视其父，次日起来，请得道人（僧人）来做法，病人便觉病轻。到了夜间，有数十小孩，着五彩衣，拿着幡杖刀矛之类闯入，见到屋中有道人（僧人），颇是敬畏。小孩各自散去，病人渐渐痊愈。在此篇故事中，仍将僧人称为道人。

道教同样宣传道经具有驱瘟辟疫、消灾灭病的功效。如在晋代，《三皇文》就被视为具有"辟邪恶鬼、温疫气"的作用。道士舒道云"病疟三年"，医治无效。道士吴猛授以《三皇诗》令其诵读，一上口疟疾即愈。

南朝王琰所撰《冥祥记》中曾记载，晋时有一人叫张应，是

---

1 议曹掾：官名，汉置，为郡守属官，无固定职事，参与谋议。

历阳人，咸和八年（333），移居芜湖。其妻得病，请巫师作法，耗尽财产。其妻娘家原信佛，乃云："今病日困，求鬼无益，乞作佛事。"张应请来僧人做法，大设福供，妻病寻即痊愈。后来张应被鬼勾去地狱，高呼"和尚救我"。过了一会儿，有僧人从西方而来，执金杵，将其魂魄召回，但只有三日寿命。张应复苏后，三日之中，持斋礼佛，与家人辞别，澡沐冠带，如睡而亡。

《冥祥记》中还载有一个故事，有一人叫刘龄，居晋陵东路城屯，颇奉佛法，于宅中立精舍，时设斋戒。元嘉九年（432）三月二十七日，其父暴病而亡，巫祝云："家当更有三人丧亡。"邻家有道士魏叵，乘机吓唬刘龄："君家衰祸未已，由奉胡神（佛教）故也。若事大道，必蒙福佑，不改意者，将来灭门。"刘龄被吓住，遂放火焚烧精舍，不想烧了良久，只将屋子烧了，经像幡帧俨然如故。魏叵师徒等人又持刀云："斥佛还胡国，不得留中夏，为民害也。"之后不久，刘龄突然发病，委顿不能行动，道士魏叵体内发疽，日出二升，不过一月，受苦而死。魏叵同伴，并皆着癞。

虽有各种理念上的分歧，乃至彼此论战互掐，还有志怪小说中的斗法，但佛道两教并没有发生武力冲突，而是在互相竞争中都得到了发展。汉末从西域刚刚传入中土的佛教，一开始就受到了儒学的排斥和道教的竞争。为了在中原站稳脚跟，佛教不得不经历一个变化和适应的过程，这样，儒、释、道三教就形成了既相互排斥，又相互依赖、交融的态势。在两晋南北朝，儒家名士崇尚老庄，佛教与之并行而不悖，儒佛道的融合走向了更深的理论和思想层面。玄学与佛学趋于合流，其特点是以玄学解释佛学，主要代表人物为僧肇，他提出无不绝虚，有非真有，以一种非有非无、有无合一的学说企图凌驾于玄学各派之上。由于玄学的改造，儒学剔除了汉代谶纬、天人感应中的神秘、粗俗内容，又受到了具有较强思辨性的佛教空无本体论与心性学说的渗透和极大影响，带上了哲学抽象思辨色彩，这是儒学发展史上的一次蜕变。

在大疫的背景之下，佛道交融，乃至融合了颇多巫术内容，共同服务于苦难中的民众。东晋太元年中，临海有巫李，不知其所由来。巫李能卜相作符水，治病多愈，平日里也礼佛读经，可谓是兼容佛道巫了。巫李曾云："明年天下当大疫，此境尤剧。又二纪之后，此邦则宁。西北大郡，僵尸横路。"他的预言虽然玄而又玄，却也是大疫酷烈、生命无常的显示。

不管是道教还是佛教，它们都不是权威主义的宗教。权威主义的宗教有一种无所不在的至高力量，凌驾于人之上，控制着人的命运，人只有服从、敬畏和崇拜。魏晋南北朝时，佛道两教服务于普通人与世俗社会。虽有超自然力量如神仙、菩萨的构造，但这些力量都是为世俗和个人服务的。人皈依于宗教，神灵帮助人解脱苦难，这是双方的契约，不是人对神灵无条件地服从与敬畏。

各种宗教共同的本质特征都是对超自然力量的信仰，在宗教的发展中，对神的信仰也分为一神和多神，无神的宗教是不存在的，任何宗教都是以信仰神为本质特征的。[1]基督教和伊斯兰教、犹太教都是一神论信仰，这些宗教认为统治宇宙万物的只有唯一的神，即上帝或安拉（真主）。佛教、道教和印度教、神道教等宗

1　张禹东：《宗教现象的文化学研究》，福州：海峡文艺出版社，1999年，第176页。

教则信仰多神。佛教中，佛陀是最高神、救世主，但佛教并没有否认其他神的存在。

　　持一神论主张的宗教具有极强的排他性，在一神教占主导地位的国家中，其他宗教大都被排斥打击，极易引发各类宗教冲突。而在中国历史上的不同阶段，既有道教的兴起，佛教的隆盛，也有基督教、伊斯兰教的传入，它们都曾或先或后、或深或浅地渗透并影响中国传统文化的方方面面，彼此竞争，彼此融合。掌握权力的统治者们则不断筛选着能进入国家政教体系，得到国家认可的神灵与信仰。"国家（中国）常常也把拥有大批活跃信徒的神灵收入官方承认的神灵系统，但仍有许多神灵是地方民众信奉的。国家并不积极排斥所有未获承认的神祇，而只是剔出其中那些被认为有可能招致动乱的神灵。"[1] 面对强大的权力，任何宗教在中国都要做出让步，做出变革。

　　整体说来，中国的各个宗教都接受了本为世俗性文化的儒家学说中的基本观念。尽管中国历史上有多种宗教的存在，它们对社会文化发挥重要的影响，但它们在政治上和文化上都不曾取得支配地位，更谈不上获得"独尊"权威。宗教与宗教、宗教与世俗文化之间没有出现西方的紧张、对立和冲突。

　　在印度与中世纪欧洲，生活于现世是为了更好的来世做准备的思想非常强烈。然而在中国，这种思想并不常抬头。从这一方面或许可以说，中国人没有实践深刻的宗教上的反省，也即中国

---

1 ［美］王国斌：《转变的中国：历史变迁与欧洲经验的局限》，李伯重、连玲玲译，南京：江苏人民出版社，2014年，第98页。

人没有深刻的罪障（原罪）意识。人们常常指出，在孔子的学说中没有"原罪"或"拯救"的观念。[1]中国的信仰从古到今都具有强烈的入世性，民众祭拜神灵不是为了精神解脱，而是为了求请神灵帮助解决日常民生问题，如消灾免祸、治病驱邪，祈求人丁兴旺、五谷丰登，功利性极强。

佛教传入中国后，根据中国人的实用心理，弱化烦琐的教义和各类清规戒律，与中国人讲究功利的心态相结合，佛教的菩萨们相应也承载了各类俗世使命，或送财，或送子，或送禄。中国人的宗教崇拜只是凡人心思的反映。世俗中人所求所愿不过是一生平安，财源滚滚，无病无灾。不论是佛教还是道教，都满足了中国人的心理，共同在中国服务着世俗社会。关羽被纳入佛教成为护法，多闻天王广施钱财，观音送子普度众生；道教中则有财神赵公明，马、赵、温、关四元帅驱邪禳灾，城隍神、土地神庇佑着地方，猛将神驱逐蝗虫。在各路神仙菩萨像前，人们虔诚烧香祈祷，祈求着辟邪福佑，福禄寿齐，一切太平。

探索幽冥：死后世界的想象

古印度认为，死后的世界由阎摩（Yama）掌管，从人间通往

---

1 ［日］中村元：《东方民族的思维方式》，林太、马小鹤译，杭州：浙江人民出版社，1989 年，第 172 页。

死亡幽谷的路由他开辟，亡者由他带领才可前往。《梨俱吠陀》中说："阎摩是为我们发现道路的第一人，别人将不会抢走这一片牧场，祖先们逝去的地方，子孙们要各自依路前往。去和祖先们与阎摩在一起，带着祭祀和善行、除去罪业回到天家，和他在一起，闪耀发亮。你们远离这里往别处去，祖先们给逝者预备了这地方，有白昼、黑夜与洁净的水，美丽无比！阎摩让他在这里安息。"

在各个文明中，与宇宙开创神话相联系的是对人死后的另外一个世界的幻想。人类早期对另一个世界的想象是粗略的，并没有系统的构造。随着人类社会的发展，幽冥世界的想象逐渐被完善。由于人们对死后的幽冥世界充满了恐惧，进而展开想象，幻想幽冥之中黑暗无边，充斥着各类怪兽，吞噬着灵魂，一切在此泯灭，暗无天日。随之幽冥世界中又引入了仲裁者，引入了惩罚机制，幽冥世界逐渐被赋予了更多的人类社会的特征，人们构建出复杂的体系，而灵魂要脱离幽冥世界，最终还是要借助宗教来加以解脱。

中国古代幽冥世界的别称颇多，如九原、九幽、黄泉、泰山、蒿里等。先秦时期，九原本是一地名，乃晋国卿大夫墓地，后来演变为墓地代称。由九原还引申出了九幽。《楚辞·招魂》中有"幽都"："魂兮归来！君无下此幽都些。"屈原描述了幽都世界的景象，其中有头长尖角的土伯掌管着幽冥世界，有妖怪敦脄以指攫人，满是鲜血，以人肉为食。幽都中充斥着恐怖、血腥，只有苦痛，没有轮回。

"黄泉"也是古人幽冥世界的想象之一，《左传·隐公元年》曰："不及黄泉，无相见也。"庄公曰："我甚思母，恶负盟，奈何？"考叔曰："穿地至黄泉，则相见矣。"于是遂从之，见母。

泰山在古代被视为神山，乃神灵所在之地，西汉后期形成"泰山治鬼"说，死者魂灵归于泰山，由天帝之孙掌握。人们按照现实世界的构造来幻想幽冥世界泰山，并为之设置了泰山郡，由泰山府君执掌。当代出土的东汉墓《镇墓券》中，有"生属长安，死属泰山"的记录。

秦汉时蒿里山也被视为神圣之地，蒿里山虽称山，其实仅为一高地而已，老子曾亲临蒿里讲学，此地毗邻泰山，而泰山有掌管生死之神，所以蒿里又有冥府之意，乃是"死人之里"。三代至战国之时，冥界在天，天地为鬼之主宰。蒿里的观念出现后，冥界主权由天转移为地下主。[1]

在佛教传入中土之前，中国古代对幽冥世界的描述都是基于现实世界的复刻，并未形成系统的幽冥世界之说。先民所能做的就是视死如生，模仿死者生前的一切来营造陵墓，并依照人间的模样构建冥界。从汉代出土文物中可见，冥界已复刻人间的大小官职，并常在人间官职前加上"冢中""地下"等字。死者进入冥界，还要携带人间官员写给冥官的"告地策"，相当于介绍信，以望获得通行。

在生死观上，中国古人认为人死之后，魂气归于天，形魄归于地，回归天地为鬼。人的解脱之道是服食仙药，炼形尸解，得到长生。"东汉时期的世俗民众没有认识到人终有一死的本质特性，反而依靠祷祀、药饵、禁咒、招魂之力企图挣脱死亡之局的羁绊

1　萧登福：《先秦两汉冥界思想探源》，台北：文津出版社，2001年，第25页。

和束缚，从而达到长寿永生的目的。"[1]

冥界与现世之间的分界线是模糊的，冥界的鬼能影响现实世界，支配活人的命运，这种影响与支配既可以是祸，也可以是福。为了不让冥界的鬼影响现世之人的生活，故而需要加以供奉，并以各类物品陪葬。人们还通过镇墓文等形式，表达生死异路，人鬼不同途，祈求现世的太平。1935年同蒲铁路开工时山西出土的《熹平二年张叔敬瓦缶镇墓文》中有："欲令祸央不行，□到，约令地吏，勿复烦扰张氏之众。急急如律令。"汉延熹四年（161）的《买地券》则载："今以后，不得干扰生人。有天帝教，如律令。"[2]阳嘉二年（133）户县（今西安鄠邑区）曹氏符中解除文说："生人得九，死人得五，生死异路，相去万里。"[3]人与幽冥世界的鬼，通过巫师作为中介可以进行交流，《汉书》曾记载，汉武帝的宠妃去世后，通过方士招魂，得以与汉武帝相见。此种人鬼的交流持续到今日，在各地仍然可见。

佛教的传入彻底改变了中国人的生死观与幽冥观。

东汉桓帝初，西域安息国僧人安世高来到中土弘法译经，将佛教地狱、阎罗王等观念传入，影响了后世的幽冥世界体系与生死观。东汉灵帝中平四年（187），西域僧人康巨译有《问地狱事经》，同时期的安世高译有《佛说十八泥犁经》《佛说罪业应报教化

---

[1] 罗操：《墓券与东汉民众的生死观念》，《河南科技大学学报（社会科学版）》2014年第2期，第16页。

[2] 罗振玉：《贞松堂集古遗文》，北京：北京图书馆出版社，第355—357页。

[3] 王育成：《洛阳延光元年朱书陶罐考释》，《中原文物》1993年1期，第71—81页。

地狱经》等。

中国本土的幽冥观以为人死之后，灵魂不灭，灵魂都进入地狱。佛教则认为，众生死后，根据业力，分别在天、人、阿修罗、畜生、饿鬼、地狱六道之间轮回。地狱，乃是众生死后的归宿之一，不是所有人的归宿，乃是作恶者的归宿。

"地狱"是梵文 Niraya（泥犁耶），或 Naraka（那落迦、捺落迦）的意译，本义为无有、不乐、可厌、苦器等。"泥犁耶"一词在传入后，被简化为"泥犁"，如"佛言：十八泥犁，凤凰龙下至小虫"，进而又演变为地狱。在佛教的地狱观中，以因果报应、作恶受惩为主要观念。地狱之中，无戏乐，无喜乐，无行出，无福德。在此处，罪人灵魂不得自在，时时处于狱卒阿傍拘制之下。《佛说十八泥犁经》将地狱分为十八层，每一层地狱各有名称，作恶者根据其罪恶程度，分别被打入不同地狱，受到惩罚。罪孽越深，所受刑罚越重，时间越长。十八层地狱又分为火狱和寒狱两大类，"入地半以下火泥犁，天地际者寒泥犁"。但不同经书对于地狱的描述各不相同。《长阿含经》将地狱分为八大地狱："一者还活地狱，二者黑绳地狱，三者等害地狱，四者涕哭地狱，五者大涕哭地狱，六者阿鼻地狱，七者炎地狱，八者大炎地狱。"另有三地狱说，"捺落迦有三：一根本，二近边，三孤独。根本即是八热、八寒。"此外，还有五大地狱、十大地狱、三十地狱等不同说法。

地狱之中，最高统治者为阎罗王，"阎罗王者，昔为毗沙国王。与维陀始生王共战。兵力不敌，因立誓愿为地狱主"。阎罗王司典生死罪福之业，有臣佐十八人，统领百万之众，主持驱使鬼卒，追报罪人，捶拷治罚，决断善恶，更无休息。不同于中国的泰山府君，阎罗王及其大臣每天昼夜三时都要遭到酷刑，"有大狱卒，捉阎罗王卧热铁上，以铁钩擗口使开，洋铜灌之，烧其唇舌，从咽至腹，通彻下过，无不焦烂"。"欲为王，先遭殃"，此种造说不合于中国人的心理，在后世被修正。

在佛教的描述下，地狱之中情景恐怖，"其诸狱卒捉彼罪人掷大镬中，热汤涌沸，煮彼罪人，号咷叫唤，苦痛辛酸，万毒并至"。为了加强地狱的恐怖气氛，营造宣传效果，地狱之中还有各种刑具、各类妖怪。如刑具有铁丸、铁爪、铁叉、铁钉、销铜、铜镬、铁钩、大热石、热铁斗、铁刺、热铁斧、铁绳等；怪物有啃食骨髓的铁嘴虫，啄食人脑、人目的铁嘴鸟，踩踏罪人的大铁象，还有吞食人肉的豺狼。

佛教的地狱形成了完整的系统，有管理阶层阎罗王及其大臣，有面目恐怖的狱卒抓捕罪人，有层层地狱拘禁罪人，有花样繁多的刑罚手段。与此相比，中国往日的幽冥世界一切都比较简单，如九原中尚没有管理阶层；泰山虽有泰山府君，但没有惩恶手段。

"在那阴曹地府，阎王有面业镜。人间是非不清，镜中善恶分明。"地狱是佛教因果轮回之说的重要组成部分，"人为善多者上天，为恶多者入泥犁"。业报轮回决定了人死后的归属。在佛教的六道轮回中，前三道地狱、饿鬼、畜生为恶道，后三道阿修罗、人和天为善道。三恶道中，以地狱为最苦，而地狱之中又有区分。

其实，在中国本土也有善恶报应之说，《尚书·伊训》云："惟上帝不常，作善降之百祥，作不善降之百殃。"《国语·周语》也说："天道赏善而罚淫。"《韩非子·安危》云："祸福随善恶。"只是在中国本土的善恶报应说中，作恶者会受到模糊的"上天"

惩戒，至于如何惩戒，则比较笼统，后果如何，也很是含糊，没有太多的威慑。佛教之中，则是"业力"所致，惩戒的手段得到了细化，作恶的后果很严重，能对人形成心理压迫感，进而影响行为。

在佛教传入中国之后，早先中国传统的冥界构造体系仍然影响着人们。面对于此，佛教并未刻意与之切割，而是吸纳、融合了中土的一些幽冥之说，形成了独特的中国冥界体系。东汉时，来华僧人安世高在《佛说分别善恶所起经》中提到"太山地狱"："一谓天道，二谓人道，三谓饿鬼道，四谓畜生道，五谓泥犁太山地狱道。"此即借用太山（泰山）来阐释地狱。在此后的译经中，多有将"泥犁"译为"太山地狱"的例子。

经由地狱的惩戒，人世间的不公得到了校正。亚里士多德曾经阐述过"校正正义"这一理念，即任何侵犯他人利益的暴力罪行都应得到惩罚；任何被损害破坏的人类交往的正当关系或准则都应该得到补救与恢复。简单地说，就是作恶必惩，行善必偿。佛教之中，既有西天净土、极乐世界，也有阿鼻地狱、阎罗鬼卒，这些观念解决了中国思想文化中的一个重要问题，即只有现世之说。面对着"福德不一致"，大智慧如王充也无法回答为什么坏人得到好报，好人却遭殃。佛教强调三世报应，即过去世、现在世与未来世。现世坏人得好报，那只是表象，因为还有来世，其人必将遭到恶报，而地狱则是恶报的归属之处。

事实上，佛教传入中土时，初期并不受重视。东汉时，一度禁止汉人出家为僧，对祭祀活动加以管制。魏晋时期仍限制汉人出家，"太康中，禁晋人作沙门"。作为一种外来的宗教体系，要进入异域文明并占据主导地位，必须依靠强大的武力。从基督教再到伊斯兰教，它们在世界范围内的传播，所依托的都是武力，由此也引发了系列战争。东汉至魏晋年间，佛教在中国的传播却没有武力作为后盾，古代印度也没有强大的经济优势。那么，佛教为何能在中国传播开来？

原因在于，佛教进入中国时，正是中国人最需要宗教慰藉的时代。

佛教的传入适时地满足了中国人的心理需求。在魏晋之前，中国人的思想层面更多地关注于政治体系，从诸子百家到独尊儒术，都是以服务政治为目标，相应地忽视了人的生存境况及对人的心灵的关注。在东汉末期至魏晋的大动荡时期，疫情肆虐，人人忧惧，苦难中的人们需要精神上的安慰。此时佛教适时出现，无疑极大地满足了民众的心理需求。

当然，作为一种外来宗教，佛教要在中国生存并发展，就必须做出适度的改革，以适应中国本土的国情，而最关键的则是要取得统治者的认可。任何一种思想体系，对于中国统治者而言，必须有助于王化，有助于维系统治，才能得到发展。佛教所宣扬的主题是人们要接受自己的命运，履行自己的职责，并在宗教活动中寻求个人的情感放松，得到虚幻的幸福，这正合乎统治者所期望的"王道教化"。如东晋慧远所云，释氏之化，"与皇之政，并行四海，幽显协力，共敦黎庶"。

在有助王道教化的基础上，佛教也能承担起一定的社会治理任务，比如从事慈善事业、安抚人心等。佛教本身的思想体系中就包含了一系列劝人向善的内容，进入中土后，也契合中国实际，以有助教化而自居，并通过医术诊治病患及慈善机构帮助弱势群体，承担了部分社会治理的任务。东汉末年至魏晋年间，瘟疫横行导致的结果之一便是，政权对于社会的控制力减弱，而佛教通过行医与精神上的安慰，获得了越来越多的信徒。

持续蔓延的大瘟疫使人们朝不保夕，随时有殒命的危险，人世间如同酷烈地狱。佛教此时将地狱的恐怖景象加以详细描述和系统宣扬、传播，疫疾中的人们闻听佛教这套造说后，必然会在心理上产生强烈冲击，为恶报轮回忧虑，对地狱产生恐惧，从而带来现实心理上的强烈压迫感与危机感。此时佛教又宣扬普度众生，可以使民众不堕地狱。民众为了死后不入地狱，不仅不能作恶，更要崇佛，于是对佛教主动在精神上进行接纳。

佛教进入中国后，其完整的宗教理念，系统的造说，适应中国的传播方式，使它得到了全民的认同。在大瘟疫时代，不分阶层，人人陷于恐怖之中，即使贵为皇帝也需要心理上的安慰。因此，佛教渐渐得到了上流社会的追捧，甚至将释迦牟尼称为"众圣之王，四生之首"，而梁武帝对佛教崇信更是到了歇斯底里的程度，被称为"菩萨皇帝"。在此后的历史中，儒、佛、道三教彼此渗透，互相竞争，互相交融，共同影响着中国文化。

借医弘佛：僧人与中外医术交流

在吠陀时代（释迦牟尼之前），印度就已经形成了系统的医学。早期的吠陀医学认为，行为决定命运，罪恶是疾病之源，故而鼓励人们过健康而道德的生活。吠陀医学鼓励人们定期洗浴，用特殊的油涂抹皮肤，咀嚼蒌叶，清洁口腔。此时，人们已经知道食物安全的重要性，不能吃苍蝇停留过的食物。在疾病上，《梨俱吠陀》中记录了麻风病、结核病和系列外伤，也记录了各类药用植物。《阿闼婆吠陀》则记录了七十七种病名。《阿输吠陀》又对疾病的诊治经验加以总结，提出了系统的医学理论。古印度的医学既有从巫术演化而来的元素，如符咒祛病等内容，也有各类外科手术，还有对疫病的诊治经验，以及一系列与动物相关的医学。

印度处于热带地区，各类传染病如霍乱、鼠疫、疟疾等自古高发。据佛典记载，当时僧团中最常见的疾病是风、冷、热三类，最常用的药物是酥、蜜、糖、石蜜等。针对各类传染病，古印度人总结经验加以应对，如《寿命吠陀》就记录了三百余种疾病及治疗方法。

佛教也认为，疾病起因有六项："一、四不顺，故病。二、饮食不节，故病。三、坐禅不调，故病。四、鬼神得便。五、魔所为。六、业起，故病。"为了应对多发的疫病，彻底获得人生的解脱，古印度佛教要求僧人通晓五明。所谓五明，乃指内明、声明、工巧明、因明、医方明。声明，指对世间一切语言、文字之学，皆明了通达。工巧明，指对世间一切工艺、技术之学，皆明了通达。医方明，指对世间一切医疗、药物之学，皆明了通达。因明，指对世间一切逻辑、思辨之学，皆明了通达。内明，指对佛教因果妙理之学，皆明了通达。

佛教主张，僧人见病者不可不救。如《梵网经》云："见一切疾病人，常应供养，如佛无异。"《四分律》也说："人若欲供养我者，应先供养病人。"《灌顶经》也认为："昔维耶黎城民遭疫，有一年少比丘名禅提，奉佛教，持摩诃神咒，往为辟之，疫人皆愈。"

最初入华的异域僧人多通晓医术，"借医弘佛"。如东汉佛教翻译家安世高就是名医，"洞晓医术，妙善针脉，睹色知病，投药必济"。安世高在译经工作中也将印度医学传入。他所译的《佛说㮈女耆域因缘经》就记录了神医耆婆（又称耆婆伽、只婆、时婆、耆域）的事迹。耆婆精通外科手术，通晓"本草、药方、经脉诸经"，还有一株药王树，可以从外照内，见人腑脏。不过耆婆主要医治人的外病，内病则要依赖于佛法。

高僧支谦本是月氏人，其祖父于汉灵帝年间移居中国，支谦随之而来。他博览经书，也精通医术，献帝末年，汉室大乱，他与乡人数十人逃奔东吴。东吴黄龙二年（230），支谦与印度僧人竺律炎共同翻译出《佛医经》。此本医书论述了佛教医学的"地水火风"理论及人得病的十大因缘。

西晋光熙元年（306），有僧人耆域从印度来到洛阳，此人医术高深，特别擅长用咒术治病。据史料记载，酷热之中，有一人染病将死，耆域以应器放在病人腹部，再用白布覆盖，口中念诵咒语，即有臭气散开，揭开白布，拿起应器，其中有若淤泥数升，臭不可闻。衡阳太守腾永文寄住洛阳满水寺，得病经年，两脚弯曲，不能起行。耆域取净水一杯，杨柳一枝，以杨柳枝拂水，举手向腾永文念咒，如此者三，腾永文即能起身行走。耆域医术精湛，六朝以后，有七种以他名字命名的医学典籍，如《耆域术经》《耆域术四经》《耆婆脉经》《耆婆五脏论》等。[1]

西晋永嘉四年（310），龟兹人佛图澄来到洛阳。佛图澄通晓各种神咒，尤精医术，"时有痼疾，世莫能治者，澄为医疗，应时而瘳损"[2]。《高僧传》中记录其神通事迹颇多，说他善诵神咒，能役使鬼神，彻见千里外事，又能预知吉凶云云。

东晋僧人于法开也精通医术，被称为"祖述耆婆，妙通医法"。后世僧人中多有精通医者，如刘宋时期，天竺僧人求那跋陀罗，"幼学五明诸论，天文书算，医方咒术，靡不该博"。

作为异域新入中土的宗教，佛教要在中土开拓、传播、吸纳信徒，以医术治病无疑是最佳的方式。这正如范家伟所言："在南北朝隋唐期间，正是佛教对病因解释及治疗方法在民间得到接受，再加上对医疗事业的重视，是使其得以传播隆盛的因素之一。"[3] 而从东汉末年至魏晋之间，中土持续不断的灾疫为佛教僧人行医传

---

1 陈寅恪认为，《高僧传·耆域传》中所载耆域，实即印度佛陀时代之名医耆婆，而后人附会为一高僧。

2 [南北朝] 释慧皎：《高僧传》卷九，《大正新修大藏经》本。

3 范家伟：《晋隋佛教疾疫观》，《佛学研究》1997年，第266页。

教提供了极好的契机。梁释慧皎《高僧传》中记录了颇多僧人在疫情期间，以神咒、符水等救治患者的事迹。

如诃罗竭，樊阳（今属山东）人，少时出家，能诵经二百万言。西晋太康九年（288），诃罗竭在洛阳时，恰逢疾疫流行，死者相继。诃罗竭施展咒术，帮助患者，功效显著。西晋永嘉（307—313）中，天下疾疫，僧人安慧则昼夜祈祷，愿天神降药，以愈万民。一日出寺门，见两石形如瓮，疑是异物，取而看之，果有神水在内。病者饮服，莫不皆愈。

到了东晋时，东土多遇疾疫，僧人竺法旷少习《慈悲》，兼善神咒，遂游行村里，拯救危急，百姓有疾者，多祈之致效。随着事迹的传播，其人也被神化："有见鬼者，言旷之行住，常有鬼神数十，卫其前后。"《魏书》记载："时有沙门惠怜者，自云咒水饮人，能差诸病，病人就之者，日有千数。"[1]元嘉年间，有齐谐妻胡氏病，众治不愈。后请僧设斋，有僧人劝迎杯渡。杯渡既至，一咒病者即愈。

咒语在僧人行医之中起着重要作用。研究美洲土著印第安人民俗的阿斯特洛夫就认为："真正起作用的不是敷在病人身上的草药，而是事先由巫师下在草药上的咒语。"佛教咒法在"五明论"中属于声明，被视为具有辟邪、除病、增福、除障等功效。在吠陀医学中，如果某人病了，通过咒语、祈愿、赎罪等来驱除附体的妖魔。其实，佛教禁咒术本身不具备医治之效，但它对人们有着强大的心理暗示作用，能在一定程度上帮助病患缓解心理压力，

---

1 ［南北朝］魏收：《魏书·列传第十》卷二十二，清乾隆武英殿刻本。

获得希望。佛教禁咒法影响着后世，隋唐两代被列入官方医术。隋代宫廷设有咒禁博士，唐代太医署也设置有"咒禁博士一人，从九品下"[1]。

至于符水，在大疫期间，乃是中国本土道教常见的驱疫手段。张角兄弟画符念咒，书符烧成灰投于水，病人则跪拜叩头，反省罪过，喝下符水，以此祛病。大疫之下，有限的医术水准和受限的药材等因素，决定了当日既无法去诊治无数感染疫病的人们，也无法安抚畏惧疫病的人们，以符水治病则可以快速、大量的"辟邪驱疫"。而在大量的被施法者中，哪怕只有几例痊愈，就会被放大宣传，至于众多的未曾痊愈者，则可以用心不诚之类来解释，并被人们忽视。佛教入华之后，要与道教竞争，自然学习了道教符水驱疫救人的这一套把戏。

神咒、符水之外，高僧们还是有实在的医术，并通过施药帮助患者。佛教虽然借鉴道教的一些造说，但对于弟子感染疾病，则认为不可求助于佛教之外的鬼神术士。佛教也鼓励以实际的医药诊治疫病。高僧于法开治疗疾病，采取六度九候法："明六度以除四魔之病，调九候以疗风寒之疾，自利利人，不亦可乎。"《续高僧传》记载，南朝陈时期，疫灾流行，百姓毙之过半，释慧达"于杨都大市建大药藏，须者便给，拯救弥隆"。

在公元前后，印度佛教传入中国并流行开来，同时将印度医学、药物带入中国，对中国医学产生了影响。如印度医学中的四大不调病等理论，经由佛经翻译传入中国，并被陶弘景等人吸纳。

---

1 [唐] 李林甫：《唐六典》卷十四，清《文渊阁四库全书》本。

后世佛教为了扩大影响，产生各类造说，乃至认为针灸也被误传为由佛教而传入中土。佛经《长阿含经》卷十三《阿摩昼经》、卷十四《梵动经》中记载："或为医方，针灸药石，疗治众病，入我法者，无如是事。"被视为是印度已有针灸术的记录。汤用彤考证，在最早的支谦翻译的《阿摩昼经》《梵动经》中，并未提到针灸术。现存印度巴利文《长部》与《长阿含经》是同一种书，查《长部》英译本，在上述两经中关于治病一段并没有针灸的话。[1] 由此可以推断，《长阿含经》此处的针灸乃是入华后翻译者所加。

中国很早就有针灸法，《左传》中有攻、达、药的记录，其中，攻就是灸，达就是针。《史记·扁鹊仓公列传》中，扁鹊曰："此皆饮食喜怒不节，或不当饮药，或不当针灸，以故不中期死也。"汉张仲景详细记录了针灸的施用："凡欲和汤合药灸刺之法，宜应精思，必通十二经脉，三百六十孔穴，营卫气行，知病所在，宜治之法，不可不通，汤散丸药，针灸膏摩，一如其法。"《太平经》中有"灸刺诀"："治百中百，治十中十。"《三国志》曾记载，曹操头痛，每发心乱目眩，召华佗常在左右，每发作时，华佗使用针灸法，即能缓解。汉简之中也有针灸的记录，如"正月壬午，病左足，瘫□刺"[2]。

中国的针灸法，经由佛教的传播与文化交往，也传入了印度。后秦弘始十三年（411）九月八日，鸠摩罗什开始翻译《成实论》，弘始十四年（412）九月十五日译成，其《三业品》中曾讨论"良

1　汤用彤：《康复札记》，《汤用彤全集》第七卷，石家庄：河北人民出版社，2000年，第13—16页。

2　马智全著：《居延新简集释》（四），兰州：甘肃文化出版社，2016年，第92页。

医针灸，令他生苦，是否应得罪"。《成实论》的作者诃梨跋摩，是公元3～4世纪间印度佛学思想家，可知此时针灸已由中国传入印度。[1]

在各地奔走行医传教的佛教僧人，很快就被针灸术吸引，进而掌握了针灸之术，加以开拓发展，很多高僧以针灸术闻名于世，反而影响于中土。如北魏时，有名医李亮，少学医术，魏太武帝时，李亮向僧人学习针灸，尽得其术，针灸授药，莫不有效。徐州、兖州之间，多得到李亮救恤，四方疾苦，不远千里，竞往求医。李亮之子李秀也精于针灸术，曾为北魏孝文帝（467—499）、文明太后诊治疾病。北魏时，清河人崔彧，"少逢隐沙门，教以《素问》《甲乙》，遂善医术"[2]。崔彧从僧人处所学，也是针灸之术。中山王元英之子生病，北魏名医王显等不能治疗。崔彧施展针灸术，抽针即愈。

在大疫蔓延的时代，人们畏惧疫情扩散，对感染疫病者加以排斥。唯独高僧们本着博爱精神，对患者加以照看治疗。高僧释僧远旅行途中遇到感染疫情的病人，人们因畏惧都不敢靠近患者，只有释僧远"深加痛惋，留止不忍去"，留下来对病人加以照护，安慰濒死者。

当人们发现僧人能挽救患者后，开始崇信佛法，进而通过祈祷，希望佛法能保佑患病中的人化解病情。祈祷是信仰者通过语言形式和身体动作来表达对神的依赖感和敬畏感。能力有限的人

---

1 汤用彤：《康复札记》，《汤用彤全集》第七卷，石家庄：河北人民出版社，2000年，第15页。

2 [北齐]魏收：《魏书·列传第二十四》，清乾隆武英殿刻本。

往往有着无限的渴望，现实与理想之间的巨大差异使人产生了对神的祈祷。在信徒看来，祈祷是在与神灵进行交流，是与神灵的对话，并由此而深化自己的信仰。"如果说，没有理性便没有哲学，那么，可以认为，没有祈祷便没有宗教。"[1]

求福祈祷是自觉无力的人们通过念诵经文或是向佛教中的神灵祷告而寻求保佑的方式。《梁书》记载，刘霁母亲病重，"霁年已五十，衣不解带者七旬，诵《观世音经》，数至万遍"。"南齐曹毅，少出家，后因家中累世病传尸，无人奉祀，乃还俗。后亦病急，诵大悲咒至万遍，觉三虫自身出，顶放电光，三虫走避。"传尸，被视为是肺结核病。齐时，建安王生疮，念观音圣号不断。夜里梦到菩萨亲手为他敷药，第二天早晨就痊愈。齐时，竟陵王信奉内典（佛教经典）。患热病，将死。由于诚心祈祷，他梦见观音大士亲手灌饮神汤，热病痊愈。

当然，祈祷佛法庇佑不是每次都有灵验，只是被记录下来的多是灵验的，不灵验的偶尔也有记录。如《世说新语·尤悔》记载："阮思旷奉大法，敬信甚至。大儿年未弱冠。忽被笃疾。儿既是偏所爱重。为之祈请三宝，昼夜不懈。谓至诚有感者，必当蒙佑。而儿遂不济。于是结恨释氏，宿命都除。"[2]

总体而言，从西域来到中土的僧人将印度及西域医术传入，并通过各类佛教造说、仪式、法器、咒语等，影响着大疫时代的中国人。自入华之后，佛教不仅在教义上适应中国人的心理需求

---

1 吕大吉：《宗教学通论》，北京：中国社会科学出版社，1989年，第290页。

2 ［南北朝］刘义庆：《世说新语》，《四部丛刊初编》本。

和文化特点，在医学上也与中国传统医学互相交融，充实并发展了中国传统医学，共同服务于世人。

挣脱疫病枷锁：写经、斋戒的功德

"世界弥漫着焦躁不安的气息，因为每一个人都急于从自己的枷锁中解放出来。"大疫时代，人人恐惧，迫切想要挣脱疫病的枷锁，可病毒的枷锁无影无形，无法解除。既然无法从肉体上将疫病的枷锁解除，只能寄托于信仰，通过一系列功德之举，获得心灵的宽慰和脱免疫病的期望。

自佛教传入中国后，为了适应中国人的现实心理，经过一段时间的调整与适应，逐渐开启中国化的进程，其中具有代表性的做法，如通过造塔、写经、诵经、念佛、斋戒等方式来达成祈福祛灾，获得福运庇佑的目的。这其中，写经造像等宗教活动被视为具有极大的功德，经由写经造像等活动，开启了敦煌写经与造窟的高潮，留下了灿烂的敦煌文化。

佛教的传播离不开经文，将佛经翻译为中文，既是佛教教义流传的需要，也是佛教中国化的需要。在僧侣及信徒们的努力下，大批佛经被翻译传入中土，敦煌成为佛经翻译、佛经抄写的一方重镇。敦煌据河西走廊西端，毗邻佛教较早传入的西域，是中西世界连接的重要地点，很早即与佛教发生接触。两汉之际，佛教传入敦煌，吸纳了一批信徒，进而传入中原。作为佛教最早传入的地域，敦煌涌现出了一批高僧，在民间也有着大量的信徒。

"敦煌菩萨"竺法护及其弟子竺法乘在敦煌翻译佛经，立寺讲学，向民众传播佛教。竺法护，其祖上乃是月支人。月支人主力迁走后，有部分人留在敦煌定居。法护祖上世居敦煌郡，他八岁时出家，拜外国沙门高座为师，"诵经日万言，过目则能。天性纯懿，操行精苦，笃志好学，万里寻师，是以博览六经，游心七籍"。

此时适逢晋武帝之世，推崇佛教，官方主持了系列译经工作，但不管是敦煌还是中原，所藏佛经相对较少。佛经主要散布在西域各地，竺法护立志弘扬佛法，随其师至西域，游历诸国，学习各国语言，携带大量"胡本"佛经，于晋武帝泰始元年（265）返回中土。

返回敦煌之后，他又被邀请前往长安从事翻译工作。自敦煌至长安，沿途竺法护以汉文进行翻译工作，译写不知疲倦。晋武帝末期，竺法护隐居深山，继续从事翻译工作。后竺法护立寺于长安青门之外，精勤布道，声名远播，僧徒数千，咸来宗奉。其中就有沙弥竺法乘者，前来拜师，日后也成为译经大师。广布德化二十余年后，值晋惠帝西幸，关中萧条，百姓流离。竺法护与门徒避地东下，至渑池病逝，春秋七十有八。竺法护所译佛经，有《正法华经》《光赞般若经》《大哀经》《持心经》《维摩经》《无量寿经》等，共一百余部。

两晋时期，译经两百五十多部，一千三百多卷，数量较多。此时的译经工作以来华僧人为主，也有部分中国僧人、士大夫参与。中国僧人主要集中在河西地区，如敦煌、酒泉等地。此地的译经经由南北交流传播到中原、江南等区域，推动了佛教的传播。

汤用彤说："溯自两晋佛教隆盛以后，士大夫与佛教之关系约有三事：一为玄理之契合，一为文字之因缘，一为死生之恐惧。"[1]随着对佛教了解的增加，士大夫阶层也愿意亲近佛教，并参与了佛教的译经、注释及写经工作，这也是士大夫与佛教的"文字之因缘"。大疫时代，生命脆弱，人们处于死亡的恐惧之中，此为"死生之恐惧"。由死生之恐惧，而结文字之因缘，此即译经、写经。参与译经、写经的僧侣和士大夫们，也通过各种方式为天下苍生祈福，如"安慧则，未详氏族，少无恒性，卓越异人，而工正书，善谈吐。晋永嘉中，天下疫病，则昼夜祈诚，愿天神降药，以愈万民"[2]。

隋唐以前尚未有印刷术，佛经的流通离不开佛经的抄写。抄经是佛教弘法的主要传播手段之一。敦煌写经的抄写年代，最早有题记的写卷为《大般涅槃经》，题有"永兴二年二月七日"，为西晋时代所书。最晚的写卷为《大般若波罗蜜多经》，题有"维大宋咸平五年，壬寅岁七月十五日"。

写经在佛教之中本被视为具有无上功德之举，如《妙法莲华经》云："尔时药王菩萨即从座起，偏袒右肩，合掌向佛而白佛言：'世尊！若善男子、善女人，有能受持《法华经》者，若读诵通利，若书写经卷，得几所福？'"[3]社会各个阶层都以抄写佛经这种形式来表示对佛门的皈依、对佛祖的虔诚和奉献。无论是僧俗百姓还是官员庶民都投入这项活动，经卷抄写前一般都画好乌丝

1 汤用彤：《隋唐佛教史稿》，北京：中华书局，1982年，第193页。

2 [南北朝] 释慧皎：《高僧传》卷十，《大正新修大藏经》本。

3 [后秦] 鸠摩罗什译：《妙法莲华经》卷第七，《大正新修大藏经》本。

栏，最常见的格式是每行抄写十七字，如此方便计字校对。但并不是所有的写经都是十七字，也有每行十五字、十六字、十八字、十九字的。经文抄写完以后一般都有题记，写明抄经的时间和抄经人的姓名。从题记可以判断，写经人主要为寺院僧尼、经生、普通信众。

在魏晋南北朝时期，天下分裂，战乱连连，旱涝等天灾与各类瘟疫频发。乱世之中，佛教宣扬在佛法面前众生平等，可庇佑世人，因此得到迅速传播。随着佛教的传播，多有信徒通过写经为亲人祈福者。如北魏永兴五年（413）比丘法坚写《华严经》题记："大代永兴五年六月四日，比丘法坚为七代师尊父母所造经。"又如《大般涅槃经》卷四十武威人张宝护题记："为七世父母、所生父母、家眷大小、内外亲戚，远离三途，值遇三宝。"佛教认为，在人死之后，人的神识通过六道轮回转世持续下去。每一道轮回轮转，神识都有新的父母，"六道众生皆是父母"，故佛教有七世父母之说，"非但一世父母，而多生父母皆报"，故而在写经中常加以体现。

祈福之外，写经也被用于超度亡灵，人们希望亡灵在幽冥世界中得到解脱。如甘露元年（359）三月七日，酒泉城内书写的《譬喻经》题记："此月上旬，汉人及杂类被诛向二百人。愿蒙解脱，生生信敬三宝，无有退转。"甘露元年，曹魏时曾作为年号，即 256 年。但据此写经题记，所显示的是在酒泉屠戮汉人及杂类（非氐族的其他少数民族），则是前秦时期的甘露年号，即 359 年。

佛教写经也从祈佑亡灵从幽冥世界中解脱，逐渐走向祈求在现实世界中获得福佑，祈祷辟邪辟疫。在出土的高昌王国写经中，就有祈求福佑、辟邪驱疫的内容。高昌国所控制的地域主要在今吐鲁番地区。汉代经营西域,派出大批士卒于此地建立高昌壁,成为大汉在西域的桥头堡,以汉人为主要居民。魏晋南北朝的乱局之中,北凉沮渠牧犍投降北魏后,其弟沮渠无讳与沮渠安周退到西域,攻下了高昌,在高昌建立政权,改元承平元年(443)。沮渠无讳死后,由沮渠安周继承王位。在此后的历史中,高昌经历了一系列政权的变革,承平十八年(460),高昌北凉亡于柔然,同年阚伯周被立为高昌王,此后又经历了张氏、马氏政权,至北魏太和二十一年(497),麹嘉被拥为高昌王,建立政权。麹氏高昌政权以汉人为主体,由于周边民族均为游牧民族,为了缓解压力,在高昌的汉人也效法胡人,改为辫发,衣左衽。

德国国家图书馆藏吐鲁番出土的高昌延昌卅一(591)辛亥岁《仁王般若经》卷上载:"今国处边荒,势迫间摄,疫病既流,有增无损。""庶以斯庆,愿时和岁丰。国强民逸,寇横潜声,灾疫辍竭。身及内外病患除,还年却老,福算延暇,胤嗣安吉。"[1] 英国国家图书馆藏吐峪沟出土的延昌卅九年(599)己未岁《摩诃般若波罗蜜经》卷十八,题记云:"蜜经八部,以此功德,愿佛法兴隆,魔事坏灭,兵革消除,疫厉奄息。"

此两件写经由高昌王麹乾固供奉,当日高昌与突厥持续发生战争,疫病流行,有增无损。战争之中,大批高昌兵民被杀,尸体堆积,导致瘟疫暴发。恐怖之下,麹乾固投于三宝,发愿写经,

---

1 [日] 池田温:《中国古代写本识语集录》,东京:东京大学东洋文化研究所,1990 年,第 143—144 页。

祈祷灾疫早日过去。

　　日本天理图书馆藏《维摩诘经》卷下："益王妃之光华，世子诸公，惟延惟寿，寇贼退散，疫厉消亡，百姓被煦育之慈。"此件写经由高昌王麹文泰之女于延寿十四年（637）发愿书写，由内容可以看出，此次疫情也是由于战争冲突而引发，故而写经祈福。

　　概而论之，东汉年间，佛教初入中国时，披着道教的外衣，充满迷茫地打量着中土。两晋时期，佛教半披着道教的外衣，开始适应中土，进行译经工作，为传播佛教提供理论支持。至南北朝时，佛教已完全脱下道教外衣，适应中土，进行佛法的传播。

　　佛教的传播是面向普罗大众的，道教的传播在初期也是如此。在历史的发展中，道教的符水治病之类并不能解决人们的肉体问题，而炼丹修仙之术又需要较高条件，不是普罗大众所能承受的，故而常被上流社会所追捧。在普罗大众之中，佛教能提供心灵的安慰，能获得来世的希望，能脱离苦海，这一切不需要昂贵的炼丹，烦琐的修仙，只需要禅修和积累功德。禅修需要时间，需要学习，而积累功德的方式则很简单，如写经、斋戒等。

　　佛教传入后，由于其中的地狱、轮回业报等造说，信徒们开始举行斋戒之礼，以让死者免遭地狱之苦。在佛教之中，出现了影响后世的"七七斋"。据佛教轮回之说，人死之后，在七七四十九天内，分七阶段随业力受生。斋戒每次七天，共行七次。在此期间，通过斋僧、诵经，形成功德，可使亡灵脱离苦海超生。

　　北魏大臣胡国珍，其女为宣武灵皇后，年老之后，雅敬佛法，不时斋戒做法事。北魏孝明帝神龟元年（518）四月，胡国珍不顾高龄，连续从事佛教活动，导致身体不适，卧床不起。女儿此时虽是太后，也亲自侍药，陪伴老父。至四月十二日，胡国珍去世，享年八十。朝廷厚葬，"又诏自始薨至七七，皆为设千僧斋，斋令七人出家。百日设万人斋，二七人出家"。佛教推出了斋戒礼，道教也不甘落后，整出了自己的一套斋戒礼，如五腊日、三元日等。五腊日是五帝聚会之日，三元日是天、地、水三官检视人间善恶之日，于此期间进行斋戒礼，能超脱亡灵，增加福禄。

佛教也结合中国传统斋戒日，增加新的内容，形成腊八日民俗。腊者，先民们在腊月举行祭祖祭神活动，驱疫辟邪，感恩祖先。佛教传入中国时，在腊日举行腊祭，定在冬至后的第三个戌日，所谓"冬至后三戌，腊祭百神"，日期每年并不固定。在这之后，此项祭祀活动逐渐演变，至南北朝后固定在腊月初八，形成纪念释迦牟尼的腊八日。每年的十二月初八日，僧尼排队念佛，在银或铜制作的盆中放置一座佛像，浸以香水，用杨枝洒浴，称为"浴佛会"。各大寺庙制作并赠送七宝五味粥，与信徒分享，称"腊八粥"，象征驱疫迎春，求得吉祥。

佛教入华后，渐渐与中国傩礼融合，在民间的各类仪式上，共同担负着驱逐疫病的美好愿望。南北朝时期的《荆楚岁时记》曾记载：十二月初八日为腊日，"谚言：腊鼓鸣，春草生。村人并击细腰鼓，戴胡公头，及作金刚力士，以逐疫，沐浴转除罪障"[1]。此处驱疫仪式的记录，后世有颇多猜测，多认为出自傩礼，但已受佛教元素影响，其中金刚力士、沐浴除罪障等记载无疑是佛教

---

1 ［南北朝］宗懔：《荆楚岁时记》，民国景明《宝颜堂秘籍》本。

内容。金刚力士本出自中国古代神话，佛教传入后，将其引入，如《大智度论》云："尔时，提婆达多便生恶心，推山压佛。金刚力士以金刚杵而遥掷之，碎石迸来伤佛足指。"[1]至于傩礼中的胡公头，众说纷纭。有研究者认为，在荆楚地方，胡谐音"佛"，胡公头乃是模拟释迦牟尼的头像；但也有人以为，"胡公头"就是胡人面具。

概而论之，在中国历史上，民众们去寺庙中祭拜神灵，主要不是为了求得精神解脱，而是为了求请神灵帮助解决民生问题，如消灾免祸，治病去邪，人丁兴旺，五谷丰登，功利性极强。佛教寺庙里也可以打卦求签，观世音也来保佑生子了，关羽也配入神殿，佛教的菩萨们也承载了各类俗世使命。费孝通比较中西宗教后说道："我们对鬼神也很实际，供奉他们为的是风调雨顺，为的是免灾逃祸。我们的祭祀很有点像请客、疏通、贿赂；我们的祈祷是许愿、哀乞。鬼神给我们是权力，不是理想；是财源，不是公道。"

这种重现实人生、将神道服务于人道的传统一直保持下来，使得中国人虽有宗教信仰，却不特别虔诚、专注、狂热；既宽容，也易于改变；更重于外在礼仪，较轻灵魂净化。就中国的佛教而言，它越到后来越流于形式，讲究礼仪的规模等级，关注信徒的身份地位，关注于为世俗服务，相应忽视对信徒内心世界的引导与净化。在历史的长河中，佛教渐渐融于社会礼俗，融于政治制度和教育系统，而神学方面的发展则受到抑制。

---

1 ［后秦］鸠摩罗什译：《大智度论》，北京：宗教文化出版社，2014年，第292页。

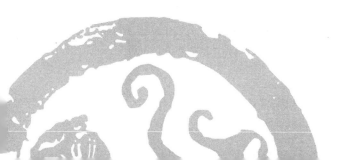

第九章

大疫下的中外交流

　　丝绸之路开通后，中西联通，贸易往来频繁。在丝绸之路上，大象、狮子进入中土。狮子传入后，因其凶猛的形象，被视为辟邪神兽，此后千年，狮子出现在中国的各个场合之中。通过丝绸之路，苏合香、胡椒、丁香、安息香等具有避疫功效的香料在中土受到追捧，而一种独特的、让人沉迷的物品槟榔也在东汉年间传入中土。槟榔被视为具有避瘴功效，在南方各地流传开来。166年，罗马帝国的使者通过海路来到汉帝国。此时两个帝国都被大疫所困。曾经强大的罗马帝国在漫长的安东尼瘟疫打击之下，陷入了无可挽回的颓势，而东方的汉帝国也渐渐走向末路。

丝绸之路的开通

丝绸串联着东西方，联通着世界。在古老的传说中，黄帝之妻西陵氏嫘祖发明了养蚕缫丝。西陵氏嫘祖是不是实有其人，是不是养蚕缫丝的发明者，今已不可考。但当代的考古发现证明，早在上古时期，先民们就已经开始养蚕缫丝。殷商时期，已有绢、文绣、刺绣生产，周代则有罗、纱等织物，战国时代则有经线显花织锦。据季羡林考证，公元前 4 世纪古印度政治家憍胝厘耶的《治国安邦术》中，有 cīnapatta 一字，由 cīna（支那）和 patta（带、条）组成，意为"中国的成捆的丝"，表明汉以前中国丝绸已传入印度。[1] 此外，季羡林认为，古印度《摩诃婆罗多》《罗摩衍那》和《摩奴法典》中多次提及"cīna"，这表明中印之间很早就有往来。

当代考古研究也表明，在战国与秦时期，中国与古印度、西亚等地已有了来往，西域的玻璃制品、铜镜等在河南等地均有考古发现。[2] 其实，在丝绸之路开通之前，中原与西域已经有了漫长

---

1 季羡林：《中国蚕丝输入印度问题的初步研究》，《历史研究》1955 年第 4 期。

2 梁启超认为："西汉之所谓西域者，当今世伊犁、新疆、青海、西藏之地，直至葱岭以西，越帕米尔高原，包土耳其斯坦、阿富汗斯坦、俾路芝斯坦、波斯、小亚细亚，迄地中海东岸古罗马属地之总名也。"

的交流。在上古历史中，小麦、陶器、青铜器、玉器等在各条古道上传递，进行着文明之间的交流。在安阳殷墟妇好墓中就发掘出了大批玉器，而这些玉器材料则来自新疆，在新疆等地也发掘出了各种来自中原的丝织物。

1877 年，德国地理学家李希霍芬在其所著的《中国游记》中提出了"丝绸之路"的说法。经过当代各国学者多年的考古研究，可以得出结论，陆上丝绸之路是贯穿欧亚的交通道路，在公元前二世纪之后形成，此后千余年间，中国所产丝及丝织品经过西域运往中亚、南亚、北非及欧洲各地。秦代时，就曾有西域人乌氏倮将丝织品献给戎王，"戎王什倍其偿"[1]。

汉代时，随着国家的大一统和局势的稳定，带动了贸易的发展。汉代丝绸织品种类繁多，出现了彩锦，经线起花，花纹生动，绣以文字。在齐郡临淄，设有三服官，有织工数千人，"织作冰纨绮绣纯丽之物，号为冠带衣履天下"[2]。在当时世界上，汉代所生产的丝绸色彩艳丽，手感柔滑，为各国所追捧。在西域各地的考古中，也曾有汉代丝绸出土。如新疆罗布淖尔出土有汉代"登高明望四海"锦，新疆民丰尼雅出土有汉代"延年益寿大宜子孙"锦和"万世如意"锦等。

斯坦因在玉门关遗址、楼兰遗址曾挖掘出丝织品，其中一条丝绸条带上写有："任城国亢父，缣一匹，幅广二尺二寸，长四丈，重二十五两，直钱六百一十八。"任城国是东汉章帝元和元年

---

1 ［汉］司马迁：《史记·货殖列传》，清乾隆武英殿刻本。

2 ［汉］班固：《汉书·地理志》，清乾隆武英殿刻本。

（84）所封的诸侯国，在今山东济宁。山东所产丝绸，经丝绸之路至西域，再转运至各国。在玉门关遗址中，也挖掘出书写有梵文的丝绸。由此可以推断，在汉代，印度商人已在此地与中国商人进行贸易。早在 20 世纪 20 年代，叙利亚巴尔米拉的考古遗址中就挖掘出汉锦，也是汉代丝绸之路开通的证据之一。

"公元前第四世纪的闪族商人（Sumerer），知道和现在的阿富汗以及中国已有商路存在于亚洲大陆。这些商人，自然不是跋涉全程，不过把他们的商品在亚洲中部或其他地方互相交易的。"[1] 据《厄立特里亚航海记》记载，公元前一世纪中后期，一位名为伊西多尔（Isidore）的希腊商人从罗马帝国出发，穿越美索不达米亚和波斯地区，至当时帕提亚控制的区域从事贸易。在张骞到达西域之前，中国商人已和外界进行贸易，当张骞在大夏国（今阿富汗北部）看到蜀布、邛竹杖时，不由得惊呼："安得此？"

汉开国之后，为了应对匈奴的威胁，希望能联络西域各国形成联盟，为此派遣使团前往西域。随着汉帝国实力的增强，在与匈奴的战争中占据了上风，也稳定了丝绸之路，促进了贸易的发展。虽然后世就丝绸之路上的贸易通道有各种争议，但经河西走廊，由敦煌出玉门关、阳关前往西域，乃至更远之地，却是没有争议的。敦煌乃是丝绸之路的中心所在，各国的商队、使者在此休憩交流，文明也在此地传播开来，正如汉镜铭文"宜西北万里，富昌长乐"所云，丝绸之路开通之后，东西方开始了全面的交流。

---

1 龚骏：《两汉与罗马的丝贸易考》，《文史杂志》1942 年第 2 卷第 5—6 期，第 13—14 页。

在丝绸之路的开通中，张骞起到了关键作用。《史记》云：
"骞所遣使通大夏之属者皆颇与其人俱来，于是西北国始通于汉
矣。"[1]西域险恶，本无道路，由张骞凿空而通之。张骞两次前往
西域，目的是联系各国，以对付崛起的匈奴。第一次是建元二年
（前139），他奉汉武帝之命前往大月氏，历时十三年，至元朔三年
（前126）返回。第二次为元狩四年（前119），又奉命出使乌孙，
历时五年，元鼎二年（前115）返回。天汉元年（前100），张骞
遣副使出使安息帝国（帕提亚帝国），安息帝国待以上宾之礼，并
遣使前来汉廷。张骞出使西域，是以国家力量开通丝绸之路，具
有明显的政治、军事目的，加深了中西交往。在此之前，中西方
之间也有小规模的，以民间商人为主的往来，这种交往则以经济
为主要目的。

张骞出使西域使汉朝人对西域有了清晰概念，在此之前，人
们只有模糊的意识。张骞对西域的山川河流、风土人情有系统的
观察。回国后，他将这些信息传播开来，使汉朝人看到了更为广
阔的天地，开启了汉朝与西域各国的交往。随着交往的频繁，各
国使者纷纷前来中国，汉朝使者相望于道，出使外国的使团大者
数百人，小者百余人。当日，大汉输出丝绸及其他物品，以换取
马匹及香料等资源。马匹既可以满足皇室及亲贵们的各种需求，
也可用于战争，对抗精于骑术的匈奴。

进入公元1世纪，欧亚大陆上形成了汉、贵霜、安息、罗马
四大帝国。安息帝国位于伊朗地区，融合了波斯文化、希腊文化

1［汉］司马迁：《史记·大宛列传》，清乾隆武英殿刻本。

及其他文化，处于罗马帝国与汉帝国之间。作为中西方贸易的中介，安息帝国向过境的商队征收关税，获得大量财富。可以说，安息帝国的崛起是丝绸之路开通的结果。当甘英奉命前往大秦，到了安息帝国西边，临大海欲渡时，安息船人云渡海艰难，耗时良久，九死一生。甘英闻听，望海兴叹，遂返回，未能与罗马帝国建立联系。甘英西使归来后，"远国蒙奇、兜勒皆来归服，遣使贡献"，其中"蒙奇"被认为是"马其顿"之音译。当时中国人就已知道，安息与罗马等国的贸易能带来暴利，《后汉书》载："与安息、天竺交市于海中，利有十倍。"而甘英出使之所以未与罗马帝国取得联系，很可能是因为"安息边界的船人，习染有古代腓尼基商人的精神，即愿帮助外人收集情报，以防止可能造成商业上的竞争，而损害他们自己的商业"[1]。

贵霜帝国的强大，也与丝绸之路上的贸易紧密联系，"由中国西运的丝绸几乎都要经过贵霜境内。贵霜境内的原康居人以及中亚地区的其他居民又都是善于经商的民族，所以，他们通过丝绸之路，获得了巨大的商业利润"[2]。

中国的丝绸，经过大月氏、安息，进入叙利亚（大秦）。在叙利亚，丝绸还要经过加工。叙利亚吸收东方的丝绸，但不将之直接运出，而是在当地先加一番改制，或以生丝和他物交织，或编以金，或染紫色，以满足罗马人的嗜好。当时叙利亚的提露斯（Tyre）、伯里吐斯（Berytus）两城乃是著名的丝绸中心，居民最

---

1 ［德］夏德：《大秦国全录》，朱杰勤译，郑州：大象出版社，2009年，第30页。
2 齐涛：《丝绸之路探源》，济南：齐鲁书社，1992年，第59页。

擅长丝织之术。[1]等到改完之后，再经安提奥克运往罗马，也可由海路经埃及亚历山大运往罗马。[2]

古罗马帝国对于东方的汉帝国及丝绸已有了解，不过诗人们充满想象力，认为丝绸采摘自羊毛树上。公元前后成书的古罗马《田园诗》这样描述中国："叫我怎么说呢？赛里斯人从他们那里的树叶上采集下了非常纤细的羊毛？"[3]《哀歌》云："赛里斯织物和绚丽的罗绮怎能抚慰他们（不幸的情人）的忧伤？"[4]普林尼则说："人们在那里遇到的第一批人是赛里斯人，这一民族以他们森林里所产的羊毛而名震遐迩。他们向树木喷水而冲刷下树叶上的白色绒毛，然后再由他们的妻室来完成纺织和织布这两道工序。由于在遥远的地区有人完成了如此复杂的劳动，罗马的贵妇人们才能够穿上透明的衣衫而出现于大庭广众之中。"[5]

丝绸笼罩着古罗马人的生活，盛会上的中心人物身着丝绸长袍，坐在象牙椅上，头戴桂冠。丝绸遮阳棚笼罩了整个罗马广场，让观众避开阳光的直射。从贵族到底层，人人追捧丝绸。古罗马

---

1 提露斯：古称推罗，今称苏尔，是黎巴嫩的第四大城。伯里吐斯：即黎巴嫩首都贝鲁特。

2 龚骏：《两汉与罗马的丝贸易考》，《文史杂志》1942年第2卷，第5—6期，第24页。

3 ［法］戈岱司编：《希腊拉丁作家远东古文献辑录》，耿昇译，北京：中国藏学出版社，2017年，第25页。

4 ［法］戈岱司编：《希腊拉丁作家远东古文献辑录》，耿昇译，北京：中国藏学出版社，2017年，第27页。

5 ［法］戈岱司编：《希腊拉丁作家远东古文献辑录》，耿昇译，北京：中国藏学出版社，2017年，第33页。

诗人普罗佩提乌斯爱慕叫作辛西娅的妓女，问她："为何你那样风骚地走路？为何把头发盘起来？为何只穿着丝绸长裙，袒胸露乳？"

中国输往罗马的商品以丝绸为大宗，罗马输出的商品则以金银、玻璃、珊瑚、象牙等为大宗。德克·卜德认为："作为中国丝绸的交换物，罗马帝国将宝石、毛纺织品、石棉和玻璃运往中国。从文化观点来看，玻璃具有极重要的意义，它原产于西亚。然而所有这些物品当中，没有任何一种就其价值来看可以和丝绸相匹敌。……历史上有若干时期，当丝绸抵达目的地时，其价值要用等量的黄金来衡量，这是毫不夸张的说法。因而在公元一至二世纪，由于罗马大量使用丝绸和亚洲的奢侈品，致使罗马贸易上的入超估计不下五亿美元。"[1]

公元 63 年，帕提亚与罗马签订条约，双方保持了半个世纪的和平。当罗马帝国与帕提亚帝国处于和平之时，经由丝绸之路上的贸易，各国都获得了繁荣。到了汉明帝后期，"天下安平，人无徭役，岁比登稔，百姓殷富，粟斛三十，牛羊披野"。随着交往的加深，公元 2 世纪时，罗马人已知道丝绸的来历，"丝"产自名叫"赛儿（Sêr）"的一种动物："赛里斯人用作制作衣服的那些丝线，它并不是从树皮中提取的，而是另有来源。在他们国内有一种小昆虫，希腊人称之为'赛儿'。"[2]

---

1 [美] 德克·卜德：《中国物品西传考》，《中外关系史译丛》第 1 辑，上海：上海译文出版社，1984 年，第 213 页。

2 [法] 戈岱司编：《希腊拉丁作家远东古文献辑录》，耿昇译，北京：中国藏学出版社，2017 年，第 69 页。

当然，东西方的交往也会带来一些问题，比如传染病。各国使用马匹、骆驼和货车、船只，扩大贸易和进行旅游，必然会将异域的微生物携带到新的环境中，在那里，微生物可能会找到一系列易感宿主。繁荣的经济只有在城市中才有可能发展，而大量的定居人群为病原体从动物到人类、从个人到群体的传播提供了更多机会。并且，将大城市与散布的各个定居点相联系的道路网络，也为传染病的扩散提供了机会。

概而论之，在丝绸之路上，虽有战争冲突乃至疫病传播，却不能阻碍贸易与交往。汉廷自认为是天下之主，构建了一套朝贡贸易体系，西域各国进献各类珍稀物品，并以此来华贸易，获得所需的各类物品。除了官方交往之外，在民间也有大量商人，他们未曾被历史记录，却承载了中西方交流的重任。在贸易往来中，各国难免会有冲突，其间也有疫病的传播，但交流终究是主旋律。经过丝绸之路，各国之间的技术得到交流与提升，人类的文明也得以向前发展。

辟邪：神狮西来

狮子分布在亚洲、非洲、欧洲等广阔地区，但中国本土不产狮子。中亚、印度等地乃是中国古代狮子的主要来源。狮子在西方被视为百兽之王，备受崇拜，如古代埃及的狮身人面像，古希腊神话中大力神赫拉克勒斯头戴狮皮帽，古波斯史诗《王书》中的英雄被称为狮子，斯泰基神话中有鹰头狮身的神兽格里芬，《圣经》中有参孙击杀狮子。

在古代，人类面临各类疫病时，由于应对措施有限，便转而向万物，特别是动物祈祷，乃至创造出各类神兽，赋予它们神力，以求除邪祛恶，获得庇佑。这些神兽都是日常生活中常见动物的抽象加工，如龙、凤、麒麟等。到了汉代，狮子进入中国，立刻得到人们欢迎，被赋予了各种意象，进入中国人的生活。

狮子在汉代进入中国，与丝绸之路的开通相关。汉武帝通大宛、安息，自是之后，"钜象、师子、猛犬、大雀之群食于外圃"。西汉时上林苑有"兽圈九"，其中就有狮子圈。据《汉书》记载，乌弋国特产与罽宾相同，"而有桃拔、师子、犀牛"[1]。狮子一词，一说来自塞语，或斯泰基语，梵语作 simha，巴利语作 siha。狮子是取第一音 si 而来。狮子进入中国之后，很长时间被称为"师子"，后来才逐渐变为"狮子"。

东方朔在《海内十洲记》中对狮子也有记载："处于太上之厩，役御狮子，名曰猛兽。盖神光无常，能为大禽之宗主，乃獲天之元王，辟邪之长帅者也。"[2]《尔雅》中说："狻麑，如虦猫，食虎豹。"[3]"狻麑"，即狮子。狮子外形威猛，吼叫嘹亮，阳刚之气盈满，一入中土，就吸引了人们的眼光，被视为辟邪之长帅，万兽之至尊，此后狮子形象出现在各种造型之中，以祛除邪恶。

---

1 [汉] 班固：《汉书·西域传》，清乾隆武英殿刻本。

2 [汉] 东方朔：《海内十洲记》，明《顾氏文房小说》本。

3 [晋] 郭璞：《尔雅》卷下，《四部丛刊》景宋本。

中土重视狮子，于是狮子成为各国重要的贡品。据《后汉书·章帝纪》记载，章和元年（87），月氏国遣使献扶拔、狮子。章和二年（88）、永元十三年（101），安息国遣使献狮子、扶拔等。扶拔，即符拔，被描述为长有鹿角，身有鳞片，形象类似麒麟的动物，具体是什么动物已不可考。汉顺帝阳嘉时，疏勒国献狮子："师（狮）子形似虎，正黄，有髯耏，尾端茸毛大如斗。"敦煌悬泉置出土汉代简牍中，有西域国家向汉朝进献狮子的信息："其一只以食折垣王一人师使者。只以食钩盾使者迎师子。□以食使者弋君。"[1] 魏晋南北朝时，西域各国多有狮子进贡。志怪小说《博物志》中，还描绘了曹操猎获狮子之事："魏武帝伐冒顿，经白狼山，逢师子，使人格之，杀伤甚众。王乃自率常从军数百击之。师子哮吼奋起，左右咸惊。"

狮子传入中国后，因其威猛的形象，也被用于人名。如东汉时南匈奴左谷蠡王以"师子"为名。三国时汝南王司马景之，为儿子取名"师子"。梁武昭王李暠有一子名行之，"字义通，小字师子"。同时，狮子的形象也被广泛运用于绘画、石像之中，并被视为具有驱邪避疫的功效。如东晋葛洪《抱朴子》云："有神兽，名狮子辟邪、天鹿羔羊、铜头铁额、长牙凿齿之属，三十六种，尽知其名，则天下恶鬼恶兽，不敢犯人也。"《天中记》中记载，南朝梁画家张僧繇所绘狮子图，具有辟邪驱灾的功能。《太平广记》中说，有顾光宝善于绘画，建康有陆溅，患疟经年，医疗皆无效。

---

1 张德芳：《悬泉汉简中若干西域资料考论》，荣新江、李孝聪主编：《中外关系史：新史料与新问题》，北京：科学出版社，2004年，第130页。

顾光宝为他画了一只狮子，张贴于户外，"明日，所画狮子，口中膛前，有血淋漓，及于户外皆点焉。溉病乃愈，时人异之"。

在各个文明之中，都有"拟兽舞"，通过模仿老鹰、大象、孔雀等动物的形象，表达对动物的敬意，祈求得到庇佑。狮子进入中土后，备受追捧，受西域影响，再结合中土文化，发展出了狮子舞。汉代宫廷"安世乐"中有象人，三国时魏人孟康云："象人，若今戏虾鱼狮子者也。"可知三国时已有模拟狮子舞。北魏时，在宫廷舞蹈中引入了辟邪等动物形象，南齐宫廷中则设有辟邪伎，通过类似狮子形象的舞蹈表演，祈求辟疫消灾。中唐以后，在驱疫仪式傩礼之中引入了"五方狮子舞"。《南部新书》载：崔邠担任太常卿，为人公正，不以权谋私。左军与教坊索取"五方狮子舞"，崔邠不同意，要看可在"傩日"至太常寺观看。到了后世，楚地、岭南的傩礼中也引入了狮子舞，迄今犹存，如广东梅州的"金狮舞"，就融合了驱疫的内容。

中国古人"事死如事生"，希望墓主在幽冥世界中也如生前一样过上幸福生活，不受打扰。为守护墓主亡魂、驱鬼辟邪，古人广泛使用镇墓石、镇墓文、镇墓俑、镇墓兽等。河北省平山县古中山国墓葬出土有青铜错金银双翼神兽，造型类虎似狮，也是上古时期先民与外界交往后所接受的形象。镇墓兽从先秦时期的兽体龙、虎造型演变为狮子造型，考古挖掘所出的狮形镇墓兽，头有独角，肩生双翼，昂首挺胸，蹲坐于地，面目狰狞，意在守护墓主死后的世界，震慑邪恶。

鲁迅说："惟汉人石刻，气魄深沉雄大。"汉狮造型也是如此，气势恢宏，一气呵成，周身满刻卷云纹，自有灵韵。汉代以后，天下厚葬之风盛行，多作石室、石兽、碑铭等物。石狮与石马、石羊等一起列在帝王陵墓、贵胄坟宅之前，起到镇守之用。而在南朝时期，受印度风格影响，石狮形象多为张口吐舌。又因吐舌不合中国文化，至唐代狮子形象也适应中国审美，基本上是张口露齿，不再吐舌。

狮子也是佛教瑞兽，在佛教传说中，佛祖前世为狮子王，狮子象征着光明、正义、威武。在佛教中有大量与狮子相关的传说，如《佛说太子瑞应本起经》中说："佛初生时，有五百师子从雪山来，侍列门侧。"《楞严经》也说："我于佛前，助佛转轮。因狮子吼，成阿罗汉。"随着佛教的中国化，狮子演变为护法神兽，如文殊菩萨的座驾是青狮，地藏菩萨的坐骑形似狮子"谛听"，孔雀明王的坐骑是狻猊。

狮子传入中国之后，因其外形刚猛能镇邪恶，被视为瑞兽，其形象被广泛使用。狮子传入后，本该有更高的地位，但在中土，皇家早有御用神兽——龙，于是狮子（狻猊）便被描述为龙生的九子之一，而在后世，龙的地位不可撼动。千余年来，龙为天潢贵胄专属，狮子则为侍卫武官所用图案。

此外，百兽之王虎的地位崇高，虽传说中狮子能吞虎豹，可老虎的地位不是狮子能动摇的。而在汉代的四灵——青龙、白虎、玄武、朱雀之中，也没有狮子的地位，但这不影响中国人对狮子的喜爱。值得注意的是，由保存至今的东汉石狮可见，其造型极为逼真，对狮子形象进行了生动还原，而东汉的石马、石人等各类雕像则相对粗糙，比例失真，由此也可见当时人们对狮子的重视。

狮子入华之后，又与中国本土已有的翼兽发生融合，其造型也常被添上双翼,发展出辟邪、天禄等神兽,让后人看了扑朔迷离,难以分辨。之所以被添上双翼,是因在上古时期,先民以鸟为图腾,有崇鸟拜鸟的习俗。古人用"鸟翼""卵生"等来描述鸟所具有的神秘力量:鸟翼代表飞翔,卵生代表生殖,因此鸟图腾也可以看作古人崇拜飞翔、崇拜生殖观念的产物。飞翔更是寄托了古人关于天神世界的众多想象。[1]《庄子》云:"闻以有翼飞者矣,未闻以无翼飞者也。""翼"被古人视为可以乘风而起沟通天地的象征。先民们在雕像中常常有意识地给人与动物装上双翼,以为可以生风腾云,羽化升仙。

上古时期,中国就有翼兽形象,在各种出土文物中,多见此一时期的翼兽形象。"中国的有翼神兽对外来影响并不是被动接受,而是既有吸收,也有改造,甚至还有输出。"[2]中国翼兽的起源与发展经历了三个阶段,首先是中国本土翼兽的发展;其次是受欧亚草原文化影响形成的翼兽形象;至通西域后,受希腊艺术、波斯艺术冲击,再融合狮子,最终形成汉代的翼兽形象。

而狮子的形象在后世复杂多变,又与天禄、辟邪、麒麟等混淆。就狮子、天禄与辟邪,后世有无数争论,让人混淆难辨。如翼狮有时也被称为天禄、辟邪,寓意天降之福。一说认为,一角者或为天禄,两角者或为辟邪。其实不论有角无角、单角双角,神兽天禄、辟邪都是狮子形象中国化后抽象想象的产物。隋唐以

---

1 王小盾:《中国早期思想与符号研究:关于四神的起源及其体系形成》,上海:上海人民出版社,2008年,第635页。

2 李零:《论中国的有翼神兽》,《入山与出塞》,北京:文物出版社,2004年,第129页。

来，神兽辟邪、天禄等回归自己的原型狮子，以狮子形象镇宅护院，驱灾避难。

麒麟则是中国古人以獐为原型，集合众多动物的特征想象出来的灵兽。汉代的麒麟身躯似鹿，有独角短尾，身躯短小，下颌有山羊须，此时的麒麟形象相对温和。到了魏晋南北朝，麒麟身躯变大，形似狮虎，有利爪，牙齿外突。麒为雄，麟为雌，麒无角而麟一角。到了后世，麒麟形象不断演变，汲取狮子元素，发展出了狮身龙首、马蹄狮尾的形象，并被后人解释为"龙性最淫，故与牛交，则生麟"。

狮子入华以后，作为珍稀贡物，一直被圈养于帝王园囿中，平民百姓根本见不到。可狮子大名在外，普通人虽看不到狮子，却不妨碍对狮子的想象，民间对此有着各种描述，乃至将狮子与老虎及神兽扶拔混为一体，脱离了狮子的实际形象，如《南齐书》曰：柔然"献师子皮裤褶，皮如虎皮，色白毛短。时有贾胡在蜀见之，云此非师子皮，乃扶拔皮也"。《洛阳伽蓝记》也记载，宋云、惠生在犍陀罗国见到狮子，与在中国画中的狮子完全不一，"观其意气雄猛，中国所画，莫参其仪"。宋代时，周密《癸辛杂识》曰："贡狮子者，首类虎，身如狗，青黑色。"元代陶宗仪《南村辍耕录》则云：狮子身材短小，绝类人家所蓄金毛猱狗。元人所绘《贡獒图》中，两狮奴牵一狮，图中狮子形象精准、姿态生动，题签者却误认为"獒"。

此时距离狮子传入中国已有千年，民间对狮子的形象尚无清晰认识。但这并不妨碍民间对于狮子的热情，并产生和发展出各种各样的狮子造型，遍布于各类建筑之中，如门环、嘲风等，且有喜闻乐见的舞狮民俗。当然，在狮舞中，有些狮子头上还写有大大的"王"字。

外来香料的神奇功效

"北风停，南风起，风入园，动香树，香花早开，香料早熟。"公元前1世纪，罗马人来到埃及，被土地上弥漫的香味所吸引。埃及人在各种仪式、典礼、葬礼中使用香料已有数百年，其中以产自阿拉伯南部的乳香、没药和桂皮最为重要。埃及人与阿拉伯、南亚、东亚等地区都有贸易往来，能获得各类香料，此后罗马人的生活因为香料而日益精彩。希腊医生狄奥斯科里《药物志》记录，阿拉伯地区将生姜腌制，用陶罐保存后运到意大利。意大利人用它做食物调料，也和着鱼干吃，有生热的功效。由于丝绸之路上的贸易交往，中国的生姜已经传播开来，古波斯药学家就认为，最好的生姜来自中国。

在东方，中国本土所产的香料不多，汉代以前，主要是兰、椒、桂之类。《尚书》中言："至治馨香，感于神明。"早在先秦时期，虽然香料缺乏，但已在祭祀时燔烧柴木、香蒿等香料，供奉香酒、谷物等。焚烧时所产生的烟气被认为能直达天听，上天能感知到。是故后世通过烧香祀神，以求与天神沟通，获得福佑。

至汉代张骞凿通西域后，大量的异域珍贵香料进入中国。这之后，中国人的嗅觉、味觉、幻觉变得更为精彩。东西方世界因为对香料的迷恋、对避疫的渴求，发生着日益深入的交往。汉代时，有各国商人前来中国从事贸易，香料乃是重要的贸易物。汉《乐府》载："行胡从何方，列国持何来。氍毹（qúshū）、毲毰（tàdēng）、五木香，迷迭、艾纳及都梁。"香料贸易既在北方通过陆地与阿拉伯、印度等地贸易，也在南方通过海路与东南亚各地贸易，如《述异记》卷下云："日南有香市，商人交易诸香处。"

各类香料的传入也丰富了中国古代的文学思维。"秦皇辟恶不足道，汉武胡香何物奇"，《海内十洲记》中，东方朔以无与伦比的想象力和浮夸的文学笔调构思出了一个世界。在这个世界中有个聚窟洲，此地多真仙，随处可见神仙宫殿，还有各种灵兽。洲上有大山，形似人鸟，因而被命名为神鸟山。神鸟山上多大树，树与枫木相类似，此树花叶，香闻数百里，称为反魂树。将反魂树的木根伐出，用大火在锅中煮出汁，再用小火煎，最后如黑饧状，便形成香料。此香名字较多，如"惊精香""震灵丸""反生香""震檀香""人鸟精""却死香"等。一香六名，功效殊异，斯灵物也。据东方朔云，"灵香虽少，斯更生之神丸也。疫病灾死者，将能起之。及闻气者，即活也"[1]。

西域香料初入中土，就被赋予了诸多神奇的功效，以为可以应对大疫。东方朔《海内十洲记》载，征和三年（前90），武帝驾临安定县，月支国王差使者进献四两香，此香大如雀卵，黑似桑葚。武帝看着这些香不起眼，也不重视，就交由宫外的仓库

1［汉］东方朔：《海内十洲记》，明《顾氏文房小说》本。

保管。到了武帝后元元年（前88），长安城内病者数百，亡者太半。武帝这才想起来，将月支香取出，烧之于城内，"其死未三月者，皆活。芳气经三月不歇，于是信知其神物也"[1]。《汉武故事》则云："上乃施帷帐，烧兜末香，香，兜渠国所献也。香如大豆，涂宫门，闻数百里。关中尝大疫，死者相系，烧此香，死者止。"此两条记录充满了夸张笔法与玄幻色彩，但从其中可以看到：第一，香料来自西域，或是月支国，或是兜渠国；第二，香料在大疫之中发挥了作用。

据东方朔描述，聚窟洲在西海中。此时人们已与西方取得联系，知道有罗马帝国，西海泛指红海、地中海一带，在月支国以西，当日正处于罗马帝国控制范围内。《海内十洲记》中的月支国献香也吻合历史。当时月支国联系着中西方，能得到各类香料，班固就曾经通过月支国购买苏合香。

苏合香又名帝膏、苏合油，乃是树脂所成。《太平御览》引《续汉书》曰："大秦国合诸香，煎其汁，谓之苏合。"此中透露了苏合香的产地及制作方法，大秦国，即古罗马帝国，在其所控制的今土耳其西南部和叙利亚北部出产苏合香。初夏时节，适宜采集苏合树脂，先将树皮割破，深至木质部分，使之分泌香脂，浸润树皮，再收取树脂。秋季时，则可以剥下树皮，榨取香脂。从树皮中提取的树脂还需要再加工，将其溶解于酒精中，过滤蒸去酒精，方才成为精致的苏合香。苏合香为胶状浓稠物，呈半透明状态，质地细腻，色黄白或灰棕，挑起成丝，入水则沉，气味芳

---

1 ［汉］东方朔：《海内十洲记》，明《顾氏文房小说》本。

香，嚼之黏牙。流传入中土的苏合香有些是次品，因为大秦国国人先将苏合香汁煎为膏，将剩余的滓卖给商人，"展转来达中国，不大香也"。是故西晋傅玄在《郁金赋》中认为，郁金"气芳馥而含芳，凌苏合之殊珍"。

苏合香初传入中国时曾被误传为狮子粪，但此说信者较少。虽然有狮子粪之说，苏合香一传入中土就广受欢迎。班固给弟弟班超写信，托他帮忙购买些苏合香："今赍白素三匹，欲以市月氏马、苏合香。"[1] 意思是以白素与月氏换取香料。白素是中土所出产的纺织品生帛，白而有光泽，也是昂贵的奢侈品。月氏乃西域古国，国力强盛时，实力一度扩张至印度西北部地区，能交通中西，故而能获得苏合香等香料。苏合香传入中土后，被用来熏衣熏被，可以营造相对卫生的环境，避免感染疫病。

除苏合香之外，罗马、汉帝国都通过丝绸之路从印度获得胡椒等香料。从埃及出发，罗马人利用印度洋季风与印度进行贸易，取得胡椒等香料。胡椒分为黑胡椒、白胡椒以及长胡椒，最受罗马人喜爱的是黑胡椒，来自印度的马拉巴尔海岸以及西南部地区。白胡椒没有黑胡椒辛辣，但香味独特。胡椒传入后，成为罗马人日常生活中不可或缺的物资。公元 1 世纪时，阿比修斯（Apicius）所著《烹调书》中记录了四百六十八个食谱，其中胡椒出现了三百四十九次，胡椒被用于蔬菜、鱼、肉类、酒和甜食调味，许多菜谱以"再撒些胡椒就可以上桌"结尾。今德国澳伯拉登镇附近，曾经驻扎着当年日耳曼尼亚最大的罗马人军营，在当代考古

---

1 ［唐］欧阳询：《艺文类聚》卷八十，清《文渊阁四库全书》本。

挖掘中，曾挖掘出窖藏的丁香、芫荽子和黑胡椒。在罗马帝国的偏远地区，士兵们都能用上各类东方香料，足见香料在罗马帝国的普及。

此时，中国麝香也传入了罗马。爱德华·谢弗认为："中国人曾经利用其本国土产的动物、植物生产出了相当数量的香料和焚香。例如肉桂、龙脑、胶皮糖香液等等，都是从中国的木本植物中提炼出来的，从中国的草本植物中榨取出来的香料有紫花勒精（即零陵香）和香茅。……中国人以动物为原料制作的香料，多半来自香猫，尤其是麝。"[1]在公元1世纪，通过"麝香之路"，麝香被运往罗马帝国，得到罗马人的追捧。

在罗马帝国，香料被视为药，并非所有的药都是香料，但所有的香料都是药。拉丁文中的"香料"一词，即与药同义。医生盖伦认为，万物皆由热、冷、干、湿四种要素构成，表现为人体上的血液、黏液、黄胆汁和黑胆汁，保持着人体的平衡，平衡被破坏时，通过香料可以修复。古罗马纸草文献中记录，在治疗疟疾及感冒、高烧等病状时，胡椒有一定作用。

胡椒也在汉代传入了中国，在中国古代文献中常被称为蒟酱、荜茇（荜拨）等。西晋嵇含《南方草木状》云："蒟酱，荜茇也。生于番国者，大而紫，谓之荜茇。"中西交通史大家张星烺先生曾说过："荜茇，梵语 pippalī 之译音，今代英文曰 pepper，德文曰 pfeffer，即胡椒也。"

---

1 ［美］爱德华·谢弗：《唐代的外来文明》，吴玉贵译，北京：中国社会科学出版社，1995年，第345页。

胡椒主要出产于热带地区，今印度、伊朗及东南亚地区都盛产胡椒。汉晋时期，胡椒通过丝绸之路从印度、中亚传入中国。于中国而言是丝绸之路，于其他各国而言，却是香料之路了。丝绸与香料连着东西方，柔美的丝绸与诱人的胡椒共同演绎着精彩生活。随着联系的频繁，中国对各国也有了更多了解。《后汉书》中云："天竺国，一名身毒……又有细布，好毾㲪、诸香、石蜜、胡椒、姜、黑盐。"[1]《齐民要术》引《广志》曰："胡椒，出西域。"[2]

在初传入中国的佛教经典中，多见关于胡椒的记录。晋代《摩诃僧祇律》中记录："胡椒、姜、长寿果、仙人果、乳果、豆色果、波罗悉多果、槃那果"，"比丘终身服，是名终身药"。[3]在古印度，胡椒被用入粥中，调和味道。早期佛教徒一日一餐，佛陀做了一些变动，允许信徒在正餐之外吃粥。佛陀住在舍卫城时，曾有追随者煮了粥，放了些胡椒调味，请佛陀允许僧侣食粥。佛言："从今日后听食粥。"[4]以胡椒入粥，既可以增加香味，也有益于身体，备受佛教信徒欢迎。印度所流行的以胡椒入粥调味，在佛教传入中土之后却是少见。主要原因在于，在漫长的中国历史上，胡椒一直是珍贵调味品。胡椒价值千金，哪能随意入白粥。到了后世，当胡椒成日常生活用品后，形成了美味如"胡辣汤"。

胡椒的药用价值在其传入中国之后就被挖掘。在古代，霍乱是一种严重的传染病，于夏秋季高发。人染上此病者，腹泻呕吐，

1　[南北朝] 范晔：《后汉书·西域传》，百衲本景宋绍熙刻本。

2　[南北朝] 贾思勰：《齐民要术》第五，《四部丛刊》景明钞本。

3　[晋] 佛陀跋陀罗、法显译：《摩诃僧祇律》卷第三，《大正新修大藏经》本。

4　[晋] 佛陀跋陀罗、法显译：《摩诃僧祇律》卷第二十九，《大正新修大藏经》本。

最终脱水而死。胡椒传入中国之后，就被当作药品使用。据葛洪记载，晋代时，"孙真人治霍乱，以胡椒三四十粒以饮吞之"[1]。《博物志》中有"椒酒法"，用五升好春酒、一两干姜和七十枚胡椒，捣成末后，与五个安石榴榨取的汁相混合，火暖取温，冷热可饮。此酒就是印度本土常见的胡椒药酒，有疗病之效。

胡椒之外，重要的香料还有丁香。丁香花形如钉，由此得名。与丁香同名的植物颇多，甚至连麻雀的干燥粪便也被称为白丁香，用入药中，化积消翳。不过，作为香料所使用的丁香主要有两种，一种为干燥花蕾（公丁香），因其花筒细长如钉，花香浓郁，故名为丁香。另一种则为成熟的果实，名为鸡舌香（母丁香），其得名来自种仁有两片形似鸡舌的肥厚子叶。丁香（鸡舌香）主要出产于东南亚一带，今印尼的马鲁古（摩鹿加）群岛气候炎热，潮湿多雨，适合香料的生长，很早就有"香料群岛"的美誉。被欧洲人称为"香料中的王后"的丁香，以马鲁古群岛所产品质最佳。

丁香产自印度、东南亚地区，在秦汉开辟岭南之前，中原地区尚无使用。古印度等地礼僧的斋法中常用丁香。众僧吃完食物，盥漱完毕，施主安排收拾好残食，令地面清洁。施舍僧人时，也应当注意环境卫生，有条件的施主，"布以华灯，烧香散馥"。施主将所施舍的物品排列在僧人面前，然后送上些香泥，给僧人们擦手，令手香洁。之后再送上槟榔、豆蔻，其中"糅以丁香、龙脑，咀嚼能令口香"。施舍时所用的各种香药都要用净瓶水清洗，以鲜叶包裹，方才授予众僧。斋僧礼之后，僧人口诵"陀那伽他"，为施

---

1 [晋] 葛洪：《肘后备急方》卷之二，明《正统道藏》本。

主祈福。依照佛教规定，每次受斋供完毕，必须念诵一两遍"陀那伽他"以报施主之恩。

在古印度，丁香被用来消除口气，保持清洁，"母丁香，气味尤佳"。丁香在罗马帝国也受到追捧，老普林尼认为，罗马进口大量丁香是为了它们的芬芳。传入中土后，丁香用途广泛，从消除口气到配制香料、入药、烹调乃至充当建筑材料等。在汉代，郎官奏事对答时，要口含鸡舌香（母丁香）。杜佑《通典·职官》曾记载："尚书郎口含鸡舌香，以其奏事答对，欲使气息芬芳也。"丁香堪为古代的口香糖，被用来治疗口气。在当日，御史负责弹劾，常口水横飞，因此皇帝特意要求，御史上朝时要口含丁香。

三国时期，曹操与诸葛亮虽处于敌对阵营，可曹操也不忘奉上几斤鸡舌香给诸葛亮，好联络私人感情。后人可以遐想，诸葛亮挥舞羽毛扇时，口中必定含着鸡舌香，芳香四溢，方才是仙风道骨。曹操的儿子曹植也喜欢香料，他在《妾薄命行》中写道："御金裹粉君傍，中有霍纳、都梁。鸡舌五味杂香，进者何人齐姜，恩重爱深难忘。"

东汉末年至魏晋时期，大疫频发，对香料提出了更多的需求，各类后世常见的香料在此期间输入中国。魏晋时鱼豢《魏略·西戎传》载，大秦物产有"一微木、二苏合、狄提、迷迷（迭）、兜纳、白附子、薰陆、郁金、芸胶、薰草木十二种香"。曹丕就曾经"种迷迭于中庭，嘉其扬条吐香，馥有令芳"。三国时，吴国《吴时外国传》《南州异物志》等书中也记录了来自异域的各类香料。西晋时郭义恭《广志》中就记录了各类西域、南海的香料，其中有安息香等，在中土被用来避疫。安息香为热带乔木，其树皮可提取树脂，这种脂称为"安息香"。就安息香的出处，古代记载中一般认为出自波斯国。波斯呼之为"辟邪"，长三丈，皮色黄黑，叶有四角，经寒不凋。烧之可通神明，可辟众恶。[1] 至于安息香的特征，"似松脂，黄黑色为块，新者亦柔韧"[2]。安息香乃外国之物，烧之去鬼来神，令人神清，具有通心腹、辟恶蛊毒、理霍乱等功效。不过，古人认为，气虚者禁用安息香，因其会耗气也。安息香不但可以治人病，在古人看来，其功能还可以治牛疫。

香料在人类的历史上何其重要，它被用入各种医药之中应对各类疾疫，治疗千百万人。它被用入美食之中，让食物更加诱人。它被用来熏炙衣被，以此改善卫生环境。它被用来酿制美酒，让诗人们狂呼"莫忘茱萸酒，只待江南白"。各种香料在东西方的日常生活中被广泛运用，灵华泛腴，共同影响着世界历史。

槟榔的魔力

"嚼槟榔是一切故事的开端"，在中南半岛各地，直到今日，待客时必备槟榔。在中国南方，槟榔也是日常必备之物，清代《潮州竹枝词》云："葫芦山下住蛮娘，新缔丝罗马上郎。得致槟榔一千口，胜他邻女有乌羊。""疍船无数大江东，疍妇如花倩倚

---

1 [唐]段成式：《酉阳杂俎》卷十八，《四部丛刊》景明本。
2 [唐]孙思邈：《千金翼方》卷三，元大德梅溪书院本。

风。多嚼槟榔当户立，一笑迎人玉齿红。"广州童谣则云："年卅晚，吃槟榔。"

嚼槟榔的风俗由来已久。先秦时期，中国华南地区就与中南半岛保持来往。班固《汉书》中记录了中南半岛各国与汉帝国之间的交往，中国船只由合浦、徐闻、日南障塞出发，前往东南亚各地，史称"徐闻、合浦南海道"。受航海技术限制，此时航海需要靠近海岸航行，一次航海历时数年。东汉时，中国与罗马已通过海洋进行贸易，从今埃及亚历山大里亚出红海，借印度洋季风直航至印度西海岸，往南行经斯里兰卡，沿孟加拉湾沿岸航行，绕过马来半岛，再北行至中国。海上贸易之路的兴盛，带来了师子国（今斯里兰卡）的繁荣。东晋《法显传》载："（师子国）因商人来往住故，诸国人闻其土乐，悉亦复来，于是遂成大国。"

随着交往的频繁，槟榔也随之传入中土。槟榔，是槟榔果实成熟干燥后去掉果皮的种子，呈棕色圆球状，质硬，味涩，微苦。槟榔"生交州、爱州及昆仑"，古时所谓交州、爱州，指今越南及中国岭南一带；昆仑泛指中南半岛南部及南洋群岛，如《南州异物志》云："扶南国，在林邑西三千余里，自立为王，诸属皆有官长，及王之左右大臣，皆号为昆仑。"

槟榔，是马来语 Pinang 的音译。司马相如《上林赋》云："留落胥余，仁频并闾。""留落"是指木名，"胥余"指椰子，"仁频"指槟榔树，"并闾"指棕榈。槟榔也称"宾门"，曹魏李当之《药录》称"槟榔一名槟门"。晋嵇含《南方草木状》中称：槟榔"味苦涩，剖其皮，鬻其肤，熟如贯之，坚如干枣，以扶留藤、古贲灰并食则滑美，下气消谷。……一名宾门药饯。”[1]

南洋、中南半岛等地的槟榔在西汉时就被中国人所认识。《三辅黄图》曾记载，武帝元鼎六年（前111）灭南越国，在上林苑建扶荔宫，植所得南方各类奇草异木，其中有龙眼、荔枝、槟榔、橄榄、千岁子、柑橘等百余种。"荔枝自交趾移植百株于庭，无一生者。"[2]槟榔树也不能北移，"惟槟榔树，最南游之可观，但性不耐霜，不得北植"[3]。槟榔对气候的要求较高，在海南岛也只有东、中、南部气候炎热、雨量充沛、土地肥沃的低山地才能良好生长。直到明代，槟榔还不能北移，"越徐闻则不宜"。

最晚到了东汉末年，汉人已注意到，中南半岛当地土著和周边民族都有嚼食槟榔的习惯。同时，汉人开始意识到，土著嚼食槟榔的动机与保健、治病有很大的关系，而中南半岛地处热带，林密瘴盛，"非食此（槟榔）无以驱瘴疠"。在当日的南方，瘴气（疟疾）是致命的威胁，而槟榔的驱瘴效果被中国的医家发现之后，当即将南方土产槟榔纳入自己的本草世界中开始研究，并配置以此为主要成分的各种药方，同时魏晋南北朝的皇亲贵戚、富家豪族也开始流行吃槟榔。[4]

东汉杨孚《异物志》记录了槟榔的嚼食方法，将槟榔杂古贲灰、扶留藤嚼食。"食槟榔者，断破之，长寸许，以合石贲灰，与

---

1 ［晋］嵇含：《南方草木状》卷下，宋《百川学海》本。

2 佚名：《三辅黄图》卷之三，《四部丛刊三编》本。

3 ［南北朝］郦道元：《水经注》卷三十六，清《武英殿聚珍版丛书》本。

4 林富士：《中国中古时期的宗教与医疗》，台北：联经出版事业股份有限公司，2008年，第16页。

槟榔并咀之。口中赤如血，始兴以南皆有之。"[1] 食新鲜槟榔时，要搭配上蒌叶（或称扶留藤）和牡蛎灰（亦称作古贲灰）。没有牡蛎灰时，可用石灰代替，没有蒌叶则用蒌藤代替。广州人嚼食槟榔，除加蒌叶、牡蛎灰外，还添加丁香、桂花、三赖子（山奈）等香药，称"香药槟榔"。

　　林富士认为，自六朝以后，岭南、闽粤一带的居民、移民以嚼食槟榔防治瘟疫，便被视为当地主要的风俗习惯。到了后世，明代的医学家普遍认为，槟榔可以防治各类流行病。如《本草纲目》便认为，槟榔可以治疗伤寒、热病、瘟疫、霍乱、痢、疟、瘴疠、诸虫等病。六朝人可能无法说明嚼食槟榔的动机，但由他们对于嚼食槟榔医疗动机的描述如消食、下虫、下气、祛痰等，至少用以对付当时流行的寄生虫病，应该是主要的考量之一。[2] 陶弘景在《名医别录》中认为槟榔有驱肠虫、治腹泻和消除水肿的作用："味辛，温，无毒。主消谷，逐水，除痰癖，杀三虫伏尸，疗寸白。"现代科学研究表明，槟榔对于猪肉绦（tāo）虫病，具有较好的医疗效果。

　　槟榔还被用来治疗其他各种疾病，如恶心、呕吐、喘息、昏冒等。华佗《中藏经》中有"治白丁、增寒、喘急、昏冒方"："葶苈、大黄各一两；桑白皮、茯苓各二两；槟榔七个；郁李仁、汉防己各三分。"[3] 葛洪在岭南多年，熟悉槟榔的药用价值，《肘后备急方》中记录了多个以槟榔入药的药方："肿满者，白楮树白皮一

1［清］胡绍煐：《文选笺证》，合肥：黄山书社，2014年，第156页。

2 林富士：《槟榔入华考》，《历史月刊》2003年7月，第94—100页。

3［汉］华佗：《中藏经》卷下，清钞本。

握，水二升，煮取五合，白槟榔大者二枚，末之。内更煎三五沸，汤成，下少许红雪，服之。"[1]"人忽恶心不已"方，但多嚼豆蔻子及咬槟榔亦佳。"止呕吐"方，以白槟榔一颗煨橘皮一分，炙为末，水一盏煎半盏服。"腰重痛"方，可用槟榔为末，酒下一钱。[2]

在槟榔的原产地，当地民众很早就发现了槟榔的功效，在日常生活中形成嚼食的习俗。《太平御览》引《九真蛮獠俗》云："九真獠欲婚，先以槟榔子一函诣女，女食即婚。"獠，分布在牂柯、兴古、郁林、交趾、苍梧一带，即今我国岭南及越南北部、中部等地区。《太平寰宇记》则记载，胶州一带："索妇之人，未婚前先送槟榔一盘，女食尽，则成亲。"《齐民要术》引《南中八郡志》所载，其地有婚礼时以槟榔待客的习俗。如果待客时不备此物，则被视为轻慢，客人会因此嫌恨。南中八郡，即云南、永昌、兴古、建宁、犍为、朱提、越巂、牂柯等八郡。

以槟榔待客之俗影响到各地。东晋末期，刘穆之年轻时家贫，娶了富家江氏之女为妻。刘穆之不时前往妻兄家乞食，每为妻兄所辱，刘穆之不以为耻。一日往妻家乞食，吃完饭后，求嚼槟榔。江氏兄弟嘲笑道："槟榔本以消食，君常饥，何忽须此物？"可知此时，槟榔在江南一带已是相当流行，用来消食。后来刘穆之飞黄腾达，辅佐刘裕，开创霸业，内总朝政，外供军旅，设盛宴款待妻兄弟，劝酒令醉，言语致欢。宴席将毕时，令厨师以金盘贮槟榔一斛，笑云"以为口实"，这是在挖苦妻兄弟了。

---

1 [晋] 葛洪：《肘后备急方》卷之四，明《正统道藏》本。
2 [晋] 葛洪：《肘后备急方》卷之四，明《正统道藏》本。

北魏《洛阳伽蓝记》记录了北人眼中的吴人形象："吴人之鬼，住居建康，小作冠帽，短制衣裳。自呼阿侬，语则阿傍。菰稗为饭，茗饮作浆，呷啜莼羹，嗍嗍蟹黄，手把豆蔻，口嚼槟榔。"到了南北朝的后期，作为岭南、中南北地的嚼槟榔习俗，已经被北方人看作南方地区的习俗，也就是"吴俗"了。

槟榔受到追捧，当然也与其药性有关，嚼槟榔时要添加古贲灰、扶留。此二物添加之后，槟榔味甘滑，津液易发，吐出的口水呈鲜红色。嚼槟榔之后，人面颊发红，如同饮酒，槟榔中的一些元素会加速人的心脏跳动，改善脑内血流量，让人兴奋。东汉和帝时，杨孚《异物志》中就云："槟榔扶留，可以忘忧。"后世苏东坡云"红潮登颊醉槟榔"，正是对槟榔药性的描述。

槟榔的这些独特功效使它在南北都受追捧，北齐尚书王昕就喜嚼槟榔，其人生性疏诞，后被罢职。北齐使者辛德源前往南陈时，蔡凝询问，北齐是不是有人嚼槟榔被罢职，"人间遂禁此物"。辛德源特意加以解释，并无此事，没有因为王昕喜嚼槟榔而禁此物，"云胡粉饰貌，搔头弄姿，不闻汉世顿禁胡粉"。槟榔在北方常被作为药材使用。在敦煌写经中，就有以槟榔入药的记录，如《某僧向大德乞药状》中列举了颇多药材，如胡椒、诃利勒、麻黄、地黄、槟榔等。这位大德掌握着寺院的药材，其中就有南方的槟榔。

庾信《忽见槟榔》云："绿房千子熟，紫穗百花开。莫言行万里，曾经相识来。"[1]槟榔的独特药效使它传入中土后被视为驱疫

1［南北朝］庾信：《庾子山集》卷六，《四部丛刊》景明屠隆本。

强身的良物，更成为贵族之间馈赠的珍品。南朝宋时，皇帝赐给江夏王刘义恭槟榔，特作《谢赐交州槟榔启》："奉赐交州所献槟榔，味殊常品。"梁代沈约也写过《谢赐交州槟榔启》，王僧孺有《谢赐干陀利所献槟榔启》，庾肩吾有《谢赉槟榔启》《谢东宫赉槟榔启》等。

在当日的贵族圈子中，每日嚼槟榔乃是常态，成瘾者颇多。南齐豫章王萧嶷临终时将儿子们召集过来，郑重交代，日后祭奠时，务必要有槟榔。"三日施灵，唯香火、槃水（即盘中之水）、干饭、酒脯、槟榔而已"，"朔望时节，席地香火、槃水、酒脯、干饭、槟榔便足"。[1]

南朝时，任昉之父任遥特别喜欢槟榔，每日里都要嚼食。至临终时，任遥想再好好嚼上一口槟榔。结果尝试了百余口，不曾得到一枚好槟榔，任遥含恨而逝。任昉本也嗜好槟榔，因为乃父不能得偿所愿，深以为恨，遂终生不尝槟榔。

南梁陶弘景记录了一个人物故事，有道士许翙（小名玉斧）生平喜好槟榔。太和三年（368），许翙云："盐茗即至，愿赐槟榔，斧常须食。谨启。"又称："有槟榔，愿赐。"许翙身体不适，"多痰饮意"，有水疾，也就是水肿，故而需要常嚼"消谷、逐水、除痰癖"的槟榔。在许翙看来，槟榔与谷米、干肉、葱、盐、茶叶等都是日常必食之物。

随着槟榔在南方的普及，它也从贵族阶层的消费品逐渐走向各地民间。宋时广州税务收槟榔税，岁数万缗，可见槟榔之盛。

---

1 ［南北朝］萧子显：《南齐书·列传第三》，清乾隆武英殿刻本。

南宋时，范成大由湖南入广西，见驿道上不时有血点凝渍，初以为是屠夫杀羊猪后运送时所滴，但奇怪血点何其之多。看到行人吐口水于地后，顿时了然，却是嚼槟榔者所遗呢。南宋周去非记录，广州不拘贫富长幼男女，自朝至暮，宁不食饭，唯嗜槟榔。富者以银为盘，贫者以锡为盘，放置槟榔，日夜嚼食。中下细民一日费槟榔钱百余。[1]

槟榔的魅力被后世人所追捧，更有颇多文学作品的演绎，如南唐李后主"烂嚼红茸，笑向檀郎唾"；苏东坡嚼槟榔，"可疗饥怀香自吐，能消瘴疠暖如熏"；汤显祖则声称"但得槟榔一千口，与君相对卧红笙"。

天谴：安东尼瘟疫与中西交往

在古希腊神话中，瘟疫是潘多拉盒子中释放出来的灾难，是阿波罗为报复希腊联军降下的惩罚。对于罗马帝国而言，瘟疫是不可知力量降下的天谴。

公元前后的罗马人，如同现代国家一般，人口和财富主要集中在首都以及大城市。来自帝国疆域内的人们纷纷涌向作为政治、经济、文化、商业中心的首都和各大城市，罗马在当日是一切的

---

1 ［南宋］周去非著，杨武泉校注：《岭外代答校注》，北京：中华书局，1999年，第235页。

中心。大量农民涌向罗马，除了城市生活的吸引外，也与罗马的征服与行省制联系在一起。来自行省廉价的谷物和大群的奴隶破坏了罗马原先的农业，农民开始抛售自己的土地给富人。失去土地的农民开始涌入城市，寻找工作机会。面对大量涌入城市的人口，罗马管理者不得不向他们提供"面包和角斗"，以避免发生暴乱。许多罗马人，甚至是贫穷的罗马人，也并不仅仅依靠面包生存。当代考古发现，即使是古罗马埋葬得最简陋的遗骸，也显示了一些动物蛋白质，特别是海洋蛋白质中摄取的营养物质。尽管在诗人的笔下，乡村生活是如此美好，但城市生活对罗马治下广大区域内的农民是充满吸引力的，大量的农村人口涌向被称为"公共厕所"的罗马。

罗马国家所提供并支持的各种公共生活设施、公共活动成为罗马人生活中不可或缺的一部分。罗马的穷人住在拥挤不堪的公共住房，房内没有卫生设备。虽然罗马替贫民们修建了公共厕所，但是贫民仍然使用便捷的便壶，以至于街上随处可见此类便壶，罗马法中曾多次提到这一陋习。穷人的住房拥挤、周围环境嘈杂、犯罪率高，但是穷人仍然能安心于此，并且还有大量的农民心向往之。

虽然如此，早在公元前6世纪，古罗马就开始修建宏大的排水渠工程。公元前312年，罗马有了第一条将清洁的水送入城市的水道，此后水道不断增加，以满足罗马居民的各种需求。罗马城在尼禄大火之后，被毁掉了大半，重新规划的城市有更为宽敞的街道，市政官负责监督公共道路的清洁，保证新鲜食物的供应，一系列有关公共卫生的法律被施行，如损害水道、偷水者要受惩罚，禁止洗染店胡乱排水，禁止在城墙内掩埋死者等。可以说，在公元前后，罗马在全世界范围内是公共卫生推行最为出色的城市。

罗马人公共生活的重要场所有浴室、竞技场和剧场等。他们可以说是古代世界中最爱清洁的民族了，早期罗马人平均每周要沐浴一次。到了后期，则每天都要沐浴，即便最偏僻的乡下人也天天洗澡。大多数罗马家庭都有浴缸，富裕些的则有浴室套房，但是大多数罗马人还是偏爱公共浴室。罗马的公共浴室由国家建设，专人管理，大量的奴隶在澡堂中忙碌。浴室成为罗马人的一项福利，尼禄所建立的浴室一次可容纳一千六百人，而卡里卡拉所建立的浴室则可以容纳两千三百人。由于气候的原因，很多罗马人患有风湿病，洗浴则可以治疗此病。

在罗马城市的各个公共场所，如浴室、剧场、角斗场、广场中，罗马人享受着丰富的公共生活，并有免费食物与津贴派发。这种无所不在的公共生活使得每个罗马民众不可避免地卷入到罗马的政治、经济、社会活动中来。每个罗马人都以积极的姿态、以公民的身份参与罗马的内外事务。为了谋取民众的支持，政治家们不得不努力对外开拓殖民地，获取大量的战利品和土地，以满足罗马民众那永无止境的欲望。

罗马帝国扩张之后，南到撒哈拉沙漠，北到苏格兰边境，东到里海、波斯湾，西到葡萄牙、西班牙西海岸，无数部落在此定居。在更远的东方，则是印度与汉帝国。为了维持辽阔的疆域，罗马人建设了出色的道路系统，从非洲经过海路，条条大路通往罗马，灾难也正由此而生。在帝国疆域内的偏远地区发生的疫病，经过军队的调度和快速行军，传入人口密集的城市，而当时却没有防治传染病的有效手段。疟疾可能来自非洲，但更遥远的东方，迁徙的匈奴人也带来了威胁。在匈奴向欧洲征服的西迁过程中，也将一些新的传染病传入，而匈奴人自身也遭到了欧洲的疾病侵袭。

麦克尼尔父子认为："在公元 165—180 年以后，当时的罗马帝国遭受了一次极为严重的瘟疫灾难，帝国人口骤减了大约四分之一。而几乎就在同一时期，中华帝国也经历了一次严重瘟疫之灾。造成如此严重灾难的罪魁祸首，应是日趋紧密的旧大陆交际网络，因为正是它各类行人旅客和军队把病菌携带到传统古老界线以外的地区，将致命的瘟疫传入到位于整个交际网络东西两端的那些未曾感染过的人口当中。"[1]

当罗马在整个地中海世界的权力处于巅峰时，是罗马帝国"五贤帝"中的最后一位皇帝马可·奥勒留统治时期（161—180）。

在安东尼时代，经过辽阔迂回的路程，运达罗马的丝绸价值重于黄金，但罗马的人们还是恣意耗用，财源滚滚东流。在丝绸之路中，帕提亚人占据了中转地位，获得了丰厚回报，这让罗马人眼红不已。161 年，罗马皇帝安东尼·庇护去世，养子马可·奥勒留及其副帝卢修斯·维鲁斯继位。趁罗马帝国权力交接之际，帕提亚国王沃洛基西斯四世出兵攻入亚美尼亚。罗马的一个军团前往亚美尼亚驱逐帕提亚人，结果全军覆没。帕提亚军队乘胜越过幼发拉底河侵入罗马叙利亚行省，击溃罗马军队。

帕提亚人成为罗马帝国的大敌，经过与元老院的反复商议后，

---

1 [美] 约翰·R. 麦克尼尔、威廉·H. 麦克尼尔：《人类之网：鸟瞰世界历史》，王晋新等译，北京：北京大学出版社，2011 年，第 74—75 页。

马可·奥勒留皇帝决定派共治者卢修斯·维鲁斯前往东方，负责对帕提亚人的战事。卢修斯·维鲁斯并未亲临前方，而是将作战之事交给了前方将领。164 年，罗马名将阿维狄乌斯·卡西乌斯将帕提亚军队逐出叙利亚行省，随后领兵渡过幼发拉底河。出兵之后，罗马军队势如破竹，攻入帕提亚境内。

165 年，罗马军队攻占塞琉西亚等地，进行了洗劫与焚毁。166 年（东汉延熹九年）罗马暴发了一场大瘟疫，史称"安东尼瘟疫"。就此场瘟疫的起源，有两个传说。一说，共治皇帝卢修斯·维鲁斯在塞琉西亚洗劫时，打开了一个封闭的坟墓，从而释放了疾病。此故事表明，瘟疫乃是天罚，因为罗马人违反了对神灵的誓言，即不掠夺这座城市。第二个故事则云，一名罗马士兵在巴比伦的阿波罗神庙打开了一个金色的棺材，让瘟疫逃脱、扩散。

帕提亚境内蔓延的瘟疫感染了罗马军队。随着罗马军队取胜之后返回，瘟疫开始传入行经之地，从小亚细亚、希腊、罗马扩散到整个帝国境内。

166 年 10 月 1 日，罗马人为帕提亚战争的胜利举行了盛大庆典。庆典之中狂欢狂醉的罗马人并未意料到随着胜利而来的大瘟疫。很快罗马各个城市被瘟疫笼罩，死亡人数如此之多，每日从罗马及其他城市中运出一车车的尸体。这场瘟疫让数千贵族丧命，皇帝下令用公共开支支付平民葬礼的费用。"就在波斯进行的战争得胜之后，罗马乃至全意大利和诸行省的绝大部分居民，连同几乎所有的士兵都因虚脱而死。"

希腊医生盖伦（129—216）目睹了这场大瘟疫，并留下了对这场大瘟疫的描述，故而此场瘟疫也称"盖伦瘟疫"。他在《人体各部位的机能》中记载：瘟疫初起时的症状为发高烧，嘴和喉咙发炎，口渴异常并腹泻。感染者到第九天出皮疹，有些是干燥的，有些是化了脓。他推测很多病人在出皮疹时就已死去。[1]

其中一个例子说，在第九天时，有一名年轻人轻微咳嗽。第十天，咳嗽加重，并有许多痰。咳嗽多日后，痰中带少许鲜血，转为夹带部分膜状物。盖伦描述，此病的其他症状是消化道问题，特别是腹泻与黑便。他观察到，如果大便很黑，病人就会死亡。

感染者患上这种疾病，病发持续大约两周，并非所有感染这种疾病的人都会死去，幸存下来的人获得了免疫力。根据盖伦的描述，有现代研究人员得出结论，影响罗马帝国的疾病很可能是天花。[2]

安东尼瘟疫中的病症与雅典的瘟疫有一些相似之处，但无疑瘟疫来自东方，并且使人的皮肤化脓。现代研究者认为，这种流行病很可能在 166 年之前不久已在中国出现，并沿着丝绸之路向西蔓延，通过贸易船只传播。在 165 年末至 166 年初的某个时候，罗马军队在围攻塞琉西亚（底格里斯河上的主要城市）期间接触到这种疾病。

安东尼瘟疫使罗马帝国丧失了百分之十的人口，总死亡人数在五百万至一千五百万人之间。在安东尼瘟疫之中，罗马军队的战斗力遭到重创。瘟疫暴发时，罗马的军队由二十八个军团组成，

1 [英] 弗雷德里克·F. 卡特赖特，迈克尔·比迪斯：《疾病改变历史》，陈仲丹、周晓政译，济南：山东画报出版社，2004 年，第 12 页。

2 R. J Littman, "Galen and Antonine Plauge", *The American Journal of Philology*, Vol. 94, No. 3, p249.

总人数约为十五万人。军团训练有素，装备精良，准备充分，但传染疾病摧毁了他们。瘟疫占据了很多省份，控制了罗马，几年之后，情况更糟，罗马军队几乎灭绝了。

由于缺乏可用的士兵，马可·奥勒留招募了任何能打仗的人：被释放的奴隶、日耳曼人、罪犯和角斗士。角斗士的征用导致国内比赛减少，这让罗马人民感到不安，在压力之下，他们要求更多娱乐，而不是减少娱乐。167 年，日耳曼部落在持续二百年的战斗之后，首次越过莱茵河。日耳曼人的不断攻击，导致了罗马军队的衰败，这与经济衰退一起，最终导致了罗马帝国的衰落。

瘟疫之中，人口大量死亡，不但减少了军队招募的新兵，更减少了商人和农民的数量。在罗马帝国最迫切需要增加军事开支时，帝国的财税收入下降。农民减少，开垦的土地也随之减少，导致农场产量减少，进而影响财税收入。工匠、商人死亡，意味着商业减少，产品减少，这阻碍了经济。而瘟疫的持续蔓延，商人和金融家的缺乏，导致罗马帝国的国内、国际贸易中断，经济越发衰败。

瘟疫对晚年的马可·奥勒留皇帝产生了巨大影响，在他的《沉思录》中，他将瘟疫与人性的恶和判断力的缺失相比拟。瘟疫旷日持久，持续了二十年，此后逐渐减缓。最后一批受害者中，有罗马皇帝马可·奥勒留，他在感染疫病七天后死去。为了避免疫病传染，他拒绝见儿子最后一面，死时留下遗言："不要为我而悲伤哭泣，想想那些因为瘟疫和疾病而死去的人。"

189 年，康茂德皇帝即位之后，瘟疫又一次大规模暴发，再次冲击了罗马帝国。此次瘟疫情况更烈，一说认为罗马城中，一天有五千人死于瘟疫。罗马城内拥挤不堪，因为城市中接纳了世界各地的人，人满为患，瘟疫不可遏制。在医生建议之下，皇帝康茂德离开罗马，前往劳伦特躲避。这场瘟疫持续了很长时间，许多人丧命。

康茂德瘟疫与安东尼瘟疫不同，有说法认为，康茂德瘟疫来自民众在家中囤积粮食，囤积的谷物吸引了老鼠，老鼠携带的淋巴腺鼠疫杆菌传播到人类中，导致瘟疫暴发。原来，罗马帝国开拓之后，帝国粮食供应稳定，但粮食市场通过垄断，以高价剥削消费者。于是罗马民众纷纷私下囤积粮食，散布在城市中的各个粮仓最后成了鼠疫的暴发地。

安东尼瘟疫彻底改变了罗马帝国的走向，陷入恐惧、绝望中的人们将自己的情感寄托在宗教之上，而不是皇帝。基督教迅速传播，此后不断扩大，最终主宰了罗马帝国，被定为国教。瘟疫削弱了罗马帝国的军队，为了寻求兵员，官方开始大量使用外族进入军队，导致军队结构发生巨变，外族主宰了罗马。

安东尼瘟疫的暴发与同时期东汉桓灵时期（146—189）伤寒病肆虐在时间上吻合，延熹四年（161）、延熹五年（162），东方的汉帝国都持续发生大疫。桓灵时期中国的疫病虽无确证是天花，但西方当代就安东尼瘟疫是否确定为天花也存在颇多争议。就在166年，即东汉桓帝延熹九年，罗马帝国暴发安东尼瘟疫时，东汉也暴发瘟疫，"今天垂异，地吐妖，人厉疫"。

值得注意的是，此年东西方两个帝国发生了接触。在罗马人看来，Oriens（东方）乃是神奇之地，出产诱人的赛里斯，因此迫切地想要与东方取得联系。2世纪下半叶之前，罗马与中国之间的丝绸贸易需要经过大月氏、安息，至叙利亚进行中转。至公元162年（桓帝延熹五年），罗马大破安息，可经由海道前往中国。

165年夏，马可·奥勒留皇帝所遣使者（一说为叙利亚商人）登上商船，前往东方的"赛里斯"（即中国）。中方记录，166年，大秦（罗马帝国）王安敦（安东尼）所遣使者经海路，取道日南（今越南中部），抵洛阳进谒，"献象牙、犀角、玳瑁，始乃一通焉"。

但汉帝国对于大秦使者所献礼物很是失望，"其所表贡，并无珍异"。而在传说之中，大秦（罗马帝国）拥有无数各类奇珍异宝，若金银、珍珠、珊瑚、琥珀、琉璃、金缕罽、杂色绫、火浣布等无所不有。《史记正义》引康泰《外国传》云："外国称，天下有三众，中国为人众，大秦为宝众，月氏为马众。"此番大秦国却只献上了一些不是特别珍稀的礼物，这让汉帝国大为失望，转而怀疑使团的真实性，对与大秦来往失去了兴趣。此后罗马陷入了瘟疫带来的巨大混乱之中，无暇再与东方的汉帝国进行联系，而东汉也陷入了持续的混乱之中。

至三国混乱时局中，东吴黄武五年（226），有大秦商人秦论，取道交趾，来到中土。吴国都城此时在武昌（湖北鄂州），孙权对于大秦国很是好奇，详细地询问了其风土人情。秦论在中土停留了很长时间，嘉禾六年（237），丹阳太守诸葛恪讨伐山越，俘虏了"黝歙短人"。此时孙权已迁都建业（今江苏南京），秦论随同前去，看到了战果，秦论又称，从未见过"黝歙短人"。至秦论回国时，孙权送了山越男女各十名给秦论带走，又派刘咸随同秦论回国。但刘咸在途中去世，秦论一个人返回大秦，此后再无下文。

后 记

  在往日的中国历史记录中，所重视的乃是帝王将相的功绩，文人雅士的逸趣，对于社会史的记录则相对较少。时代越早，留下的文字记录也越少，这给社会史的研究带来了难度与挑战。如疫病史的研究，近代的记录极为浩繁，可以做出颇多精彩的文章、著述；但若是推至两汉及魏晋时期，梳理史料后却发现，留存的记录很是有限。

  古人对于各类疫病经历了从恐惧到迷信再到总结经验，从巫术到大傩礼再到医学诊治的过程，这是在漫长的历史中不断发展的过程。东汉末年至魏晋时期，乃是中国历史上疫病高发的时代，由此带来了传统医学的发展。也正因身处疫病时代，人们精神恐惧，进而希望获得心灵上的寄托，由此产生了本土的道教，也推动了外来佛教的勃兴。疫病亦影响着战争，影响着历史的走向。大量军士的聚集，在防疫条件有限的古代，必然会带来各类流行疾病。三国鼎立的背后，除了战场上的军事力量之外，更受不为人知的疫病的影响。曹操折戟于赤壁，因素之一即疫病影响士卒；

孙权无奈而望合肥，乃受困于此地多发的疫病。遗憾的是，古人虽然重视疫病，并正视疫病，可在历史上，对于疫病的暴发、表现、影响等，却较少记录，乃至在史书上最常见的，便是"大疫起"三个字。

至当代，随着各类考古挖掘所带来的竹简、图像、陪葬品等问世，使今人对两汉乃至魏晋时的社会有了更多可供运用的资料。在居延、武威、敦煌等地出土的汉简中，有关于伤寒病、热病、腹病、疟病等传染病的发病症状及医治方法的记载，人们也知道疫病的暴发与气候变化、卫生环境等有关系。在张家山汉墓竹简、长沙马王堆汉墓简帛、成都老官山汉墓医简、阜阳双古堆汉墓竹简中，都有医书发现，足证当日医学正处于发展之中。在出土的南阳汉代画像石中，有为数众多的驱魔逐疫图，表现了当时人们逐疫辟邪的心理。在南阳市东关附近有大批汉代儿童瓦棺葬出土，乃是当时疫病之下，儿童抵抗能力较差，婴幼儿死亡率高的表现。

随着人类文明的发展，各类疫病不断涌现，这也是人类必须承受的成长代价。文明的前行必然伴随相互之间的交往，放宽历史的视野，从全球史的眼光来看，也会有新的发现。如西域的狮子传入中土后，因其形象威猛，被视为具有辟疫之效，备受当时及后世人们的追捧。东南亚的槟榔传入中土后，人们嚼食槟榔的动机，不外是保健、治病、辟邪。公元166年（东汉延熹九年）罗马暴发了一场大瘟疫，史称"安东尼瘟疫"，这场瘟疫与同时期东汉桓灵时期（146—189）伤寒病肆虐在时间上吻合。巧合的是，就在166年，大秦（罗马帝国）王安敦（安东尼）所遣使者经海路，抵达中国。

　　本书的写作建立在已有的各类史料的基础之上，同时也参考、吸收了大量国内外学者的研究成果，在此对前辈们的研究表示敬意。在具体写作过程中，除了遵循相关的学术要求外，也尽量提升内容的可读性，让读者能有阅读的流畅感。本书的写作，前后历时颇久，在内容结构、文字表达和思想内涵的挖掘上，也花了颇多心思。由于功力欠缺，本书必然有诸多不足之处，恳请方家指正、包涵，并期待着与读者朋友们进一步交流。

袁灿兴

2023 年 5 月 31 日